MARION GRILLPARZER

DIE DIÄT NANNY

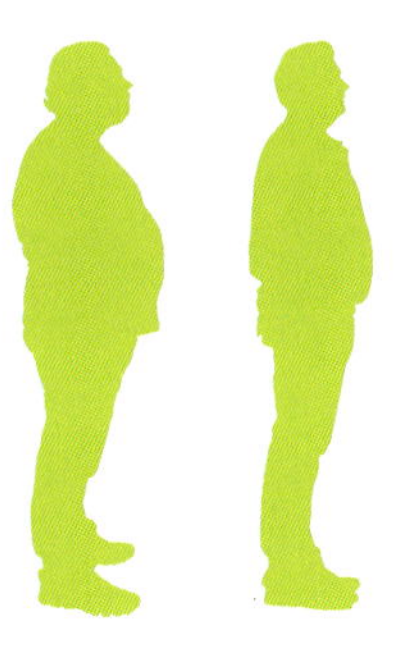

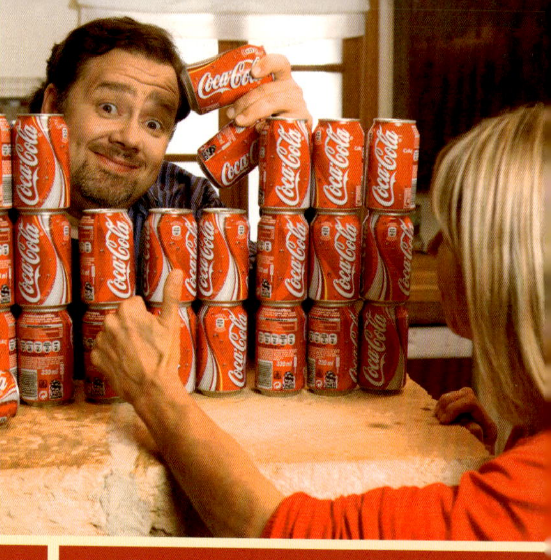

1 Der Plan: 30 Kilo in einem Jahr

2 Mit Leichtigkeit über die schwerste Zeit

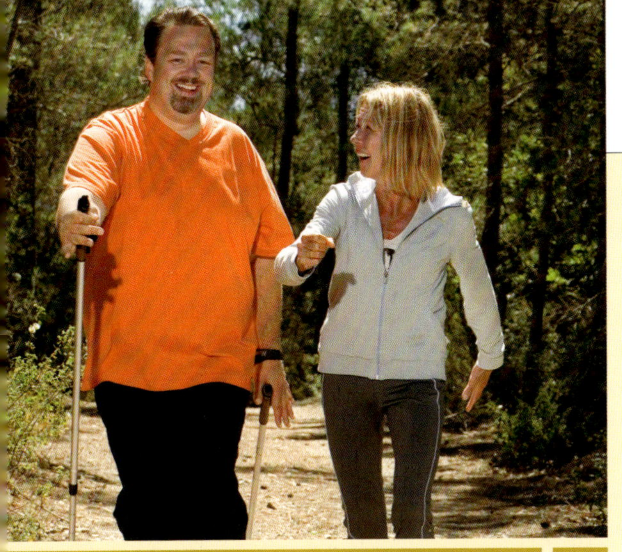

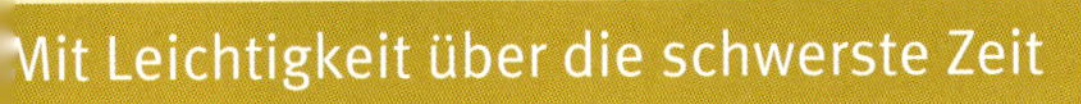

Mit Leichtigkeit über die schwerste Zeit 2

3 Rezepte für ein leichtes Leben

3 Lauter Rezepte für ein leichtes Leben

Zum Nachschlagen

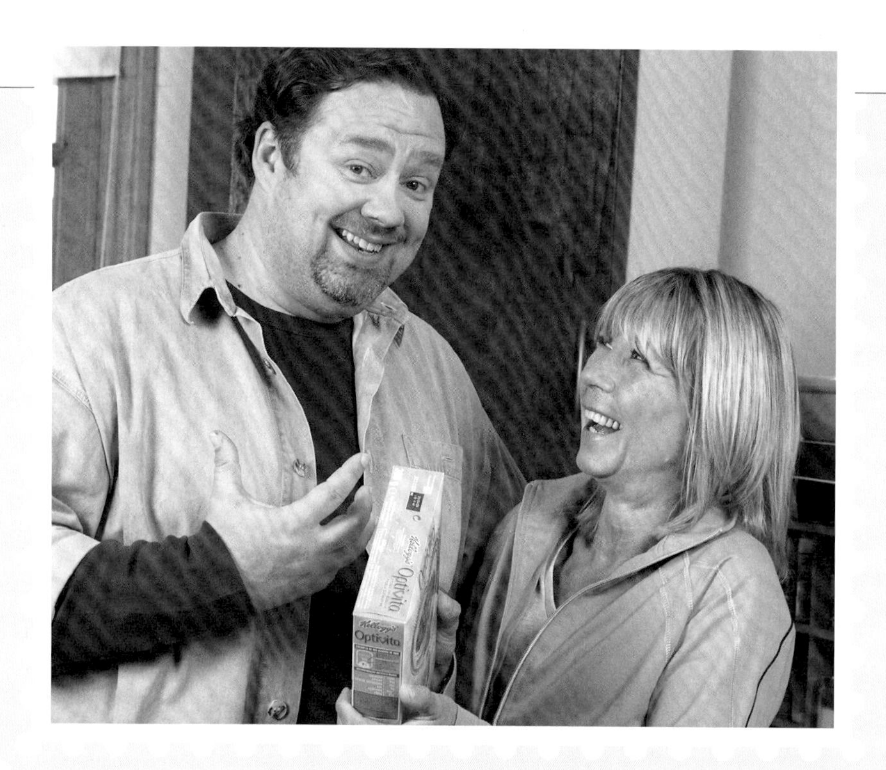

Diät heißt Lebensweise

Frank isst gerne. Egal ob im Sternerestaurant oder bei McDonald's. Essen ist für ihn Leben. Frank ist ein fröhlicher Mensch. Schlagfertig, lustig, zufrieden mit sich und seinem Dasein. Er dreht kleine Filme, leitet ein Ferienhotel, hat eine wunderschöne Frau namens Kirsa, zwei nette Kinder und einen lustigen Freundeskreis. Dass er theoretisch rund um die Uhr, rund um den Leib, fünf Bierkästen mit sich schleppt, stört ihn wenig. Eigentlich. Irgendwann hat er halt aufgehört, auf eine Leiter zu steigen, schnell aus dem Bett zu springen, locker Treppen zu steigen … Na ja, dann traf er auf meine Überzeugung, dass man mit Genuss und Spaß abnehmen kann, ohne zu hungern. Und auf meinen Wunsch, mal jemanden ein Jahr zu begleiten. So richtig. Jeden Tag. Über all die Hürden. Idealerweise einen Mann. Die sind schwieriger. Sie haben keine Ahnung von gesundem Essen, gehen nur zum Arzt, wenn sie krank sind, nehmen seltener einen Kochlöffel in die Hand, stecken keine Zeit ins Essen … Kurz: Frank war die ideale Besetzung. Und es stellte sich heraus: Es existiert keine größere Herausforderung auf zwei Beinen als Frank.

Diät heißt Lebensweise. Man muss eine Lebensweise für sich finden, in der Sofa, Leberwurstbrot und Döner-Buden in friedlicher Koexistenz mit Sportklamotten und Fisch vom Grill bestehen – denn sonst springt einem jedes Genussmolekülchen wieder auf die Hüfte. Eine Lebensweise, mit der Mann oder Frau sicher Kilos verliert, basiert auf den drei Ws: Wille, Wissen, Wohlfühlen.

Wille: Man muss schon wollen. *Wer abnehmen will, muss es selbst wollen. Nicht die anderen. Auch mit viel Übergewicht kann man leben. Jeder dicke Mensch mit Selbstbewusstsein lebt gesünder und fröhlicher als ein ständig hungernder, ab- und zunehmender, an sich zweifelnder und an seiner Figur verzweifelnder Mensch.*

Wissen: Munition im Kampf gegen die Fettschicht. *Man muss wissen, dass ein nörgelnder Chef eher Diabetes auslöst als ein Schokoriegel. Dass der Weichmacher in der Plastikverpackung um den Käse dick macht – nicht sein Fett. Dass von Spiegeleiern mit Speck weniger auf der Hüfte landet als von Cornflakes mit Milch. Denn Wissen hilft, das Leben auf die richtige Weise umzustellen.*

Wohlfühlen: Ein Leben mit Spaß und Genuss. *Man tut für die Muskeln, gegen das Fett, was man kann – mit Spaß. Isst, was einem guttut und was einem schmeckt. Man tappt ruhig in Tiramisu- und Familienfeier-Fallen – ohne Frust, ohne schlechtes Gewissen, ohne Niederlage im Kilokampf. Man nimmt das Gehirn mit auf die Reise. Denn der Chef dort oben sorgt neben Appetit auch für Zufriedenheit und Glück. Und heute wissen wir aus der Gehirnforschung: Ohne diese guten Gefühle kann eine Diät nicht funktionieren.*

Wille. Wissen. Wohlfühlen. Das vermittelt eine Nanny jedem Kind. Und die braucht mancher auch später, auf dem Weg in ein neues, gesünderes Leben. Die sollte man sich suchen. Darunter verstehe ich: Einfach einen Freund oder eine Freundin, einen Menschen, der einen immer motiviert, manchmal kontrolliert, einem stets zuhört, ab und an in den Bauch zwickt. Na ja, einfach ist der Job nicht … In keinem Fall, wenn der Job Frank heißt, 150,6 Kilo wiegt – und …

Viel Spaß beim Lesen – und lernen kann man von Frank auch viel.
Herzlichst Ihre

Marion Grillparzer

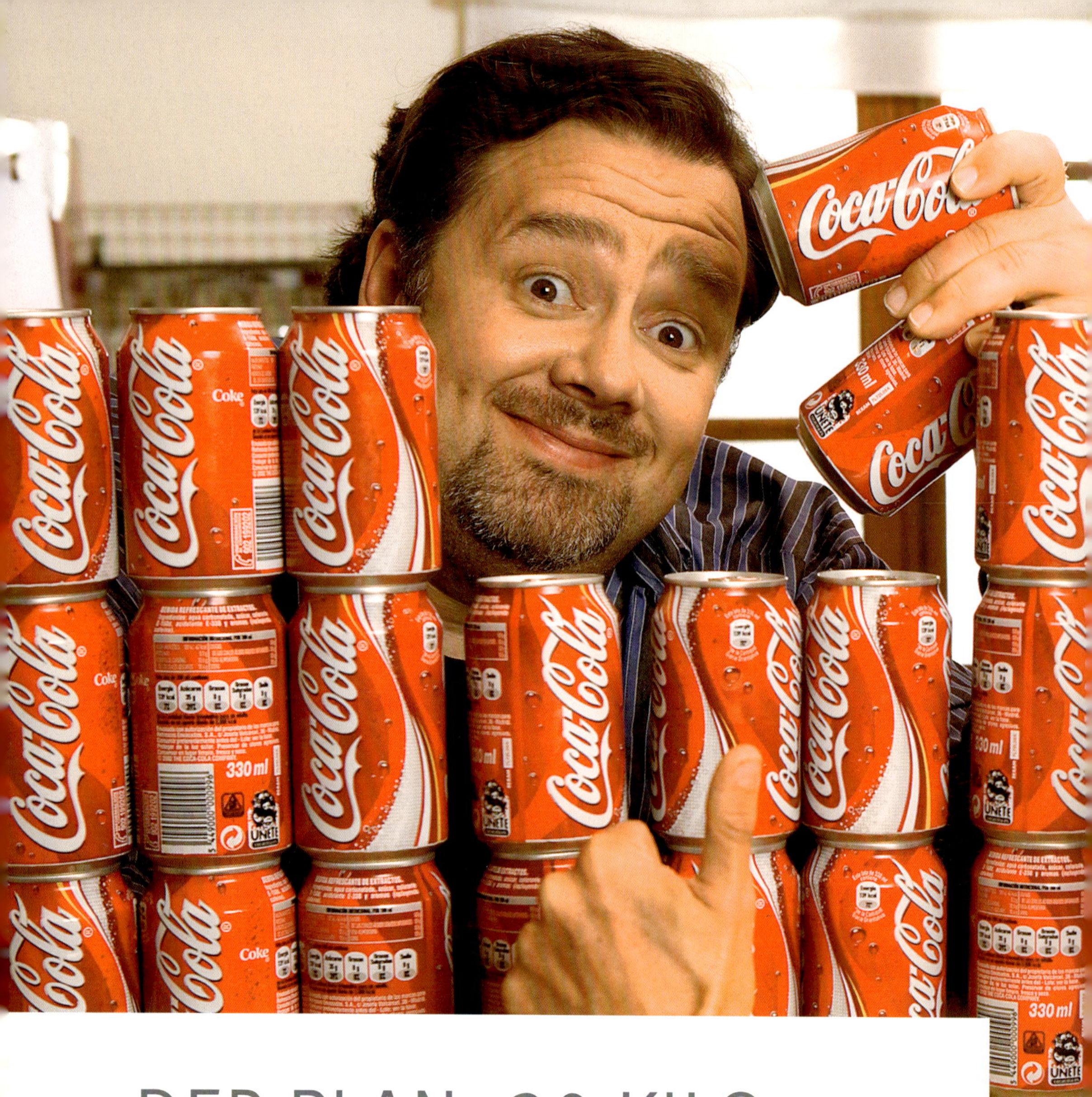

DER PLAN: 30 KILO IN EINEM JAHR

Die Reise von Dick nach Dünn will gut vorbereitet sein. In den ersten vier Wochen tankt man Wissen, erntet ein Gefühl: »Das tut mir gut« – und die ersten Kilos fliehen.

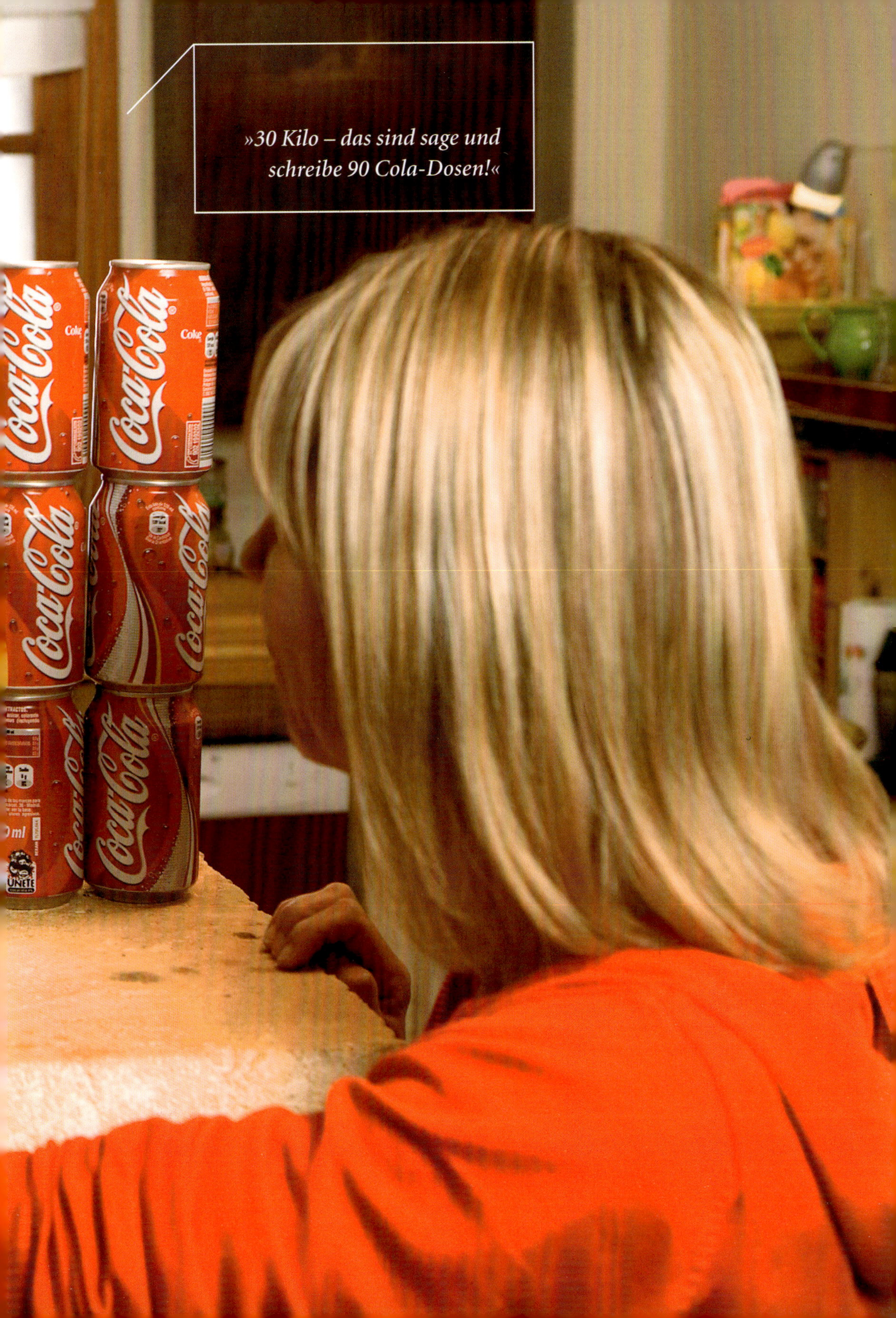
»30 Kilo – das sind sage und schreibe 90 Cola-Dosen!«
Coca-Cola
Coke

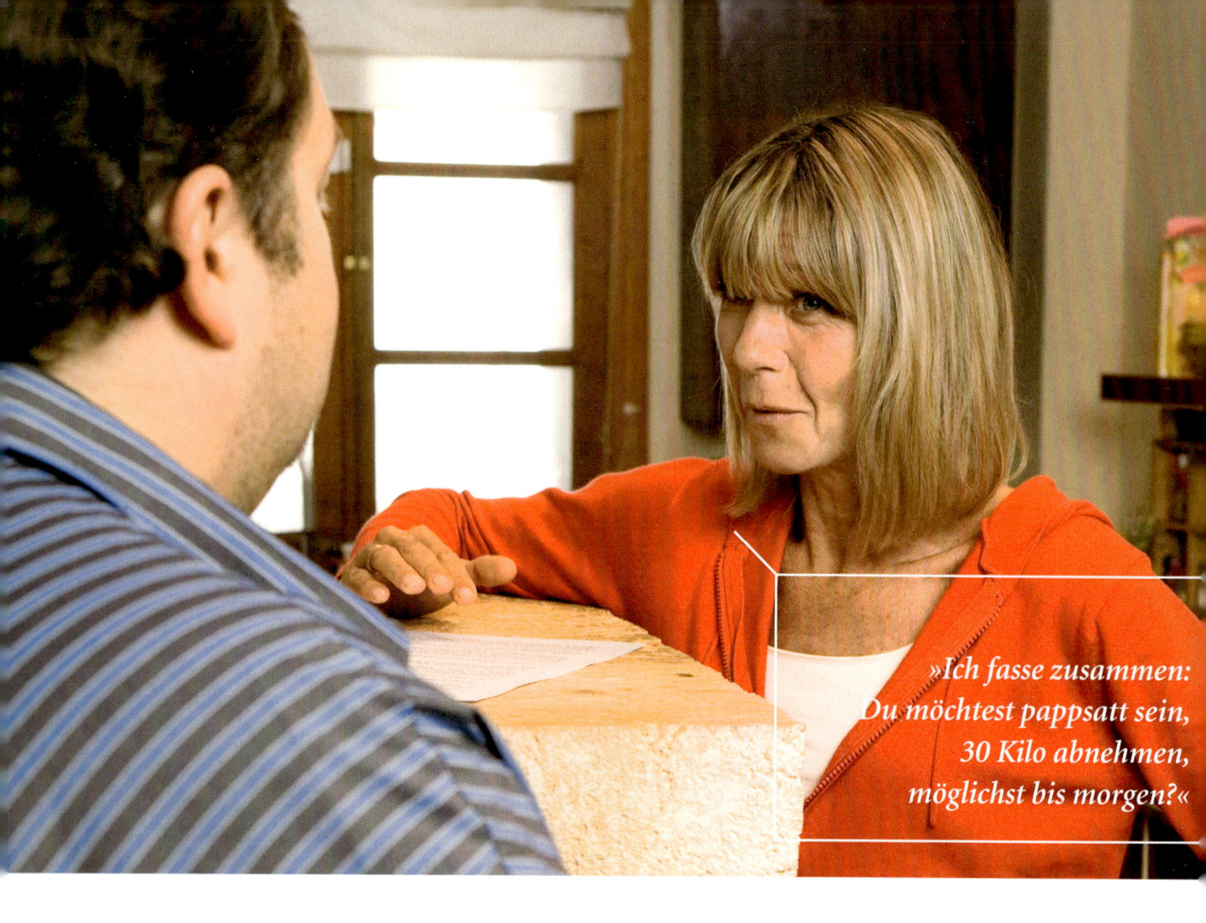
»Ich fasse zusammen:
Du möchtest pappsatt sein,
30 Kilo abnehmen,
möglichst bis morgen?«

Die ersten Hürden ...

Viel abnehmen ist ein Marathon – und den sollte man ganz langsam angehen. Mit einer Strategie. Was hat mich dick gemacht? Was sagt der Doktor? Wie krieg ich das Fett weg?

FRANK SITZT DA, als wäre der Stuhl heiß. Klar, es ist immer schlecht, wenn man nicht selbst auf die Idee kommt, etwas in seinem Leben zu ändern. So etwas wie das Gewicht. Vor allem, wenn man eigentlich nicht mit seinem Schicksal hadert. Denn Frank hat sich in seine 150 Kilo hineingelebt. Hat sie, so wie sie kamen, einfach aufgefüllt mit Selbstbewusstsein.

»Du willst also mitmachen. Warum?«

»Kirsa macht sich Sorgen«, sagt er.

Ich: »Und du nicht?«

Er: »Doch. Ich hab jetzt schon einen unbändigen Hunger!«

Aller Anfang ist schwer

Die Vorgeschichte ist schnell erzählt: Beim Melken meiner Ziege kam ich auf die Idee, ich könnte einmal einen Menschen ein Jahr lang beim Abnehmen intensiv begleiten. Als Diät-Nanny sozusagen. Gute Ideen kommen immer, wenn man sich gerade entspannt. Und der Mensch, den ich da im Visier hatte, war Frank. Ich kannte ihn nicht gut, aber das war offensichtlich: Er ist ein Mann – eindeutig das wesentlich schwerer zu beratende, zu motivierende Geschlecht. Sieht man mal vom prämenstruellen Syndrom ab, stößt man bei diesen Wesen auf wesentlich mehr Hürden. Eine Herausforderung! Von der ich viel lernen kann. Er ist ein Sonnyboy, fröhlich, schlagfertig, selbstbewusst – und eindeutig überübergewichtig. Also rief ich ihn an, ob er nicht Lust hätte, Versuchskaninchen zu spielen. Er sagte: »Ich überleg's mir.« Und nun sitzt er auf dem heißen Stuhl.

»Ich mach mir vor allem Sorgen darüber, dass du mir jetzt gleich sagst, was ich alles nicht mehr essen darf. Weihnachten ohne Grünkohl mit Pinkel – kommt nicht in Frage! Ich sterbe auch lieber zwei Jahre früher, als abends im Lokal in einem Salat herumzustochern, während die anderen Spaghetti bolognese essen.«

»Frank, du musst nicht abnehmen, um zu überleben. Es gibt genug Studien, die zeigen: Wer dick ist und Sport treibt, lebt länger als jemand, der keinen Sport treibt und dünn ist.«

»Keine Zeit. Der Crosstrainer, den ich letztes Jahr gekauft hab, tat mir so leid, dass ich ihn in den Keller gestellt habe. Ich finde, man darf die Dinger nicht mit mehr als 50 Kilo belasten …«

»Und wie sieht es mit der Puste auf der Treppe aus?«

»Kein Kommentar.«

»Du sagtest, du hast vor allem in den letzten fünf Jahren zugenommen. Was meinst du, woran das liegt?«

»Ich verwerte das besser …

… Ich esse überhaupt nicht viel, nicht viel mehr als Kirsa. Sie bleibt dünn. Und ich nehme zu.«

»Das behaupten alle. Könnte es nicht sein, dass du einfach das Falsche isst?«

»Was zum Beispiel?«

»Kartoffeln.«

»Ich esse fast nie Kartoffeln.«

»Keine Pommes?«

»Ja … Pommmmeees, die ess ich schon.«

»Okay, und was ist mit Wurst?«

»Brauch ich nicht, ess ich nicht.«

»Was hast du denn heute zum Frühstück gegessen?«

»Vier Scheiben Brot, zwei mit Leberwurst, zwei mit Streichkäse und ein bisschen Marmelade.«

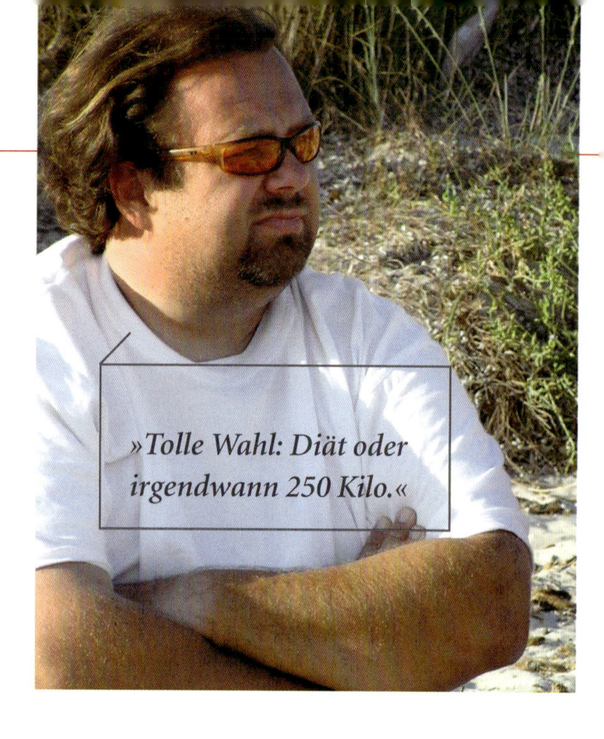

»*Tolle Wahl: Diät oder irgendwann 250 Kilo.*«

Ich überlege mir kurz, ob er mich auf den Arm nimmt. Nein, tut er nicht. Frank hat Grips und für 150 Kilo Humor – aber nullkommanull Ahnung von Ernährung. Null Wissen. Eine Pizza ist für Frank eine Pizza, mal Margherita, mal Quattro Stagioni – aber niemals eine Kombination aus schnellen Kohlenhydraten und tierisch viel Fett. Pommes sind eckig und deshalb auch keine Kartoffeln. Genauso ist für ihn eine Wurst eine Wurst – und eine Leberwurst eben etwas ganz anderes. Und eine Diät heißt für ihn: Hungern.

»Hast du schon mal eine Diät gemacht?«

»Viele.«
»Welche?«
»Trennkost. Glaub nur nicht, dass ich, wenn Kirsa ihre gefüllten Paprikaschoten macht, die Füllung rauspule, den Kartoffelbrei auf die Seite schiebe und nur die Paprika esse.«
»Welche Diät noch?«
»Astronautenkost. Viermal am Tag einen Drink angerührt und schön abgenommen. 12 Kilo. War nur gleich wieder drauf.«
»Wie viel würdest du denn abnehmen wollen, wenn du abnehmen wolltest?«
»Ich kratze bei einem Geschäftsessen nicht die Soße vom Hühnerbrüstchen weg!«
»Wie viel?«
»Du machst dir keine Vorstellungen, was man braucht, wenn man so groß ist wie ich, um satt zu sein!«
»Wie viel?«
»Wenn ich Hunger habe, werde ich ganz nervös, zittrig. Und ungenießbar.«
»Wie viel?«
»30 Kilo.«
»In welcher Zeit?«
»Bis morgen. Und dann möchte ich wieder genauso gut essen wie bisher.«

»Wie sieht so ein Frank-isst-gut-Tag denn aus?«

Frank legt die Hände auf den Bauch, die Stirn in Falten, guckt in den Himmel und gräbt in seinen kulinarischen Schubladen: »Tja, gestern gab's zum Beispiel morgens ein paar Brote. Mittags Spiegeleier mit Bratkartoffeln. Abends Pizza, mit doppelt Käse, Schinken und Ananas. Die war gut …«
»Und zwischendurch?«
»Nichts. Glaub ich … Ich sag doch, ich esse nur ganz wenig.«
»Und was hast du getrunken?«
»Einen Liter Milch, ein paar Cola light …«
Ein Nachfahre von Obelix: Dick? Wer? Wo?

Also, ich möchte Obelix keine Diät verordnen. Das tut man einfach nicht. Außerdem ist das ganz einfach zum Scheitern verurteilt.
»Ich geb dir jetzt ein Buch mit … Das liest du – und dann treffen wir uns übernächste Woche wieder. Du überlegst dir bis dahin, ob du dir diese Diät vorstellen kannst.«
»Ein Buch? Keine Zeit. Das muss auch ohne gehen, mit ein paar Regeln oder so …«
»Okay. Du gehst jetzt nach Hause. Schreibst die nächsten beiden Wochen ganz genau auf, was du isst und trinkst. Ich gebe dir nur eines mit auf den Weg, die Grundregel meiner Diät: ›Man muss essen, um abzunehmen. Nichts ist verboten. Für 30 Kilo braucht man ein Jahr.‹ Überleg dir, ob du das willst.«
»Du meinst ehrlich, ich darf jetzt einfach so gehen – und muss noch nicht mit der Diät anfangen?«
»Ja. Und irgendwie wäre mir lieber, du würdest überhaupt keine Diät anfangen.«

Der wichtigste Mensch …

… den man auf einen Kilo-Marathon mitnehmen muss, ist der Partner. Während Frank nach Hause fährt, rufe ich Franks Freundin an.
»Sag mal, Kirsa, meinst du, Frank möchte wirklich abnehmen?«
»Ja. Aus drei Gründen: Er steigt auf keine Leiter mehr. Gute Klamotten kriegt er nur in den USA. Und ich komme mit meinen Armen nicht mehr um seinen Bauch.«
»Warum, meinst du, ziert er sich dann so?«
»Er will abnehmen. Er gibt das nur nicht gerne zu. Diät heißt für ihn Verzicht – er isst so wahnsinnig gerne.«
»Das ist ja gut. Er soll ja essen …«
»Darf ich dir einen Tipp geben, Marion?«
»Natürlich!«
»Schreib ihm alles auf, was wichtig ist. Wenn er daheim ist, hat er das, was ihn nicht wirklich interessiert, schon wieder vergessen.«
»Allzu menschlich.«

Man muss essen, um abzunehmen. Nichts ist verboten. Und: Für 30 Kilo braucht man ein Jahr.

Das Infozept

Ich habe schon mal eine Meldung in einer Zeitschrift darüber geschrieben, dass nichts von dem hängen bleibt, was der Arzt einem Patienten erzählt – es sei denn, der Arzt schreibt es auf. Gut, dass das wenigstens bei mir hängen geblieben ist, wenngleich es auch nur mit einem Anstupser aus meinen Gehirnschubladen quillt. Erzählen hilft gar nix. Nur ein Infozept hilft. Aufschreiben. Aufschreiben. Aufschreiben. Und: Ihn zwingen, das an den Kühlschrank zu hängen.

Wille – oder: Was man(n) so will

Während Frank auf sein Quad flüchtet und davonbraust, denke ich darüber nach, was da auf mich zukommt: Frank isst am liebsten Junkfood, hat keine Ahnung, was Eiweiß, Kohlenhydrate und essenzielle Fettsäuren sind, will kein Buch lesen, und er hat keine Zeit für Sport. Er will:

- 30 Kilo abnehmen
- Nur ein paar Regeln
- Auf nichts verzichten
- Pappsatt sein
- Im Restaurant essen
- Weihnachten Grünkohl mit Wurst

Im Grunde will Frank das, was alle wollen – Männer wie Frauen: Abnehmen, ohne das Geringste im Leben zu ändern. Und auch noch möglichst viel abnehmen.

Und was will ich? Vielleicht doch lieber nur Ziegen melken und Rosen züchten. In der Zeitung stand eh mal wieder: »Dick bleibt dick.« Man könne gar nicht langfristig abnehmen. Warum sich dann anstrengen? Tja, im Forum »www.die-glyx-diät.de« gibt es eine Reihe von Frauen, die in einem Jahr 40 Kilo abgenommen haben – und ihr Gewicht seit ein, zwei Jahren auch halten. Es ist also durchaus möglich.

Aber Frank? Bei ihm kommt man doch niemals durch die Schicht Mir-geht's-doch-gut-Selbstbewusstsein an den Switch-Knopf, der das Gefühl auslöst: So geht es mir viel besser. Er merkt ja nicht mal, dass er nach drei Stufen stehen bleibt und keucht wie ein poröser Dudelsack.

Ach, ich ruf ihn morgen an – und sag ab.

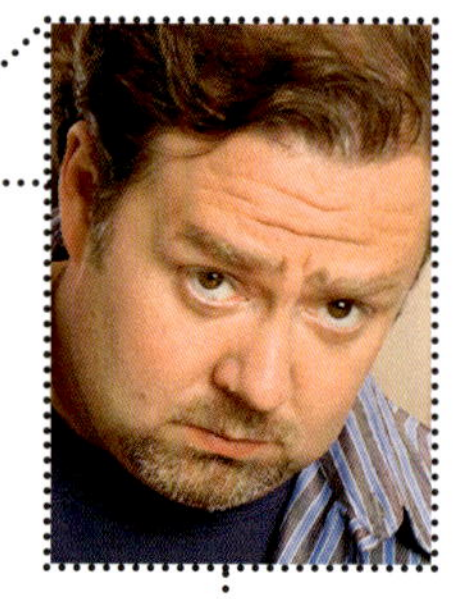

Ob ich überhaupt abnehmen will? Was heißt wollen?!
Wenn ich ehrlich bin, tut mir jeder Schritt doppelt so weh wie früher, und so richtig Luft krieg ich ja auch nicht mehr. 30 Kilo, das wär schon was. Aber Diät halten? Nie mehr satt sein? Und was soll denn das: »Man muss essen, um abzunehmen?« Hab ich mein Leben lang getan. Vom Hamburger bis zum Vier-Sterne-7-Gänge-Menü.
Ich müsste spindeldürr sein!

19 Gründe, die eine noch so gute Diät von vornherein zum Scheitern verurteilen *

01 Man startet, weil ein anderer will, dass man abnimmt. Egal ob Diät-Nanny, Arzt oder Partner.

02 Man weiß nicht, was Kohlenhydrate, Eiweiß und Fett sind. Und meint, man müsse nur Kohlenhydrate oder Fett weglassen, um abzunehmen.

03 Man meint, das Glück hängt am Waagenzeiger.

04 Man ist nicht bereit, ein paar Gewohnheiten aufzugeben – zum Beispiel das tägliche Marmeladenbrot, Softdrinks, Junkfood – und diese Gewohnheiten in Genuss-Einheiten zu verwandeln.

05 Man weiht seine Freunde und seine Familie nicht ein.

06 Man befreit seinen Kühlschrank nicht – von Dingen, die einer neuen Lebensweise im Weg stehen.

07 Man will für alles lieber eine Pille.

08 Man hat ein negatives Verhältnis zu Gemüse und Obst.

09 Man zählt Kalorien.

10 Man hat Angst vor dem Essen.

11 Man ist nicht bereit, sein Fett zu verbrennen, heißt: sich mehr zu bewegen.

12 Man ist nicht bereit, mit Stress anders umzugehen als Schokolade essend.

13 Man meint, ein Croissant oder eine Pizza-Orgie sei eine Katastrophe, die zum sofortigen Abbruch der Diät führt.

14 Man hat keine persönliche Diät-Nanny, die motiviert, kontrolliert, in Krisen aufrichtet. Ja, weiblich! Denn wir können besser zuhören als einparken.

15 Man glaubt, Hungern mache schlank. Und nur, wenn man sich kontrolliert, könne man abnehmen.

16 Man meint, 1,5-prozentige Milch mache schlanker als 3,5-prozentige. Und Süßstoff sei besser als Zucker.

17 Man trinkt nicht genug. Wasser!

18 Man ist unglücklich mit der Diät.

19 Und dann vielleicht noch: Man glaubt an den Einfluss des Mondes – startet aber, wenn er zunimmt.

* 15 Punkte treffen bei Frank zu. Nur Nr. 10, 14, 18 und 19 nicht.

Kalorien sind die kleinen Monster, die nachts die T-Shirts enger nähen

Das wird das erste Thema sein, das ich mit Frank bespreche. Als ich ihn nach zwei Wochen anrufe, krabbeln aber gleich wieder zweifelnde Gedanken hoch. Er begrüßt mich mit »Sag mal: Gibt es keine Diät, bei der man nur Reis, Nudeln, Kartoffeln und Brot essen darf. Den ganzen Tag. Mit Soße – und ein Stückchen Fleisch dazu?«
Warum nur ist Frank keine Franka? Frauen sind viel einfacher, wissen, was Eiweiß ist, kennen ihren Körper, sind dankbar für jeden (klugen) Ratschlag, und sagen nicht dauernd: »Aber …«
»Es gibt die Burger-Diät. Da darfst du den ganzen Tag bei McDonald's essen.«
»Au ja.«
»Kommst du mit einer mittleren Portion Pommes à 340 kcal und zwei BigMac à 495 kcal aus?«
»Zum Frühstück?«
»Nein. Den ganzen Tag, es sind in dieser Diät nur 1300 kcal erlaubt. Schlechte Kalorien – und dann auch noch viel zu wenig. Wenn du nicht genug gute Kalorien aufnimmst, dann nimmst du heute ab – und morgen zu.«
»Dann vielleicht lieber doch nicht. Was soll der Blödsinn mit schlechten Kalorien? Glaub nur nicht, dass ich jetzt mit so einem grünen Büchlein Kalorien zähle, die da auf der Gabel liegen. Und bei Nummer 47 sage: Nein, du darfst jetzt nicht mehr in meinen Bauch, armes gutes oder schlechtes Kalorielein, du bleibst auf dem Teller …«

Bitte nicht zu wenig Kalorien – und schon gar nicht zählen, denn das macht dick.

»Keine Angst. Viele Studien zeigen: Kalorienzählen macht dick. Die neuesten wissenschaftlichen Erkenntnisse lauten: Nicht jede Kalorie macht dick. Und du darfst nicht zu wenig davon aufnehmen, weil du sonst deinen Stoffwechsel drosselst, sprich, weniger Kalorien verbrennst. Du wirst also viele Kalorien essen, gute Kalorien. Erzähl ich dir schon noch. Hast du aufgeschrieben, was du gegessen hast?«
»Ja. Ist nicht so viel. Und eh immer das Gleiche.«

Technischer Fehleraufspürhund

Am Abend kommt Franks Essprotokoll per Mail, das ich gleich mal durch das Prodi lasse. Ein Ernährungsprogramm, das auf-

deckt, was da genau auf dem Teller liegt. Natürlich hat er nur sieben Tage aufgeschrieben – aber egal. Man sieht sofort, was los ist. Frank nimmt im Schnitt pro Tag 2865 kcal auf. Das ist nicht zu viel für seine gewichtige Größe. Er verbraucht nämlich pro Tag (laut Formel – und jede Formel ist mehr theoretisch als menschlich) 3600 kcal. So viele Kalorien hat er in dieser Woche nur zweimal geschafft. Im Grunde müsste er abnehmen – wenn man den Ernährungswissenschaftlern glaubt, die sagen: »Übergewicht liegt allein an der Energiebilanz. Wer abnehmen will, sollte einfach weniger Kalorien aufnehmen, als er verbrennt.«
Warum nimmt Frank dann zu? Ganz einfach: Eine Butterbrot-, Wienerschnitzel- oder Pizza-Kalorie springt sofort auf die Hüften, eine Naturjoghurt- oder Fisch-Kalorie dagegen raubt der Fettzelle Energie. Es gibt nämlich tatsächlich Kalorien, die schlank machen.
Wie viele Kalorien darf er denn nun? Ganz einfach: Er sollte langfristig nicht unter seinen Grundumsatz gehen. Das ist die Kalorienmenge, die er in Ruhe verbraucht. Also nicht unter 2500 kcal. Das regelt sich ohne Zählen ganz von selbst, wenn man das Richtige isst. Der Körper hat einen Kalorienzähler eingebaut. Auf den kann man vertrauen.

Wie viele Kalorien verbraucht man?

Den Grundumsatz kann man ganz einfach Pi mal Daumen berechnen – wie genau, das steht im Infozept auf Seite 16. Wenn man wie Frank arg übergewichtig ist, wird die Berechnung ein bisschen aufwändiger. Nichts wird einem leicht gemacht …

Frau Diätmamsell hat gepunktet.** Ich darf 2500 Kalorien essen. Dreimal so viel wie bei anderen Diäten. Allerdings, wer weiß schon, was 2500 kcal sind. Egal, meint sie. Das würde alles ganz automatisch ablaufen, wenn ich mich an ein paar Regeln halte. **Wird Zeit, dass ich die Regeln mal bekomme.

INFOZEPT

Schlank mit weniger Kalorien?

Was ist eine Kalorie?

1 Kalorie ist die Wärme, die nötig ist, um 1 Gramm Wasser von 14 auf 15 Grad zu erhöhen. Andere sagen: ein kleines Monster, das nachts die Kleider enger näht.

Gibt es Minus-Kalorien?

Ja. Ein Glas Wasser (0,2 l) hat eine Wirkung von minus 20 kcal (Kilokalorien) im Körper. Täglich 2 Liter Wasser trinkend regt man den Stoffwechsel an, sodass man 10 Kilo Fett im Jahr mehr verbrennt. Noch effektiver: ein Teller Kohlsuppe. Da muss der Körper noch Kau- und Verdauungsarbeit reinstecken.

Kalorie = Kalorie?

Nein. Wenn man Eiweiß isst, verpufft ein Teil der Kalorien als Wärme über die Haut. Nennt man Thermogenese. Liegt eine Fisch-Kalorie auf dem Teller, hat die Hüfte wenig von ihr, weil sie in Muskeln oder Immunsystem und Wärme verwandelt wird. Anders bei Kohlenhydraten: Von der Brot- oder Nudel-Kalorie kriegt die Hüfte viel mehr ab.

Macht die Fett-Kalorie nun dick?

Das richtige Fett macht nicht dick. Auch lebenswichtige Fettsäuren regen die Thermogenese (Wärmebildung) an. Darum macht die Fertigprodukt-, Wurst- und Bratenfett-Kalorie dick, die Olivenöl- oder Fischfett-Kalorie hingegen nicht. Fett aus Fisch, Nüssen und pflanzlichen Ölen (wie Olivenöl oder Leinöl) braucht man zum Abnehmen.

»Light« und »low carb« – kann man den Körper austricksen?

Nein. Der Körper hat einen natürlichen Kalorienzähler eingebaut. Fand der Mensch früher eine süße Frucht, einen fetten Braten, wusste sein Organismus: gute Energiequelle. Doch der Mensch pfuschte der Natur ins Handwerk, machte Dinge süß und »light« – ohne Kalorien. Das verletzt natürliche Körperreaktionen (Seite 72). »Light« und Süßstoffe schalten den Kalorienzähler des Menschen aus, man isst danach mehr.

Der Grundumsatz – wie viele Kalorien verbrennen täglich?

Wie viele Kalorien man verbrennt, ist natürlich von Mensch zu Mensch unterschiedlich. Wichtig ist der Grundumsatz. Der ist Pi mal Daumen:

Körpergewicht in kg · 24.
Bei 100 Kilo sind das 2400 kcal. **Frauen multiplizieren das noch mit 0,9,** weil sie kleiner sind, weniger Muskeln haben.

Der Grundumsatz umfasst die Menge an Kalorien, die man verbrennt, wenn man einfach so herumliegt. Das ist der Löwenanteil. Der Kalorienbedarf der Organe, des Stoffwechsels, der Atmung, die Kalorien, die man braucht, um die Körpertemperatur aufrechtzuerhalten. Dazu kommen die Kalorien, die man verbrennt, wenn man etwas tut, schwer arbeitet oder Sport treibt. Der Leistungsumsatz.

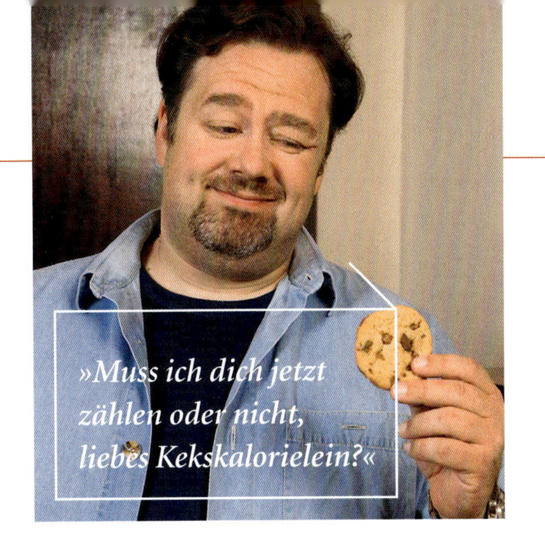
»Muss ich dich jetzt zählen oder nicht, liebes Kekskalorielein?«

Und so wird der Grundumsatz von Schwergewichten wie Frank berechnet:

Erst bestimmt man das »angepasste Körpergewicht« mithilfe des Normalgewichts:

Normalgewicht = Körpergröße in cm – 100
Bei Frank: Normalgewicht = 186 – 100 = 86

Angepasstes Körpergewicht [kg] = Normalgewicht [kg] + (Körpergewicht [kg] · Normalgewicht [kg]) · 0,25
Franks angepasstes Körpergewicht: 86 + ((150 – 86) · 0,25) = 86 + (64 · 0,25) = 102
Und nun kann man den ungefähren Grundumsatz ausrechnen:

Grundumsatz [kcal/24 h] = angepasstes Körpergewicht [kg] x 24
Für Frank: 102 · 24 = 2448 kcal

Kann man auch den Leistungsumsatz ausrechnen?

Die Kalorien, die man verbraucht für die Arbeit, den Sport, berechnet man, indem man einen bestimmten Faktor mit dem Grundumsatz multipliziert. Für faule Bürohocker liegt der Faktor bei 0,4 und für körperlich Arbeitende, die auch Sport treiben, bei 1,1. Für alle anderen irgendwo dazwischen.
Für alle Franks und Frankas wären das 2500 kcal · 0,4 = 1000 kcal. Wenn man die täglich einspart, ist man ein Kilo Fett (= 7000 kcal) in der Woche los.

Wie viele Kalorien soll man einsparen?

Reduziert man nun die Kalorien, erschrickt der Körper – sein Urprogramm denkt: Vorsicht, jetzt kommt der karge Winter. Er drosselt den Stoffwechsel, fährt seinen Grundumsatz runter. Er verbrennt einfach in Ruhe nur noch 600 kcal statt 1800. Das bleibt so. Das macht schnell wieder dick. Also muss man hier ganz vorsichtig rangehen: Nicht unter den Grundumsatz gehen. Besser, man verbrennt die Kalorien. Mit den Muskeln.

Soll man Kalorien zählen?

Nein. Die Vergangenheit hat gezeigt: Menschen, die Kalorien zählen, werden letztlich dicker. Wie soll man dann Kalorien einsparen? Das geht mit ein paar Regeln, etwas Wissen, einem Switch der Gewohnheiten wie von selbst. Thema dieses Buches.

Gibt es gute und schlechte Kalorien?

Ja, Experten nennen das Nährstoffdichte. Ein Apfel hat 50 gute Kalorien, weil er die ganzen wichtigen Nährstoffe mitliefert: Ballaststoffe, Vitamine, Mineralstoffe, Spurenelemente ... Genauso tun das Thunfisch, Naturjoghurt, Bohnen, Eier ... Alles, was die Natur herstellt. Na ja, die Kartoffel ausgenommen. Weil dem Menschen aber das Natürliche oft zu einfach ist, macht er aus der guten Kalorie eine schlechte: Er mahlt zum Beispiel das Getreidekorn fein und wirft das Wertvollste – Keimling und Schale – weg. Also: Schlecht ist eine Kalorie, die dem Körper keine Zauberstoffe der Natur mitliefert, keinen der Nährstoffe, die wir zum Leben, zum Gesundsein brauchen. Sprich: eine Kalorie, die eine geringe Nährstoffdichte hat.

Was liegt gewöhnlich auf dem Teller?

Der erste Schritt zur einfachsten Diät der Welt ist die Nährstoffanalyse: Was liegt auf dem Teller?
Frank grinst fröhlich: »Du siehst, ich esse gar nicht so viel!«
Stimmt. Auch mit Alkohol hat Frank kein Problem. Sein Bauch stammt nicht vom Bier. Woher dann? Nun: Frank isst unregelmäßig, häufig, oft zwischendurch, meist das Falsche. Viel Schweinefleisch, gerne mit Panade, Kartoffeln in all ihren verarbeiteten Formen, Weißbrot, Knäcke, Pizza, Fertigsoßen, Honigpops, Schmelzkäse, Fruchtjoghurt … Außer wenn er in einem guten Restaurant ist, isst er nichts so, wie es ihm die Natur zubereitet, sondern nur von den Fließbändern der Nahrungsmittelindustrie – und er mag Softdrinks. Trinkt täglich unter anderem mehrere Dosen Cola light.

Franks Super-Size-Me …

… liegt eindeutig an seiner täglichen Kohlenhydratmast: Von morgens bis abends lässt er den Enzymen keine Chance – den kleinen Hilfsarbeitern im Körper, die Fett abbauen. Sie bauen kein Fett ab, weil ständig Kohlenhydrate im Blut schwimmen: Zucker, Nudeln, Brot, Panade, Softdrinks, Zwieback, Cornflakes, Kartoffeln, modifizierte Stärke aus Fertigprodukten … Und

Man braucht alle Nährstoffe, damit der Energiestoffwechsel in Richtung schlank läuft.

diese Kohlenhydrate schicken die tierischen Fette, die auf dem Brot liegen oder in der Panade stecken, direkt auf die Hüften. Und sperren sie dort ein.
Franks Super-Size-Me liegt eindeutig nicht an mangelndem Willen zur Mäßigung. Sondern an den Dickmachern der Industrie, die seinen Willen über den Hormonhaushalt einfach ausschalten: Transfettsäuren, Aromastoffe, Weichmacher, Glutamat, Süßstoffe, Zucker, Weißmehl, modifizierte Stärke. Mehr dazu ab Seite 85.

Vitalstoffreich wie ein Schuhkarton

Wie man so kunstvoll all die wertvollen Dinge der Natur umschiffen kann, ist schon erstaunlich. Was Frank isst, hat quasi den Nährwert eines Schuhkartons. Sein Konto an Vitaminen, Mineralien und Biostoffen aus Pflanzen ist eindeutig im Minus. Da taucht kein Gemüse auf, höchstens mal als

Tomate auf der Pizza, keine Früchte außer als Aromastoff im Fertigjoghurt oder in der Limo, keine Nüsse, keine wertvollen Pflanzenöle, kein Fisch … Nichts, was man landläufig unter »gesund« versteht. Darauf reagiert der Körper mit …

- **Bunkern.** Der Körper hält alles fest, was da ist. Schraubt den Stoffwechsel, den Energieverbrauch runter, weil er nichts zu verschenken hat, behält das Fett.
- **Heißhunger.** Frank muss ständig Lust auf etwas zu essen haben. Denn fehlen bestimmte Nährstoffe, schaltet der Körper all die hormonellen Mechanismen ein, die uns ständig zum Kühlschrank zwingen. Nur wenn er das Eiweiß, das Vitamin C, das Zink, die Omega-3-Fettsäure hat, all das, was er braucht, schaltet das Appetitprogramm um auf: Jetzt bin ich aber zufrieden.
- **Zulegen.** Das, was Frank seinem Körper gibt (Zucker und chemische Zusatzstoffe), und auch das, was er ihm nicht gibt (Vitalstoffe der Natur), führt dazu, dass seine Fettzellen sich vermehren. Und wieder Hormone aussenden, die Hunger machen, damit die Fettzellen ja gefüllt werden.

»Wie oft warst du heute am Kühlschrank?«
»Noch gar nicht. Halt … na ja, eine Schüssel Cornflakes mit Milch, zwei Brötchen mit Käse, kleine Brötchen …«
»Frank. Ich kann dir gerne noch deine Fehler erklären. Aber ich denke, wir lassen das mit dem Projekt lieber sein.«
»Warum?«
»Weil ich lieber Rosen züchten will.«
»Das kannst du nebenher machen.«
»Ehrlich gesagt: weil ich nicht glaube, dass du das wirklich willst. Ich glaube dir nicht, dass du wirklich abnehmen willst.«
»Doch. Wirklich. Ich schaff das auch!«
»Schlaf noch mal drüber. Mach dir eine Liste, was dafür spricht – und was dagegenspricht. Und dann komm morgen vorbei.«

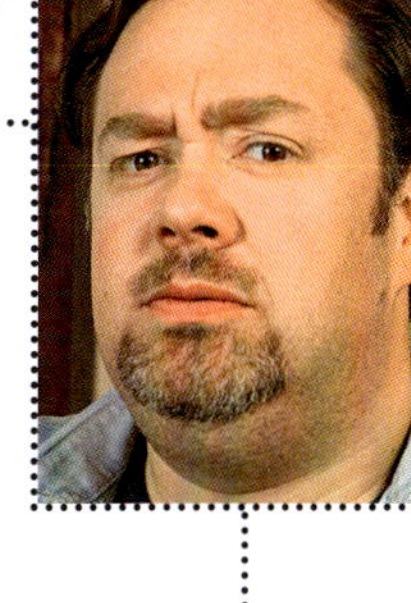

Ich komme mir vor wie ein Schulkind. Hausaufgaben machen. Was stört mich denn an meinem Übergewicht? Nichts. Ich will so bleiben, wie ich biiiiin … Okay, dieser Extragurt im Flugzeug … und Treppen … Irgendwie tun ständig die Gelenke weh. Und die falsch dosierte Narkose letztens – fast hätte ich bei Petrus angeklopft. Angeblich war mein Gewicht schwer einzuschätzen. ***Was schreib ich dem kleinen Bioguru jetzt nur auf?***

INFOZEPT

Schlank mit Makro- und Mikronährstoffen

Was sind Makronährstoffe?

Kohlenhydrate, Eiweiß, Fett. Das, was den Großteil unseres Essens ausmacht. Das, was mit den Kalorien auf dem Etikett steht. Neuerdings empfiehlt man (Ess-Revolution!), unsere täglichen Kalorien so aufzunehmen:

- Eiweiß: 20–30 % (früher 15 %)
- Kohlenhydrate: 30–40 % (früher 55 %)
- Fett: 40–50 % (früher 30 %)

Leider sind auch das Zahlen, mit denen die wenigsten etwas anfangen können.

Was sind Kohlenhydrate?

Beilagen und alles, was süß schmeckt. Kartoffeln, Mais, Reis, Brot, Nudeln, Knödel, Mehl, Grieß, Flocken, Kekse, Cornflakes, Zucker, Honig, Marmelade, Softdrinks, Bier – und Obst. Ein ganz mieses Kohlenhydrat findet man in Fertigprodukten: modifizierte Stärke. Kohlenhydrate braucht der Körper, um Energie zu gewinnen. Er verbrennt sie im Muskel und im Hirn oder baut sie in Fett um.

Was ist Eiweiß?

Das auf dem Teller, was unserem Körper als Bausubstanz dient für jede Körperzelle, für Muskeln, Blut, Haut, Nervenbotenstoffe, Hormone, Immunsystem ... Eiweiß liefern: Fisch, Fleisch, Geflügel, Ei, Hülsenfrüchte (Soja), Milch, Milchprodukte, Nüsse, Samen. Etwas steckt auch in Gemüse und Körnern.

Eiweiß hält schlank?

Ja. Ein Mangel macht träge – und dick. Eiweiß ist die Basis einer aktiven Fettverbrennung: Schlankhormone (wie Wachstums- und Schilddrüsenhormone) bestehen aus Eiweiß (Seite 54). Und Eiweiß signalisiert im Gehirn »satt«.

Was ist Fett?

Alles, was schmeckt. Fett ist Energielieferant – aber auch lebenswichtiger Baustoff in unseren Körperzellen. Das Gehirn besteht zum größten Teil aus Fett. Fett gibt es in pflanzlicher und tierischer Form. Als Olivenöl, Walnussöl und als Sahne, Butter, Wurst, Speck.

Welches Fett macht dick?

Pflanzliche Fette machen nicht dick. Außer sie kommen aus der Fritteuse oder aus dem Fertigprodukt. Steht »gehärtete Fette« auf dem Etikett, dann stecken trans-Fettsäuren drin, und die schaden dem Herzen und verändern den Hormonhaushalt in Richtung Zunehmen. Tierische Fette machen nur dick, wenn man zu viel davon isst – oder wenn sie die Industrie verändert hat. Light macht dick (mehr ab Seite 72). Darum sind Milch und Joghurt mit natürlichem Fettgehalt besser.

Manche Fettsäuren machen schlank?

Ja. Olivenöl bremst, kaum ist es im Darm, den Appetit. Omega-3-Fettsäuren aus

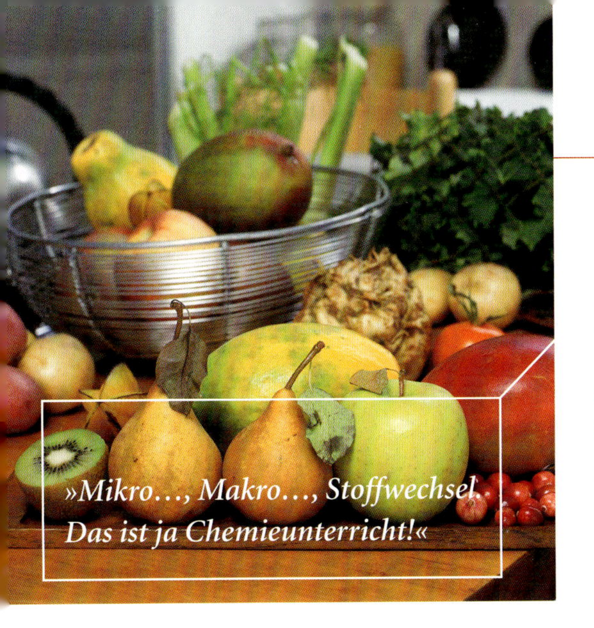

»Mikro..., Makro..., Stoffwechsel. Das ist ja Chemieunterricht!«

fettem Fisch, Wild, Biokäse und Leinöl machen agil und fröhlich, halten jede Zelle jung, bannen schwelende Entzündungen im Körper, die man auch für Übergewicht verantwortlich macht.

Liefert das Schnitzel 20 Prozent Eiweiß?

Eine Diät funktioniert nur, wenn man weiß, was auf dem Teller liegt. Aber Zahlen? Nein! Das weiß ohne Taschenrechner, Waage und Tabelle nicht einmal ich. Ich weiß nur: Für 700 kcal (meine 30 Eiweiß-Kalorien-Prozent) kann ich viel Fisch essen, fast ein Kilo Lachs. Keine Sorge, auch dafür kriegt man ein Gefühl.

Was sind Mikronährstoffe?

All das, was in kleinen Mengen im Essen steckt – und Großes in unserem Stoffwechsel, in unserem Körper tut. Vitamine, Mineralien und wertvolle Biostoffe (wie Farben, Hormone, ätherische Öle) aus unserem Obst und Gemüse. Sie halten jede Zelle jung und gesund. Sorgen dafür, dass wir Energie haben, aktivieren Stoffwechselarbeiter (Enzyme) im Körper und dienen mitunter als Bausubstanz. Wichtig: Sie stecken nicht nur in Obst und Gemüse. Alles, was die Natur herstellt, ist reich an Mikronährstoffen, vom Ei über Korn, Fisch und Nuss bis zum Spargel.

Welche Mikronährstoffe helfen beim Abnehmen?

Alle. Alle müssen vorhanden sein, damit unser Energiestoffwechsel in Richtung schlank läuft. Fehlt nur ein Stoff, funktioniert unsere Biochemie im Körper nicht mehr richtig – alles wird träger. Wir nehmen zu. Darum sollte man kein Lebensmittel vom Teller verbannen.

Auch Vitamine halten schlank?

Ja. Wir brauchen alle – in der richtigen Dosis. In erster Linie aus der Natur – und manchmal auch vom Apotheker. Das Vitamin C aus Obst und Gemüse arbeitet zum Beispiel als Fettverbrenner im Körper. Auch B-Vitamine aus dem vollen Getreidekorn trimmen den Stoffwechsel in Richtung schlank.

Was tun Mineralien für die Figur?

Magnesium aus Gemüse und Nüssen macht uns resistent gegen Stress, lässt uns gut schlafen. Jod (Seefisch) braucht unsere Energiezentrale, die Schilddrüse. Genauso wie das Gute-Laune-Spurenelement Selen (Nüsse, Vollkornprodukte, Eier, Fisch, Geflügel). Zink aus Milchprodukten, Nüssen, Weizenkeimen, Geflügel benötigt der Körper, um Eiweiß aufzubauen. Für fettfreie Körpermasse, für hormonelle Energie und Fröhlichkeit. Chrom (Gemüse, Obst, Haferflocken, Fleisch, Kakao, Tee) erhöht die Fettverbrennung. Zu wenig fördert Übergewicht, Glukose-Intoleranz (Seite 36), Diabetes.

Wiegen, messen – und leiden ...

Frank rauscht zum nächsten Treffen auf seinem Quad an. Nimmt den Helm ab, hängt ein kariertes Zelt über den Stuhl und guckt skeptisch.
»Hast du die Liste dabei?«
»Ja. Drei Vorteile: Mehr Gesundheit. Ich bin maßgeschneidert für Flugzeugsitze. Und ich heirate nächsten November mit Idealfigur. Nachteil: Ich darf meine Pizza nicht mehr essen. Außer, ich backe sie aus mindestens drei Zutaten selbst ... Nie im Leben! Also: Die Vorteile überwiegen eindeutig. Lass uns anfangen.«
»Hast du das GLYX-Buch gelesen?«
»Ja. Das Impressum. Sag mir doch einfach, was ich machen muss – und das tue ich.«
»Ach ja?«
»Ich bin nicht der Typ für dieses ganze Biozeugs. Genauso, wie ich mich nie an den Strand setzen werde. Auch nicht mit 80 Kilo weniger und haufenweise Muskeln. Mit Wollmütze und Gitarre und so. Ich mach mich nicht zum Sklaven und trink nie wieder Cola. Ich bin einfach nicht der Typ für Töpferkurse und Öko.«
»Du hast keine Ahnung. Du hast nichts gelesen. Du ... Vor was fürchtest du dich eigentlich?«
»Ich weiß, ich werde nie mehr satt sein.«
»Du wirst pappsatt sein. Versprochen.«

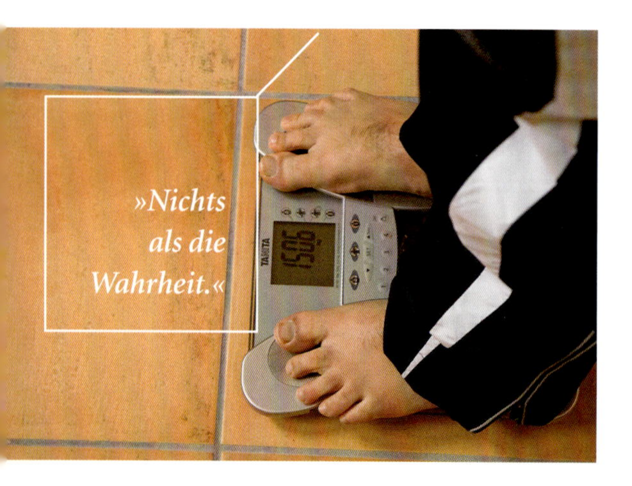
»Nichts als die Wahrheit.«

Dann wiegen wir erst mal ...

»Das ist eine Bioimpedanzanalyse-Waage.«
»Ich glaub's ja nicht. Du arbeitest sogar mit Bio-Waagen?«
Frank stellt sich auf die Waage. »Ich hab mir mal eine Waage gekauft mit Sprachansage. Die hab ich nur einmal benutzt, weil sie sagte: Bitte nur eine Person zur gleichen Zeit auf die Waage stellen.«
Das Display zeigt 150,6 Kilo. Schaltet um auf 43 Prozent.
»Wieso 150,6? Wiegt so 'ne Sporthose denn 600 Gramm? Und was soll die 43? Die gefühlte Temperatur, die mir gerade in den Kopf steigt?«
»Nein, weißt du nicht, was so eine Waage misst?«
»Die Körner im Körper? Bei mir garantiert: Null. Die wiegt falsch. Die Hose ist auch nicht Bio.«

»Sie misst mit Leichtstrom den Muskel- und den Fettanteil im Körper. Bei dir sind das 43 Prozent Fett.«
»Wie kann die Waage zwischen Muskeln und Fett unterscheiden? Ist doch Humbug. Und wenn ich Schweinebraten im Bauch hab? Misst die den gleich mit? Jetzt weiß ich: Die 43 Prozent gehen auf die Spiegeleier heute früh. Mit viel Butter gebraten.«
»Zugegeben: Diese Waagen für den Hausgebrauch sind ein bisschen ungenau. Aber immerhin ein Anhaltspunkt. Das Prinzip ist einfach: Muskeln enthalten mehr Wasser, und da fließt der Strom besser. Speck blockiert den Strom. Und das rechnet die Waage dann einfach aus.«
»43 Prozent ist ja nicht soooo viel. Bleiben noch immer 57 Prozent für Muskeln.«
»Je nachdem, wie man's sieht. Jon Brower Minoch, der schwerste Mensch der Welt, wog 635 Kilo. Der hatte einen Körperfettanteil von 88 Prozent, macht 560 Kilo Fett.«
»Siehst du: *Das* ist viel.«
»Ja, normal ist ein Körperfettanteil bei Männern zwischen 11 und 20 Prozent, bei Frauen zwischen 20 und 30 Prozent.«
»Warum dürfen Frauen mehr Fett haben?«
»Weil ihr Männer kein Baby mitversorgen müsst.«

Der ungeliebte Energierucksack

»Was machst du da jetzt?«
»Ich mess deinen Bauchumfang. Der ist viel wichtiger als das Gewicht. Darf ich dich was fragen, Frank?«
»Kommt darauf an.«
»Findest du es nicht anstrengend, mit so einem großen Rucksack da vorn herumzulaufen?«
»Was meinst du?«
»Deinen Bauch.«
»Welchen Bauch? Bei mir sind nur die Beine zu weit hinten angewachsen.«

Ein Bauch über 94 Zentimeter beim Mann (Frau 80 Zentimeter) macht über Hormone Hunger. Der sollte langsam wegschmelzen.

Eigentlich wollte uns die Natur wie immer einen Gefallen tun. Sie gab uns einen Energierucksack mit, den wir in guten Zeiten füllen, damit wir in schlechten Zeiten etwas haben. Dank der Möglichkeit, Energie im Fettgewebe zu speichern, die wir jederzeit anzapfen können, haben wir im Laufe der Evolution überlebt. Nur: Zu viel ist zu viel. Und das macht auch noch Hunger. Bauchfett produziert nämlich ein Hormon namens Neuropeptid Y – das regt im Gehirn den Appetit an und sorgt am Bauch selbst dafür, dass der noch mehr Fettzellen anbaut. Damit ja genug Platz ist, noch mehr Braten dort unterzubringen. Hinzu kommt: Das Fettgewebe zwischen den Darmschlingen und der Leber bildet Hormone, die den Zuckerstoffwechsel durcheinanderbringen – die Autobahn in den Diabetes. Ein Teufelskreis.

Gefährlicher Rettungsring

Im Schnitt bringt es der deutsche Mann auf 97 Zentimeter, die dicksten Bäuche findet man im Osten. Die Herren in Thüringen schaffen im Mittel 98 Zentimeter – und Frank bringt es auf 142 Zentimeter. Ab einem Bauchumfang von 94 Zentimetern steigt das Risiko deutlich an, Diabetes zu bekommen oder einen Herzinfarkt zu erleiden. Bei Frauen ab 80 Zentimeter.
»Mr. Minoch hat übrigens in eineinhalb Jahren 419 Kilo abgespeckt. Das zeigt: Wer zunimmt, kann auch abnehmen. Und je mehr Übergewicht, desto schneller geht es.«
»Das ist ja mal eine gute Nachricht.«
»Ich habe noch eine gute Nachricht.«
»Welche?«
»Männer nehmen leichter ab als Frauen.«
»Warum?«
»Weil sie ihr Fett nicht so dringend brauchen – und weil sie nicht so sehr ihr Glück vom Waagezeiger abhängig machen wie Frauen. Männer haben häufiger ein besseres Selbstwertgefühl.«
»Meinst du?«
»Ja. Zumindest in unserem Alter. Und ich hab da noch eine gute Nachricht für dich.«
»Welche?«
»Wir fangen noch nicht an. Lass dir einen Termin bei deinem Arzt geben. Der soll dich erst mal durchchecken. Und lies die zehn Gebote der einfachsten Diät der Welt. Schau dir an, ob du wirklich bereit bist, das zu tun.«

Warum zum Arzt? Ich bin gesund. Warum denken alle, dicke Menschen wären krank? Die dünnen tun doch das Gleiche, die essen auch Pizza! ***Aber langsam würde ich ja schon gerne endlich mal anfangen …***

In Form bleiben

Wir Frauen stellen uns ja gern die Frage, was dann mit dem Gewebe passiert, wenn man so viel abnimmt. Ganz einfach: Wenn man langsam abnimmt, dazu Sport treibt, idealerweise auf dem Trampolin – weil es jeden Muskel trainiert –, dann hilft sich der Körper selbst. Bianca aus dem GLYX-Forum hat 50 Kilo abgenommen – und trotz drei Kindern musste an ihren Bauch kein Chirurg dran.

10 Gebote der einfachsten Diät der Welt

01 Minimiere Zucker, Weißmehl und Süßstoffe – auch in Getränken.

02 Meide Fertigprodukte – das heißt alles, auf dessen Zutatenliste mehr als vier Dinge stehen. Es sei denn, es handelt sich um eine bunte Gemüsemischung aus der Tiefkühltruhe.

03 Steck mindestens zehn Minuten Zeit in das, was du dann isst.

04 Iss nichts, was du dir nicht aus mindestens drei Naturprodukten selbst zubereitest, und ...

05 ... eine Zutat sollte Obst oder Gemüse sein.

06 Hör auf deinen Körper – mag er es lieber warm oder kalt, roh oder gekocht, jetzt gleich oder später ...?

07 Genieß die Vielfalt, die die Natur dir bietet. So frisch wie möglich.

08 Schenk deinem Körper nach dem Essen vier bis fünf Stunden Zeit zum Verdauen – ohne Nachschub, es sei denn ...

09 ... du hast Hunger. Dann genieße einen Snack, der den Fettabbau nicht bremst. Einen Joghurt, einen Apfel, Gemüse, ein paar Nüsse ...

10 Halte dich niemals zu 100 Prozent an Regeln – 80 Prozent tun's auch.

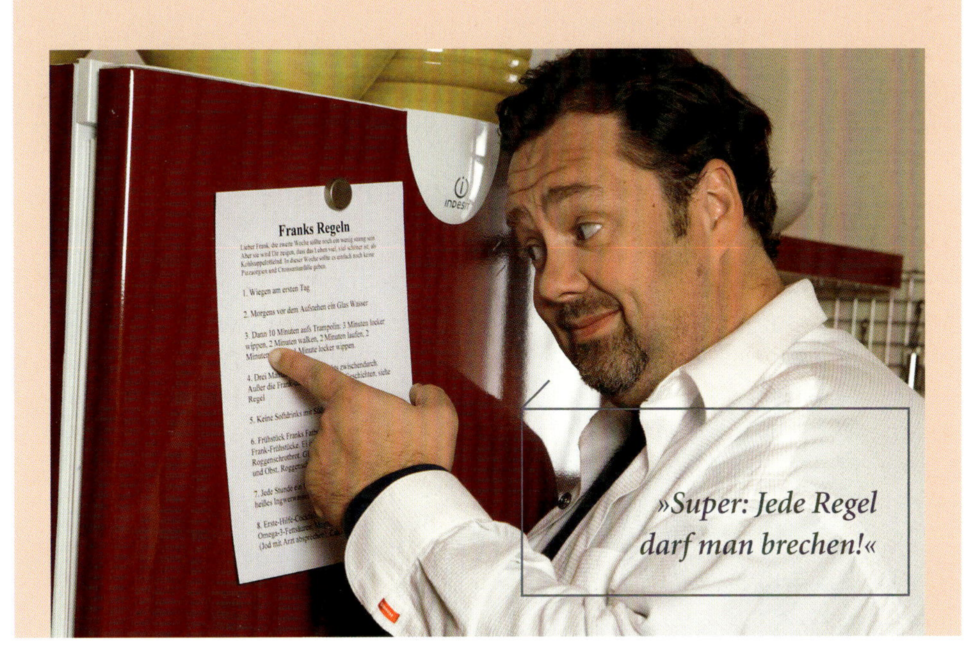
Franks Regeln
1. Wiegen am ersten Tag
2. Morgens vor dem Aufstehen ein Glas Wasser
»Super: Jede Regel darf man brechen!«

INFOZEPT

Rund um den Bauch und andere Problemzonen

Stimmt es, dass das Fett lebt?

Ja. Das Fettgewebe hängt nicht einfach nur unliebsam an uns dran, es arbeitet auch. Das Fettgewebe produziert Bausubstanz fürs Immunsystem und auch Hormone, zum Beispiel das Leptin, das uns sagt, dass wir satt sind. Oder auch das weibliche Geschlechtshormon Östrogen. Mit ein Grund, warum bei sehr dünnen Frauen ein Kinderwunsch oft unerfüllt bleibt. Weil Östrogen fehlt. Zu viel Fettgewebe produziert zu viel Östrogen, das kann die Entwicklung eines Tumors fördern. Leider ist der dicke Bauch auch ein Entzündungsherd – und eine Sondermülldeponie für Umweltgifte.

Warum macht ein Bauch immer dicker?

Das Fett um die Darmschlingen und in der Leber produziert Entzündungsstoffe und Hormone, die Heißhunger auslösen. Je dicker der Bauch, desto hungriger ist man.

Warum raubt ein Bauch dem Mann Testosteron?

Das Enzym Aromatase wandelt männliche Hormone in weibliches Östrogen um. Viel von dem Enzym sitzt im Bauchfett des Mannes und wird von Stresshormonen aktiviert. Es wartet nur darauf, dass das männliche Hormon Testosteron vorbei kommt. Und dem beißt es den Schwanz ab. Daraus entsteht dann ein weibliches Hormon. Und das sorgt dafür, dass zum Bauch auch noch ein Busen wächst. Zink ist übrigens ein Aromatase-Hemmer, Übergewichtige haben jedoch häufig einen Zinkmangel. Mit dem Arzt besprechen!

Warum reden noch alle über den Body-Mass-Index?

Das weiß ich auch nicht. Er bietet nur einen ungefähren Richtwert und wird mit folgender Formel berechnet:

$$\text{BMI} = \frac{\text{Körpergewicht (kg)}}{\text{Körpergröße (m)}^2}$$

19 bis 25: Idealgewicht
25 bis 30: leichtes Übergewicht
Über 31: starkes Übergewicht (Adipositas)

Der BMI sagt aber nichts aus über das, was sich da im Inneren des Körpers tut. Ein Bodybuilder hat ein hohes Gewicht, weil er viele Muskeln hat, die viel wiegen. Darum hat er auch einen hohen BMI. Er kann aber nur 10 Prozent Fett haben, sehr, sehr gesund sein und überhaupt nicht dick.

Und was verrät der Bauchumfang?

Fettgewebe, das sich am Bauch festsetzt (Apfeltyp), schadet der Gesundheit mehr als Pölsterchen an Po und Hüften (Birnentyp). Der Apfeltyp birgt ein erhöhtes Risiko für Diabetes Typ 2, Alzheimer, Herzinfarkt und Krebs – denn das Bauchfett mischt sich, Hormone und Botenstoffe produzierend, viel mehr in unseren Stoffwechsel ein als die restlichen Fettdepots im Körper. Der Bauchumfang, auf Nabelhöhe gemessen,

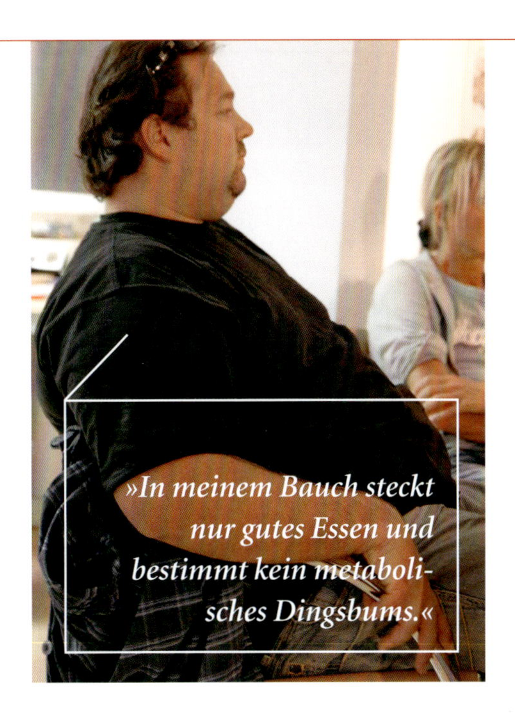
»In meinem Bauch steckt
nur gutes Essen und
bestimmt kein metaboli-
sches Dingsbums.«

sollte bei Männern nicht mehr als 94 cm, bei Frauen nicht mehr als 80 cm betragen.

Wie misst man den Körperfettanteil?

Per Bio-Impedanz-Analyse. Man schickt Leichtstrom durch den Körper und misst Muskelmasse und Fettanteil. Im Fett steckt weniger Wasser. Achtung: Hat man zu wenig Wasser im Körper (zum Beispiel nach dem Sport, nach einer durchzechten Nacht), misst sie mehr Fett und nach dem Duschen mehr Muskeln. Frauen haben von Natur aus einen um etwa zehn Prozent höheren Körperfettanteil (19 bis 30 Prozent) als Männer (11 bis 25). Er steigt mit zunehmendem Alter an.

Sind Muskeln schwerer als Fett?

Ja. Darum zeigt die normale Waage nicht den wahren Abnehmerfolg! Aber die Hose! Denn Fett hat ein um etwa elf Prozent größeres Volumen.

Was versteht man unter dem metabolischen Syndrom?

Das tödliche Quartett oder Syndrom X birgt vier Risikofaktoren, die zu Diabetes, Herzinfarkt und Schlaganfall führen: Übergewicht (mit großem Bauch), erhöhter Blutzucker, Bluthochdruck und Störungen im Fettstoffwechsel. Weltweit leidet jeder Fünfte daran – und jeder Zweite über sechzig. Kann man wieder loswerden: Sport treiben, gesund essen, abnehmen.

Nagt mehr Muskelmasse auch am Bauch?

Krafttraining lässt Muskeln wachsen. Und je mehr Muskelmasse da ist, umso höher ist der Grundumsatz, der Verbrauch an Kalorien in Ruhe. Ein Pfund Muskeln verbrennt etwa 100 Kalorien mehr pro Tag. Macht 5 Kilo weniger Fett im Jahr. Natürlich schmilzt auch das Bauchfett.

Lässt Stress den Bauch wachsen?

Ja. Leidet der Körper unter Dauerstress, schütten die Nebennieren permanent das Stresshormon Cortisol aus. Dagegen kann man was tun. Sich bewegen. Tut man das nicht, kriegt man sein Fett ab. Ein ständiger Cortisolüberschuss fördert die Fettspeicherung und Übergewicht.

Gibt es tatsächlich ein schlank machendes braunes Fettgewebe im Körper?

Ja. Braunes Fett produziert Wärme, wenn wir etwas gegessen haben (Thermogenese). Schlanke Menschen haben mehr aktives braunes Fettgewebe, das, wenn man zu viel isst, einfach mehr Kalorien verbrennt, mehr Fettsäuren in Wärme umsetzt. Manchmal ist die Natur eben doch ungerecht.

Wie kriegt man sein Fett weg?

Als Frank mit seinem Quad weg ist, muss ich erst mal Taschenrechner, Papier und Bleistift bemühen – und rechnen ...

Frank wiegt jetzt 150 Kilogramm – und hat einen Fettwert von 43 Prozent. Macht 64,5 Kilo Fett. Wenn wir tatsächlich 30 Kilo Fett wegkriegen – und keine Muskeln draufgehen –, hat er nur noch 34,5 Kilo Fett im Körper. Wie sieht dann – bei 120 Kilo Gesamtgewicht – sein Fettanteil aus? Ein Dreisatz muss her (kann ich auch nur auf Papier rechnen):
120 Kilo = 100 Prozent
34,5 Kilo = x Prozent
x = 34,5 · 100 / 120 = 28,8 Prozent Fett.
Das wäre schon recht gut (Seite 27)!
Also, das Ziel ist: minus 30 Kilo und ein Fettwert von 29 Prozent.

Ein Marathon: Viel Übergewicht braucht eigene Wege

Wenn jemand 20, 30 oder gar 40 Kilo loswerden will, dann ist das etwas ganz anderes als lumpige fünf oder zehn. Die sind relativ einfach. Mit ein bisschen Willen, ein bisschen Wissen, ein bisschen Bewegung – und fünf, zehn Kilo schmelzen dahin.
Aber 30? Das ist ein Marathon. Und den muss man durchhalten.
Am Kilometerstein 15 meint man, nicht mehr zu können. Und bei 20 verlässt einen jegliche Lust. Und ab 25 muss der Willen eisern sein. Man muss also die Diät lieben, oder man braucht ein Magenband, wie Jacky Duvall, die dickste Frau Deutschlands, die noch ein Mann ist.
Die transsexuelle Kölnerin hat mithilfe der Darmschlinge, die ihr Arzt um den Magen gelegt hat, um ihn zu verkleinern, in 13 Monaten 130 Kilo verloren. Sie wiegt immer noch 260 Kilo und muss sich mit dem Taxi in die Eisdiele fahren lassen. Sie kann einfach nicht gehen. Ihre Beine tragen sie nicht. Allerdings kann man auch ein Magenband austricksen. Ganz einfach mit kleinen Portionen. Vom Falschen. Und dann hilft die ganze relativ gefährliche Operation nichts.

Viel Abnehmen ist wie ein Marathon. Wer mehr als 20 Kilo abnehmen will, braucht eine Strategie.

Frank braucht kein Magenband. Er braucht nur einen festen Willen. Und er braucht jede Menge Tricks. Und er braucht jemanden, der ihn am Aufgeben hindert – und vor allem bei guter Laune hält.

Ein Kilo Fett hat 7000 kcal

Also, wie wird er die 30 Kilo Fett los? Ein Kilo Fett enthält 7000 kcal. Zehn Kilo Fett wären 70 000 kcal – so viel gehört in den gesunden Körper. Frank hat einen Körperfettanteil von 64 Kilo – das sind sage und schreibe: 448 000 kcal. Würde er eine Null-Diät machen (täglich 3500 kcal einsparen, die er ja verbraucht), wären sie theoretisch nach 128 Tagen weg. Die Muskeln aber auch. Und er würde nach kurzer Zeit keine 3900 kcal mehr verbrauchen, sondern ein paar hundert, weil Hungern den Stoffwechsel drosselt – und das Abnehmen ginge ganz, ganz zäh oder gar nicht mehr.

Vorsicht: Giftbremse

Der Körper wäre außerdem mit der Freisetzung all der Gifte, die das Fettgewebe speichert, völlig überfordert. Das viele Gift darf man nur langsam freisetzen, weil die Niere, die Leber mit dem Entgiften nicht nachkommen. Das führt dann häufig zu dem von allen Abnehmern gefürchteten Plateau. Nichts geht mehr. Das ist alles andere als gesund. Und schon gar nichts für Frank. Frank möchte pappsatt sein. Auf nichts verzichten … Also, wie kriegen wir das hin? Nur mit einer ausgeklügelten Strategie. Ich beschließe, mir morgen einen großen Keksvorrat zuzulegen. Denn ich ahne schon: meine Nerven … und greife zum Telefonhörer, um etwas ganz Unmögliches zu tun: Frank davon zu überzeugen, dass ihm eine Mentaltechnik hilft.

Frank braucht eine Vision

»Was könnte dich denn so richtig motivieren?« flöte ich ins Telefon.
»Eine große Pizza?«
»Pass auf, es gibt da einen Trick aus der Motivationsforschung. Der hilft wirklich. Man muss sein Ziel visualisieren.«
»Und was bringt das?«
»Es trägt dich auf Flügeln zum Erfolg.«
»Also, ich sehe jetzt vor mir eine digitalisierte 120. Grau und so groß wie ein LKW.«
»Die Vision sollte schon ein bisschen plastischer, farbiger sein.«
»Eine grüne 120.«
»Sieh dich doch mal im nächsten Oktober. In einer deiner alten Jeans, du joggst im Wald, leicht wie eine Gazelle …«
»Ich jogge bestimmt nicht.«
»Ist doch nur ein Beispiel. Du musst dir das Bild selbst malen, so wie du dich wünschst. Je konkreter, je farbiger, desto besser.«
»Du meinst: Ich sehe mich, wie Kirsa endlich wieder die Arme um meinen Bauch schlingen kann?«
»Ja, zum Beispiel.«
»Ich denk mal drüber nach …«

Später kommt eine E-Mail:
»Also, Visionen hab ich noch keine … Aber ich habe da ein Foto von vor zehn Jahren. Da wog ich 120 kg. Das hänge ich mir an den Kühlschrank. Das ist wenigstens real. Noch besser: Das kommt auch noch als Bildschirmschoner auf meinen Computer und lächelt mich jeden Tag an …«

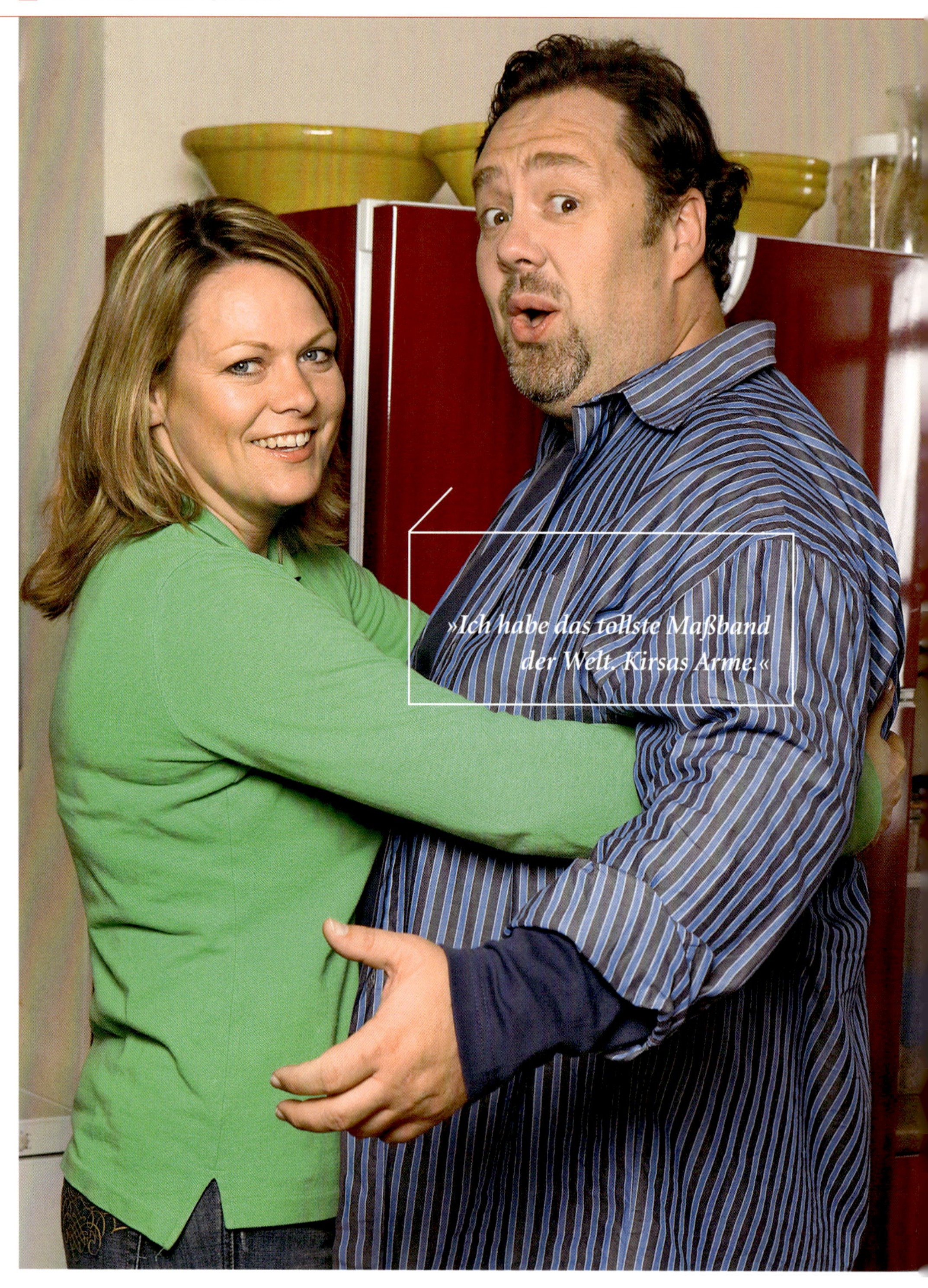

»Ich habe das tollste Maßband der Welt. Kirsas Arme.«

11 Schritte zum Erfolg: Marathon-Strategie I

01 **Der Arzt hilft mit:** Er macht einen Fitness-Check, findet den richtigen Trainingspuls und per Blutwerten eine gute Nahrungsergänzung.

02 **Ein realistisches Ziel:** 30 Kilo in einem Jahr. Macht ein Kilo die Woche – und zwölf Kilo, die zwischendrin mal wieder rauf dürfen. Zum Beispiel für Grünkohl und Pinkel. Und zehn Kilo für Pufferzeiten, in denen man nicht abnehmen will oder kann.

03 **Kluges Kalorienmanagement:** Nicht langfristig unter den Grundumsatz gehen (Seite 16). Langsam reduzieren. Weil mit weniger Gewicht auch der Grundumsatz sinkt. Nur: Kalorien werden bei dieser Diät nicht gezählt, sondern gefühlt.

04 **Fatburner einsetzen:** Wir erhöhen die Thermogenese. Nutzen all die Tricks, die im Essen und Trinken selbst stecken – und Kalorien verpuffen als Wärme über die Haut.

05 **Klug kontrollieren:** Die Waage ist ein Folterinstrument – aber leider notwendig. Sie sagt einem, ob man auf dem richtigen Weg ist. Einmal die Woche benutzen. Außer: Man probiert was Neues aus. Natürlich zählt nur die Fettwaage richtig.

06 **Gewohnheiten mitnehmen:** Verbote sind verboten. Keiner muss/darf auf Lieblingsessen verzichten.

07 **Stress managen:** Dickmachenden Stress kann man nicht abschaffen, aber zum Fettverbrenner umpolen.

08 **Kalorien verbrennen.** In den Muskeln findet genau das statt, was die 30 kg wegschmilzt: die Fettverbrennung. Also züchten wir mehr und leistungsfähigere Muskeln. Erst mit Ausdauerbewegung, das reicht bei starkem Übergewicht, später mit Krafttraining – und mit ein paar Stoffen aus der Natur.

09 **Entgiften:** Fett ist leider eine Sondermülldeponie. Und der giftige Müll landet beim Abnehmen im Organismus. Das Gift muss raus – sonst funktioniert keine Diät.

10 **Den Kopf mitnehmen.** Der hält nämlich die Pfunde fest. Auch unbewusst. Niemals von der Waage frusten lassen. Und eine Vision, ein Wunschbild von sich selbst, trägt einen über die Zielgerade.

11 **Streng anfangen.** Locker die ersten leichten Kilos verlieren. Wichtige Tricks aufheben bis zur Nichtsgeht-mehr-Phase, dem »Plateau«.

Was sagt der Doktor?

Am 28. September kübelt es aus dem Himmel. In der Praxis von Dr. Wiesholler, seinem Hausarzt, steht Frank in einer sehr großen Pfütze, ich in einer entsprechend kleineren. Auf dem Programm steht: Belastungs-EKG, Laktattest und Blutwerte besprechen.

»Metabolic Balance« heißt ja gerade das Diät-Zauberwort. Dahinter steckt: Stoffwechsel harmonisieren. Das sollte jede Diät. Das tut natürlich auch die GLYX-Diät. Mithilfe des Arztes. Der misst wichtige Hormone, wie zum Beispiel Insulin,Testosteron, Schilddrüsenhormone. Der misst Entzündungsparameter, die Blutzuckerwerte, Harnsäure und Fettwerte – wie es jeder gute Arzt in einem Blutbild macht. Und dann schaut man, dass man einen entgleisten Stoffwechsel mit Bewegung, Entspannung und gesundem Essen wieder in seine Bahnen lenkt.

Dass Frank abnehmen will, begrüßt Dr. Wiesholler: »Abnehmen heißt für Herrn Mansfeld: mehr Lebensqualität. Alles wird leichter. Das ganze Leben. Ganz abgesehen davon, dass es länger dauert.«

Frank: »Das längere Leben interessiert mich ehrlich nicht. Und was heißt hier ›Lebensqualität‹? Dieser kleine Jod-S11-Körnchen-Guru weiß ja überhaupt nicht, was es bedeutet, in dem Laden da unten keinen Donut zu essen.«

Ich kann gar nicht zuschauen, wie Frank sich auf dem Fahrrad abmüht. Nach wenigen Minuten ist er fertig. Fix und fertig.

Dr. Wiesholler startet mit der guten Nachricht: »Mit Ihrem Herz können Sie 120 Jahre alt werden – da spricht rein gar nichts gegen Sport. Allerdings haben Sie überhaupt keine Kondition. Die muss man langsam aufbauen. Fangen Sie doch mit Nordic Walking an.«

»Mit den Stöcken? Nur in geschlossenen Räumen ohne Fenster.«

Erst einmal mit dem Arzt herausfinden, was einen am Abnehmen hindern könnte.

Im Blut steht: Keine Energie

Dr. Wiesholler erklärt, was Franks Blut erzählt. Bei jedem Blutwert, der im Normbereich liegt, sagt Frank: »Seht ihr, es heißt immer, Dicke wären nicht gesund. Wer ist denn hier nicht gesund?«

Bei jedem Blutwert, der nicht so gut aussieht, sagt Frank: »Ihr müsst mir erst mal den Dünnen zeigen, bei dem das anders ist. Als ob alle Dünnen keine Probleme mit

Ich möchte mal die Werte von Dünnen sehen!
Von Andreas oder Heiner oder Jacques zum Beispiel. Zugegeben, das mit der Kondition stinkt mir. Und das mit dem Testosteron erst recht. Und dass die mir so ins Innere reingeguckt haben mit all den Blutwerten und Co … Da wacht schon so ein Gefühl auf:
Denen zeig ich's. Das wird sich ändern.
Also langsam könnten wir ja wirklich mal anfangen mit dem GLYX-Ding …

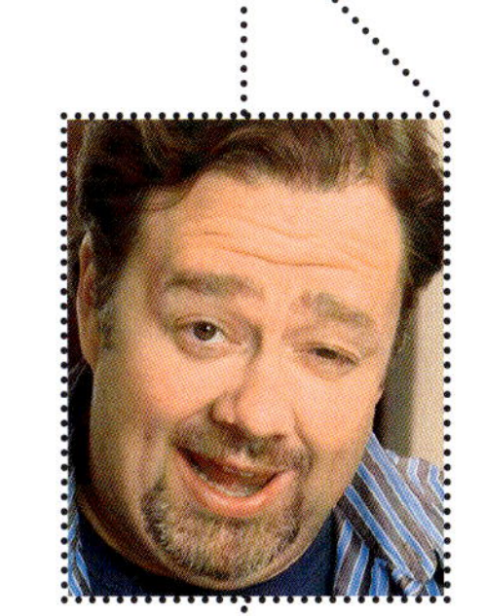

Testosteron, Triglyzerstoff, Harndingsbums und so hätten!«
Jod-S11-Körnchen-Guru: »Du hast den Testosteron-Wert eines Pastors.«
Himmel. Frank und ein niedriger Testosteronspiegel? Wie ist der erst drauf, wenn wir den anheben? Anheben kann man den nämlich relativ einfach. Testosteron, das Hormon der Jugend, der Libido, der Dynamik, der Muskeln, der Männlichkeit, bastelt der Körper aus Eiweiß und aus Zink. Und: Der Spiegel steigt an, wenn man den Muskel bewegt. Andersherum: Hat man einen hormonvernichtenden Bauch, mangelt es an Bewegung, an Eiweiß, an Zink, dann hat man zu wenig Testosteron – und 150 Kilo auf den Rippen. Und: Auch Stress senkt den Spiegel.
»Gibt's da keine Pille?«
Dr. Wiesholler: »Es gibt ein Gel. Allerdings verschreibe ich das nur älteren Männern.«
Jod-S11-Körnchen-Guru: »Du kriegst ganz einfach mehr Testosteron, mit jedem Kilo, das du weniger wiegst.«
Dr. Wiesholler: »Wo sie recht hat, hat sie recht.«

Blut und Lifestyle

Kürzlich machten US-Forscher eine Studie mit 31 stark übergewichtigen Männern – sie hatten Blutwerte, dass der Arzt den innerlichen Du-kommst-bald-in-die-Grube-Finger hob. Das verblüffende Ergebnis: Binnen nur drei Wochen verbesserten sich wichtige Gesundheitswerte drastisch. Drei Wochen für einen gesunden Körper, ein längeres Leben! Der Blutdruck sank, hohe Blutfette und Blutzucker normalisierten sich, Cholesterin schwand. Auch der oxidative Stress an den Zellen, der mangels Vitalstoffen entsteht und alt und krank macht, ließ nach. Wodurch?

Nicht etwa, weil die Herren Pillen schluckten, sondern weil die Forscher ihnen eine gesündere Ernährung verschrieben und sie täglich 45 bis 60 Minuten Sport treiben durften. Natürlich hatten die Kandidaten in dieser Zeit noch nicht viel an Gewicht verloren – und trotzdem Unmengen an Gesundheit gewonnen.

Keine Fettverbrennung

Frank macht noch einen Test und setzt dafür eine Maske auf: Die entlarvt, ob seine Muskeln auch Fett verbrennen – oder nur Zucker. Das nennt man Spiroergometrie. Sie misst die Leistungsfähigkeit der Lunge. Wie viel Sauerstoff kann man unter Belastung pro Atemstoß aufnehmen, wie viel Kohlendioxid atmet man aus? Und daraus kann man ableiten, ob der Muskel während dieser speziellen Belastung auf dem Laufband oder auf dem Fahrrad Fett verbrennt oder Kohlenhydrate.

Fette verbrennen leider nur im Fegefeuer des Sauerstoffs. Doch der geht einem oft schon auf Treppenstufe vier aus. Das heißt: Die Muskeln verbrennen schon bei den einfachsten Tätigkeiten im Alltag lieber Zucker als Fett.

Zu viel Stress

Übergewicht ist in 99 Prozent der Fälle kombiniert mit Stress. Auch Franks Cortisolspiegel liegt ein wenig arg hoch. Das Stresshormon macht dick. Das Hormon baut Eiweiß ab, im Muskel, im Immunsystem, im Gehirn. Und es mixt mit im Zuckerstoffwechsel. In Stresssituationen stellt das Cortisol dem Körper schnell verfügbaren Blutzucker als Energiequelle bereit, um einen klaren Kopf zu bewahren und im Notfall davonlaufen zu können. Dann steigen die Werte auf über 200 ng/ml. Kurzzeitig ist das auch völlig in Ordnung. Steht der Körper jedoch unter Dauerstress, bleiben die Werte ständig hoch. Dann knabbert das Cortisol als kataboles (= abbauendes) Hormon wertvolle, fettverbrennende Muskelmasse an, hemmt die Killerzellen des Immunsystems und vernichtet fettverbrennendes und muskelaufbauendes Testosteron.

Ja, auch bei Frauen! Auch Frauen brauchen ihr Testosteron, um dynamisch zu sein. Nur nicht so viel wie der Mann.

Außerdem aktiviert das Stresshormon das Enzym Aromatase, das ja im Bauchfett des Mannes sitzt. Die Aromatase wandelt vorbeikommendes männliches Testosteron in weibliches Östrogen um.

Tägliche Bewegung, Entspannung und alle Vitalstoffe auf dem Teller erhöhen die Stresstoleranz – und senken den Cortisolspiegel.

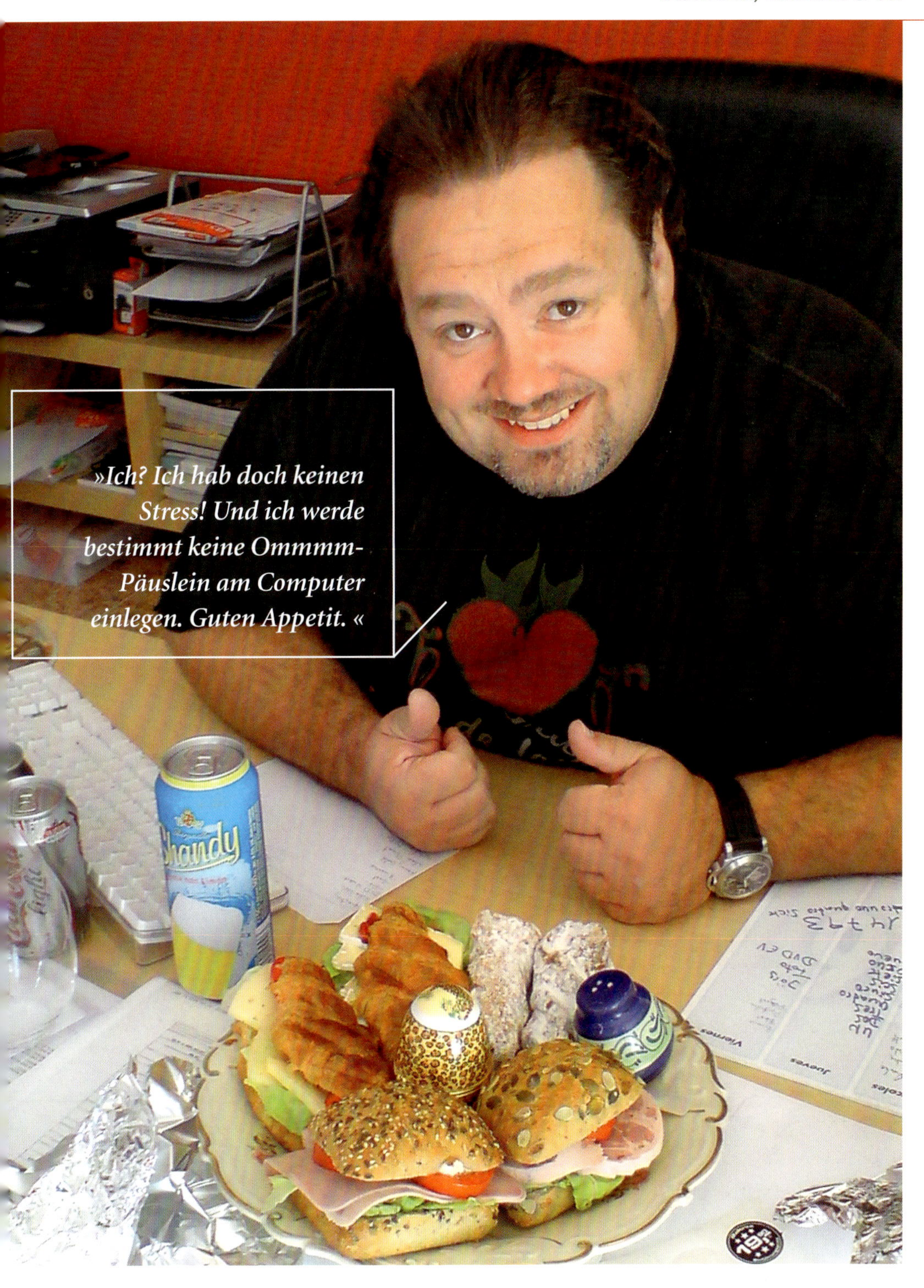
»Ich? Ich hab doch keinen Stress! Und ich werde bestimmt keine Ommmm-Päuslein am Computer einlegen. Guten Appetit. «
Shandy

INFOZEPT

Hallo, Doc: Was macht mir das Abnehmen schwer?

Was ist Insulinresistenz?

Die Vorstufe zu Diabetes. Steigt der Blutzucker nach dem Essen an, schickt die Bauchspeicheldrüse Insulin ins Blut. Das Hormon dockt an den Körperzellen an, sperrt sie auf, damit sie Zucker aus dem Blut aufnehmen und in Energie verwandeln. Der Blutzucker sinkt. Isst man viel Zucker und Stärke, produziert die Bauchspeicheldrüse ständig viel Insulin. Die Körperzellen gewöhnen sich dran, stumpfen ab. Hören nicht mehr auf das Insulin. Der Zucker bleibt draußen. Die Bauchspeicheldrüse produziert immer mehr und mehr, damit der gefährliche Zucker aus dem Blut kommt, der sonst Nerven und Gefäße angreift. Irgendwann ist die Hormondrüse erschöpft, produziert kein Insulin mehr. Man hat Diabetes.

Gibt es noch andere Begriffe für Insulinresistenz?

Ja. Insulinresistenz ist ein nicht ganz richtiger, deswegen umstrittener Begriff für Glukose-Intoleranz (Zellen nehmen keinen Zucker mehr auf) und Hyperinsulinämie (zu viel Insulin im Blut). Aber er hat sich eingebürgert. Und klingt einfacher. Darum steht er auch hier im Buch.

Leiden viele darunter?

Schätzungsweise jeder Vierte. Ein BMI über 25 ist ein deutliches Zeichen dafür. Vor allem ein dicker Bauch. Genauso wie eine Fettleber. Ab 35 Jahren sollte man jährlich sein Diabetesrisiko mit dem Arzt aufspüren. Zum Beispiel mit dem Nüchterninsulin und Nüchternblutzucker und/oder einem Glukosetoleranztest (dazu gleich mehr). Und wer Übergewicht hat, sollte schon früher mal einen Blick auf seinen Blutzucker werfen. Bereits Kinder sind betroffen.

Warum macht zu viel Insulin dick?

Weil es über das Gehirn Heißhunger auslöst. Außerdem sperrt es das Fett auf den Hüften ein. Insulin stoppt die Lipolyse, den Fettabbau. Solange Insulin also im Blut schwimmt, können wir nicht abnehmen. Ein biochemisches Gesetz. Das ist vom Marmeladebrot bis zum süßen Betthupferl mitunter den ganzen Tag der Fall.

Wie funktioniert der Glukosetoleranz-Test?

Man trinkt nüchtern eine Zuckerlösung. Der Arzt misst mehrmals den Blutzuckerspiegel. Hat man nach einer Stunde einen Blutzuckerwert von über 200 mg/dl erreicht, und liegt er nach zwei Stunden noch über 140 mg/dl, liegt eine Insulinresistenz vor. Und hat man zwei Stunden nach der Zuckermahlzeit noch einen Blutzuckerwert von über 200 mg/dl, leidet man bereits an Typ-2-Diabetes. Dieser Test wird in der Praxis nicht so gerne gemacht, weil er lange dauert. Also: Mit dem Arzt darüber sprechen.

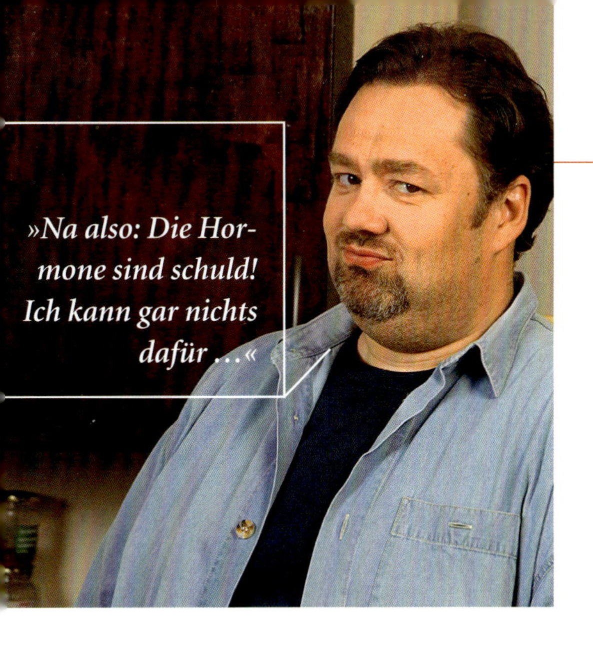
»Na also: Die Hormone sind schuld! Ich kann gar nichts dafür ...«

Warum bleibt bei Frauen mit Insulinresistenz der Babywunsch oft unerfüllt?

Sie ist eine Ursache für das PCO-Syndrom (hoher Androgenspiegel, Zysten in den Eierstöcken), das unfruchtbar macht.

Was zeigt ein zu hoher Phosphatspiegel?

Ein Indikator für Fastfood-Lust und Cola-Konsum. Zu viel Phosphat lässt die Nebenschilddrüse Hormone bilden, die Kalzium aus dem Knochen lösen und ihn abbauen.

Was bedeuten hohe Triglyceridwerte?

Das sind Fette, die im Blut schwimmen. Sie steigen meist an, wenn man zu viel Zucker/Weißmehl isst. Und sie erhöhen das Risiko für Herzinfarkt und Schlaganfall. Sie machen auch sonst ein wenig träge – und sind ein deutlicher Indikator dafür, dass der Körper Zucker in Fett verwandelt.

Warum müssen bei Übergewicht die Schilddrüsenhormone gemessen werden?

Häufig taucht als Ursache für Übergewicht ein Mangel an Schilddrüsenhormonen auf. Die sorgen für Aktivität, Dynamik und einen geregelten Fettabbau. Man braucht Jod, Selen, Eiweiß und Bewegung. Oft hängt auch ein hoher Cholesterinspiegel mit der Schilddrüse zusammen. Man sollte sie, wenn man Übergewicht hat, unbedingt von einem guten Arzt untersuchen lassen, am besten von einem Endokrinologen.

Neuerdings weiß man: Auch schwelende Entzündungen im Körper machen dick. Wie kann man sie messen?

Ein hoher hsCRP-Wert zeigt, dass kleine Entzündungsherde im Körper schwelen, Das kann überall sein. In den Zähnen, in den Gefäßen, im Gewebe ... Dafür sorgt zu viel Bauchfett – und zu wenig Gemüse. Das ist oft kombiniert mit mangelnder antioxidativer Kapazität: Im Körper wüten ungehindert freie Radikale – die krank und dick machen. Das verhindern Vitamine und Biostoffe aus Gemüse sowie das Spurenelement Selen aus Nüssen, Eiern und Fisch.

Auch Vitalstoffmangel führt dazu, dass das Fett auf den Hüften bleibt?

Ja. Ein Mangel an Vitalstoffen drosselt den Energieverbrauch. Oft fehlen zum Beispiel Jod, Selen, Chrom, Zink, Eisen, Magnesium und Eiweiß. Über Nahrungsergänzung sollte man sich mit dem Arzt unterhalten.

Wie misst man, ob der Stress dick macht?

Normal ist ein morgendlicher Cortisolwert von 100 ng/ml – das kann man im Speichel messen. Alles darüber zeigt: Man sollte Sport treiben und eine Entspannungstechnik lernen.

Im Anhang gibt's ab Seite 176 eine Übersicht über alle wichtigen Werte für einen Fitness-Check.

Warum sauer hungrig macht

Zur Abwechslung guck ich mal bei Frank vorbei. Mit einem Fatburner-Trampolin, einer Flasche Gutes-Vorbild-Wasser und Teststäbchen in der Tasche.
»Was ist das für ein Spielzeug?«
»Ein Minitrampolin.«
»Was soll ich damit?«
»Erst mal drei Minuten drauf wippen.«
»Wieso?«
»Das entgiftet. Dein Bauch speichert eine ganze Menge Gifte. Er darf nur ganz langsam schrumpfen, denn Niere und Leber müssen mit dem Entgiften nachkommen. Und die müssen wir unterstützen.«
»Esoterischer Quatsch.«
»Nein, irdische Realität. Was meinst du, was Friedhöfe sind? Sondermülldeponien. Mit strengsten Sonderauflagen, damit das Gift, das wir hinterlassen, nicht ins Grundwasser dringt.«
»Aha. Und alle, die abnehmen, sterben – oder was? Weil das ganze Gift aus dem Bauch raus quillt.«
»Pass auf: Man kann messen, ob deine Niere viele Schadstoffe aus dem Körper ausschwemmt.« So, wie sich Frank ernährt – zu süß, zu fett, zu wenig Gemüse –, hat er sicherlich einen übersäuerten Körper. Mit dem soll er sich mal auseinandersetzen.
»Ich hab hier ein Päckchen Teststäbchen.«
»Und was soll ich damit tun? Essen oder mich damit einreiben?«
»Da pinkelst du drauf. Und zwar siebenmal. Starte abends nach dem Abendessen. Dann morgens nach dem Aufstehen, eine Stunde vor dem Frühstück. Und immer eine Stunde vor und nach dem Essen.«
»Ich muss nur einmal pro Tag.«
»Das kann doch nicht sein? Normal ist vier- bis sechsmal pro Tag, ein bis zwei große Gläser.«
»Unsinn. Aber wenn du mir nicht glaubst, dann schütt ich eben eine Orangenlimo

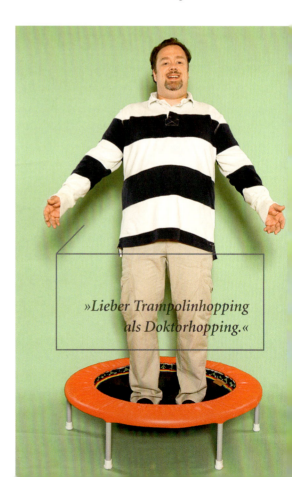

»Lieber Trampolinhopping als Doktorhopping.«

drüber, die ist auch gelb. Das merkst du schon nicht.«
»Sehr witzig. Wie sieht dein nur-einmal-pro-Tag-die-Niere-verlassender Harn denn aus, wie Eidotter?«
»Ganz normal.«
»Normal ist: hell- bis goldgelb und klar.«
»Da kann ich ja jetzt mal drauf achten, wenn ich deine Stäbchen benetze.«
»Also, du musst eigentlich so viel trinken, dass er hellgelb bis fast glasklar ist. Das zeigt: Die Niere kriegt genug, sie verdünnt den Harnstoff.«
»Limo?«
»Wasser.«

Der Säure-Basen-Haushalt

Naturheilmediziner schauen sich auch das ausgewogene Verhältnis von Säuren und Basen in unserem Körper an. Viele Menschen haben ein Problem mit zu viel Säure. Die Säuren überwiegen im Körper, weil man raucht oder viel Fleisch, Zucker oder Weißmehl isst oder weil bestimmte Mineralien fehlen, weil man Stress hat oder zu viel Alkohol trinkt. Die Nieren kommen mit dem Ausscheiden nicht mehr nach. Die Folge: Der Stoffwechselmüll wird im Bindegewebe abgelagert, bis die Niere wieder Kapazitäten frei hat. Das zeigt sich zum Beispiel in der Cellulite. Die kleinen sichtbaren Hautdellen sind Zeichen eines übersäuerten Gewebes – und nicht nur ein Schönheitsproblem. Das Bindegewebe ist Durchgangsstation für Hormone, ein wichtiger Akteur im Stoffwechsel. Blockaden im Bindegewebe schwächen das Immunsystem, machen chronisch krank – und dick. Abnehmen ist nur schwer möglich, wenn man nicht auch etwas für den sauren Körper tut.

Erst mal messen

Ein Heilpraktiker oder Naturheilarzt würde sich um den Säure-Basen-Haushalt von Frank kümmern. Würde … Eine Frau würde da ja auch hingehen …

Ein übersäuerter Körper macht hungrig und dick. Mehr Gemüse, mehr Wasser trinken, mehr Bewegung, weniger Stress helfen schon.

»Du hast ja einen Vogel! Ich bin gesund. Ich mach doch jetzt kein Doktorhopping, nur weil ich ein paar Kilos abnehmen will.«
Nun, dass Frank übersäuert ist, ist klar. Junkfood, Stress, Bewegungsmangel … Und ein wenig Entsäuern schadet nicht. Im Gegenteil. Dann schwindet nämlich auch der Hunger.
Wie der Körper mit Säuren umgeht, misst man mit einem Teststäbchen im Urin. Zehn Sekunden eintauchen, auf ein Stück Toilettenpapier legen und mit einer Farb-

skala vergleichen. Abends nach dem Essen. Morgens nüchtern. Dann eine Stunde nach dem Frühstück. Und jeweils eine Stunde vor und nach dem Mittag- und Abendessen. Den pH-Wert trägt man nach Packungsanleitung auf einer Kurve ein. Es sollte ein Auf und Ab zu sehen sein. Keine gerade Linie. Wichtig ist: Der Urin muss morgens unter 6,8 pH liegen und eine Stunde nach dem Essen sollte er basisch werden, also über 7 liegen. Das zeigt: Das, was wir essen, wird neutralisiert. Wenn nicht, sollte man das Entgiftungssystem einschließlich Niere mal mit einer Säure-Basen-Diät entlasten. Eigentlich misst man sechsmal pro Tag, über eine Woche hinweg. An den Tagen muss man zu geregelten Zeiten essen, darf keinen Stress haben, am Tisch nicht streiten … Das macht Frank nie mit! Ein Tag wäre schon schön …

Der Hunger und der saure Körper

Solange man einen basischen pH-Wert im Urin misst, hat man keinen Hunger. Bei chronisch übersäuerten Menschen bleibt die Basenflut aus. Sie haben ständig Hunger.
Mal sehen, wie Franks Kurve aussieht – sie ist mit Sicherheit eine Linie. Und ich könnte jetzt schon wetten, dass er das nicht an einem Tag misst, sondern über Wochen hinweg …

Das ist ja wie ein Schwangerschaftstest. *Und man muss ihn auch noch siebenmal machen. Unmöglich an einem Tag! Gut, dass man nur zehn Sekunden warten muss, um festzustellen, dass sich das Teil schon wieder rot einfärbt. Also, das ergibt gar keine Kurve, sondern eine Linie! Ob ich mich gleich zum Sterben hinlegen soll? Typischer Marion-Kommentar: Kein Problem. Einfach auf dem Trampolin wippen, viel Wasser trinken. Und Gemüse essen. Ich hasse Gemüse. Morgen geht's los. Na endlich.*

INFOZEPT

Wer abnimmt, muss auch entgiften

Was sind Säuren?

Chemische Verbindungen, die ätzend wirken. Im Körper haben wir zum Beispiel die Magensäure, die die Nahrung zerkleinert, die Milchsäure aus dem Muskel, die müde und krank macht, die Harnsäure, die in jeder Zelle entsteht und als Stein auskristallisiert werden kann, die Kohlensäure, die vermehrt entsteht, wenn wir unsere Muskeln anstrengen, Zucker und Fett verbrennen ... Aus Säuren entstehen Schlacken. Die lagern sich im Bindegewebe ab, stören den Hormonhaushalt – das macht krank und dick.

Und mit was neutralisiert der Körper die Säuren?

Mit wertvollem Sauerstoff und mit lebenswichtigen Mineralien: Magnesium, Kalium, Kalzium ... auch als »Schüßler-Salze« bekannt (Buchtipp Seite 202).

Was macht den Körper sauer?

Stress. Viele Fertigprodukte. Zu wenig Bewegung. Nikotin. Süßstoffe, Alkohol ... Das alles bringt den Säure-Basen-Haushalt aus dem Gleichgewicht.

Und welche Lebensmittel säuern uns?

Das sind vor allem Zucker, Fleisch, Wurst, Fisch, Weißmehlprodukte, Softdrinks, Mineralwasser mit Kohlensäure, Kaffee, schwarzer Tee (kurz gezogen), Alkohol, H-Milch und Käse.

Wie zeigt sich eine Übersäuerung?

Erst mit Befindlichkeitsstörungen, dann mit Krankheiten. Zum Beispiel mit Antriebslosigkeit, Allergien, Rheuma, Gicht, Arthrose, Arthritis, Magen- und Darmstörungen, Muskelbeschwerden, Schlafstörungen, Impotenz, Depressionen. Die Folgen machen sich auch bemerkbar durch fahlen Teint, schuppige Haut, vorzeitige Faltenbildung, Haarausfall, brüchige Fingernägel, Cellulite ...

Was kann man dagegen tun?

Sich nicht stressen lassen, mehr Sport treiben – ideal ist das Trampolin, weil es den Lymphfluss anregt, mehr Basenbildner essen. Und das ist keine Zauberei. Mann muss nur auf bestimmte Mineralstoffe achten. Basisch wirken: Kalium, Kalzium, Magnesium, Eisen, Zink, Mangan. Und die kann man auch vom Teller essen.

Welche Lebensmittel sind basisch?

Die meisten Gemüse- und Obstsorten (sogar Zitrusfrüchte!), Kürbis-, Sonnenblumenkerne, Buttermilch, Frischmilch, Molke, Sojadrink, Tofu, Buchweizen, naturbelassene Öle, stilles Wasser, schwarzer Tee (der mindestens 4 Minuten zieht), Kräutertee, aber auch Kartoffeln mit basisch wirkenden Mineralstoffen. Als neutral gelten zum Beispiel Honig, Rohrohrzucker, Birnendicksaft, Joghurt, Quark, Ei, Süßrahmbutter und Vollkornbrot.

Wie neutralisiert man sauer machendes Eiweiß?

Wer viel Eiweiß isst, sollte dazu eine Portion Gemüse essen und auch immer viel stilles Wasser trinken. Alternativ helfen auch 2 EL Kartoffelpresssaft vor den Mahlzeiten oder 1 EL Basenpulver (beides aus dem Reformhaus). Oder ab und zu einen Kohlsuppen-Tag einlegen.

Kann man sich vor Schadstoffen schützen?

Ein ausgeglichener Mineralstoffhaushalt, wissen die Forscher heute, verhindert eine übermäßige Einlagerung von Schadstoffen. Niedrige Kalzium-, Zink- und Selenwerte begünstigen die Aufnahme der Giftstoffe in die Zellen. Deshalb leiden manche Menschen auch stärker unter Schwermetallbelastungen (etwa Amalgam) als andere.

Warum geht es einem manchmal gar nicht gut, wenn man abnimmt?

Schwermetalle oder Umweltgifte, wie Pestizide oder Weichmacher (Phthalate) aus Kunststoffen, reichern sich in unseren Organen an. Je fettlöslicher ein Gift, desto höher die Konzentrationen in der Leber, in der Gallenflüssigkeit, im Fettgewebe. Darum geht es einem mitunter gar nicht gut, wenn man abnimmt, weil all diese Gifte durch den Fettabbau plötzlich freigesetzt werden – und die Leber viel Arbeit hat und dann oft auch schwer überfordert ist.

Hilft Eiweiß wirklich beim Entgiften?

Ja. Methionin und Cystein sind Aminosäuren (Eiweißbausteine), die der Körper braucht, um Glutathion zu bilden. Das brauchen wir zum Entgiften. Die Methionin-/Cystein-Stars in der Nahrung: Lachs, Garnelen, Hähnchenbrust.

Wie kann man die Niere unterstützen?

Indem man ganz viel Wasser trinkt. Jede Stunde ein Glas. Am besten stilles Wasser. Sobald der Körper merkt: »Wunderbar, hier kommt genug Wasser an«, lässt er auch von seinem überschüssigen Gewebewasser los. Vorteil: Man sieht nicht mehr so aufgedunsen aus.

Und wie unterstützt man die Leber?

Mit den Gewürzen Rosmarin und Salbei (zum Beispiel als Tee). Auch bitter macht die Leber froh: Chicorée, Löwenzahn, Rosenkohl, Radicchio, Artischocken oder Endiviensalat freuen die Leber. Bitterstoffe kurbeln die Galleproduktion an, machen das Fett aus dem Essen besser bekömmlich. Sie wirken im Organismus basisch, das heißt, sie entschärfen die durch den Braten gebildeten Säuren. Sie regen die Fettverdauung an und senken zu hohe Blutfettwerte.

Sollte man für die Entgiftung einen Arzt zu Rate ziehen?

Das ist mit Sicherheit sinnvoll, vor allem, wenn man sich kränklich fühlt. Ein Schulmediziner sagt allerdings meistens, Übersäuerung sei Nonsens. Ein Naturheilmediziner, TCM- oder Ayurveda-Arzt kennt gute Ausleitungstherapien, unterstützt Niere, Leber und Darm. Er kann auch mit Tests die Entgiftungskraft des Körpers bestimmen – und die Belastung, zum Beispiel durch Schwermetalle wie Quecksilber, Cadmium oder Blei.

10 Regeln, wie man ganz nebenbei entgiftet

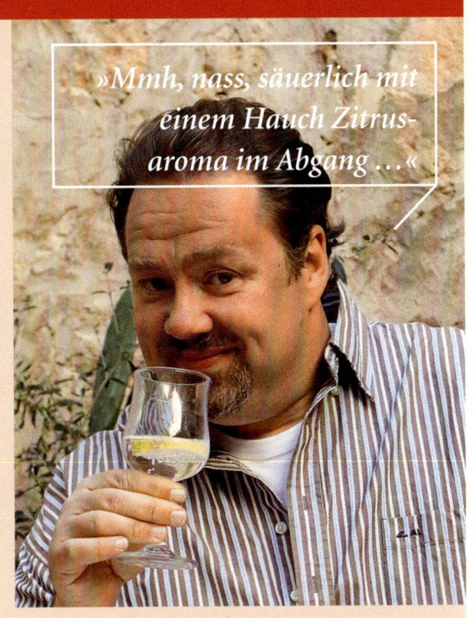
»Mmh, nass, säuerlich mit
einem Hauch Zitrus-
aroma im Abgang ...«

01 Jede Stunde ein Glas Wasser – das unterstützt die Niere bei ihrer Arbeit. Optimal: Wasser ohne Kohlensäure, am besten mit Zitrone.

02 Das, wovon man viel isst, sollte Bio sein. Das erspart einem Pestizide, Herbizide, Hormone, Antibiotika.

03 Drei Minuten Wippen auf dem Trampolin regt den Lymphfluss an – unsere Sondermüllbeseitigungsanlage.

04 Täglich eine halbe Stunde bewegen. Das holt die Gifte aus dem Bindegewebe und stärkt die körpereigenen Entgiftungssysteme.

05 Zu jeder Mahlzeit Eiweiß essen – das fördert die Bildung von Glutathion, dem stärksten Entgifter, den wir im Körper haben.

06 Pflanzen mithelfen lassen! Wunderbare Entgifter: alle Kohlsorten, Brunnenkresse, Artischocken, Knoblauch, Granatapfel, Zitrusschale (ungespritzt, ruhig mal zum Kochen verwenden), Löwenzahn, Koriandergrün.

07 Grünen Tee trinken. Er unterstützt den Körper beim Eliminieren seiner Feinde.

08 Auf Erfahrungsmedizin setzen: Vom TCM-Mediziner, Naturheilarzt einen Kräutertee verschreiben lassen. Oder: jeden Morgen einen Teelöffel Sesamöl durch den Mund ziehen und ausspucken.

09 Naturjoghurt essen: Der unterstützt unsere Giftbarriere in den Körper – den Darm – mit nützlichen Bakterien.

10 Fertigprodukte minimieren: Für alles, was mit Chemie haltbar und schmackhaft gemacht wird, haben wir kein genetisches Programm. Solche Nahrungsmittel überfordern unser Entgiftungssystem.

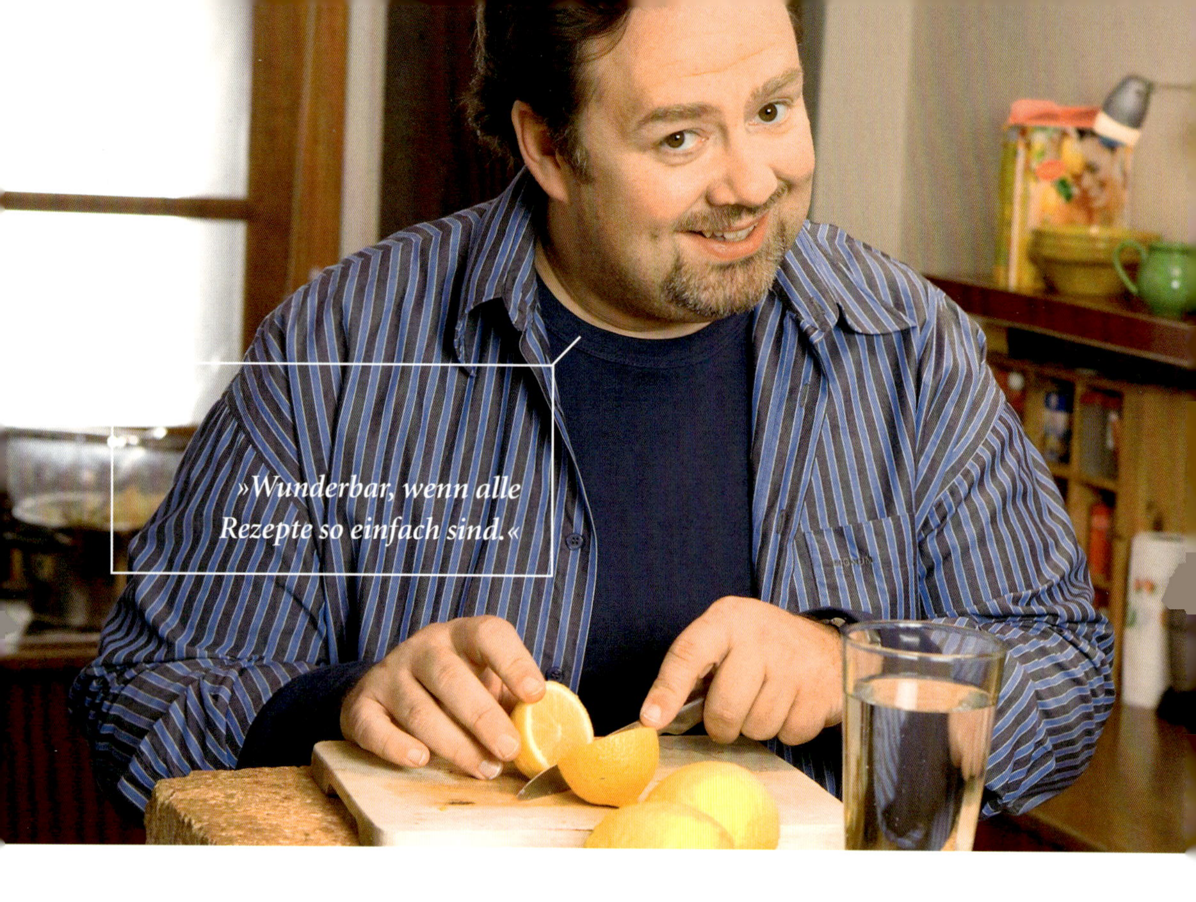
»Wunderbar, wenn alle
Rezepte so einfach sind.«

In vier Wochen klüger, fitter und schlanker

... und anfangs holt ein bisschen Kohlsuppe aus der Heißhungerfalle, entgiftet, lässt die ersten Kilos schwinden.

ES IST SO WEIT. Heute, am 1. Oktober, soll Frank mit seiner neuen Lebensweise starten. Frank war beim Arzt – und der hat grünes Licht gegeben. Er ist kein Opfertyp – also kann ich auch mein Versuchskaninchen-schlechtes-Gewissen ablegen. Los geht's! Weil Frank das GLYX-Buch nicht gelesen und von meinen Diätregeln keine Ahnung hat, kann ich ein bisschen mit Tricks arbeiten. Das heißt: Hart anfangen … und langsam, Zugeständnisse machend, zum weichen Kern vordringen. Die Nuss knacken. Das Härteste, was mir für Frank einfällt ist: Kohlsuppe.

Achtung, fertig, los! Kleiner Diät-Terror ...

Kohlsuppe ist eigentlich ideal für Männer. Man muss sich keine Gedanken über Diätpläne machen – und darf essen, so viel man will. Sie holt aus dem Insulin-Heißhunger-Kreislauf und entgiftet den Körper. Aber für Frank ist das hart. Noch härter wird das Ganze, wenn ich sage: Sieben Tage Kohlsuppe! Wenn er das dann zwei oder drei Tage macht, habe ich, was ich will.

»Fraaaank? Was isst du noch mal gerne zu Weihnachten?«

»Grünkohl mit Kochwurst.«

»Da hab ich aber eine gute Nachricht für dich: Das darfst du jetzt eine Woche essen.«

»Wie?«

»Na ja, FdH-mäßig.«

»Wie?«

»Den Kohl.«

»Sehr witzig.«

»Also pass auf. Wir müssen deinen Stoffwechsel umstellen. Du musst aus der Appetit- und Heißhungerfalle raus. Und das funktioniert am besten mit Gemüsesuppe. Idealerweise: Kohlsuppe.«

»Ich mag kein Gemüse. Ich hasse Suppen. Komm ich nach Hause und es gibt Suppe, ist das so, als ob einer in den Puff geht und da sind nur 80-Jährige.«

»Ich ahne, was du meinst. Aber damit nimmst du schon mal richtig ab – und wir stellen dich auf die zweite Phase um, in der du richtig gut essen darfst.«

»Ja, was du so unter richtig gut verstehst: Körnerkost.«

»Nudeln mit Bolognese, Pizza mit Thunfisch, ein schönes Steak ...«

»Du nimmst mich auf den Arm.«

»In einem Jahr vielleicht. Aber erst musst du durch die erste Woche durch.«

Die Augenbrauen wandern nach oben:

»Eine Woche – und dann darf ich essen?«

»Genau. Die Regeln sind einfach: Von der Kohlsuppe – das Rezept kriegst du – kochst du dir einen riesigen Pott und isst, so viel du Lust hast. Dazu trinkst du mindestens drei Liter stilles Wasser. Mach dir morgens heißes Ingwerwasser. In die Thermoskanne füllen, über den Tag verteilt trinken.«

»Ist das alles?«

»Vorerst.«

Kohlsuppe ist keine Lebensweise – aber sie übt

Ich bin gespannt – trotz schlechtem Gewissen. Kohlsuppe ist nicht gerade eine Lebenseinstellung. Nichts, womit ein gemüsehassender-fastfoodliebender Mann auf Dauer fröhlich durch den Tag kommt. Und Frank schon gar nicht. Ich ruf ihn an seinem ersten Tag nachmittags an:

»Frank, wie geht es dir?«
»Wie es einem so geht, wenn man Gemüsesuppe essen muss.«
»Schmeckt's nicht?«
»Willst du eine ehrliche Antwort? Das stückige Zeug bring ich nicht runter. Die hab ich mir gleich mal püriert.«
»Schmeckt sie püriert immer noch nicht?«
»Na ja, ein Hamburger schmeckt anders.«
»Und merkst du schon was?« Ich will wissen, ob er in den Unterzucker kommt, zittrig, nervös wird wegen Zuckerentzug ...
»Ja: Um den Bauch herum spannt es. Ich fühle richtig, wie die Muskeln arbeiten. Wie sie verbrennen.«
»Siehst du, wunderbar!« Ich erzähl ihm jetzt nichts von Flatulenz, den blähenden Eigenschaften des Kohls. Das mit den Muskeln soll er ruhig glauben.
»Hast du Hunger, bist du nervös?«
»Nein, keine Entzugserscheinungen wie sonst. Ich fühl mich eigentlich ziemlich wohl und satt.«
Genau so soll es sein. Das Heißhungerhormon Insulin haben wir fast im Griff.

Franks zweiter Tag

Kontrollanruf: 13.30 Uhr. »Na Großer, wie geht's?«
»Gut. Ich hab aber noch nichts gegessen.«
»Wie? Du weißt doch, die erste Regel heißt: Du musst essen, um abzunehmen. Je mehr du von der Suppe isst, desto mehr Fett verbrennt.«
»Das wusste ich nicht.«
Er hat auch kaum was getrunken. Ich schicke Frank noch mal die Regeln für die ersten Tage.
Nachmittags schickt er eine E-Mail:
»Kohlsuppe. Literweise Kohlsuppe ... Hunger hab ich keinen. Gut fühlen tue ich mich auch. Nur: Genuss ist was anderes ... Ein Hamburger zum Beispiel. Ein klitzekleiner Hamburger ...«
Abends um 21 Uhr klingelt das Telefon:
»Hallo du, hier liegen Laugenbrezen herum, darf ich die essen?«
»Ja, das Salz drauf.«
»War nur Spaß, tschüüüß!«
»Witzbold!«

Erst mal raus aus der Insulin-Heißhunger-Falle. Kohlenhydrate streichen!

Kohlsuppe – muss das sein?

Nein. Geht auch mit Minestrone. Für zwei bis drei Suppentage spricht: Man hat was Warmes im Bauch, entsäuert, entgiftet und tut was für den Darm. Man isst kontrolliert – ohne zu hungern. Man kommt aus der Heißhunger-Insulin-Falle. Und man verliert die ersten Kilos: Das motiviert. Dagegen spricht: Kohlsuppe ist für manche Menschen purer Diät-Terror. Allerdings kann man das schon überleben.

14 Regeln für die ersten Tage

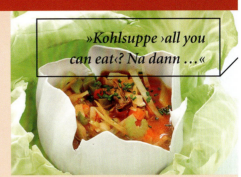

»Kohlsuppe ›all you can eat‹? Na dann ...«

01 Wiegen nur am ersten Tag.

02 Morgens vor dem Aufstehen ein Glas Wasser trinken.

03 Drei Minuten aufs Trampolin: Einfach auf und ab wippen (Seite 87).

04 Frühstück: Kohlsuppe. Mittags und abends: Kohlsuppe. Täglich zwei Liter – je mehr, desto besser. Für unterwegs in eine Thermoskanne abfüllen (Rezepte ab Seite 179).

05 Keinen Hunger aufkommen lassen – Suppe löffeln. Die muss man essen, um abzunehmen.

06 Nein! Kein Brot zur Suppe essen.

07 Jede Stunde ein Glas Wasser mit Zitronensaft. Oder heißes Ingwerwasser: 1 Liter Wasser mit ein paar Scheiben frischem Ingwer 10 bis 20 Minuten kochen lassen.

08 Erste-Hilfe-Cocktail: Vitalstoffe, die der Arzt empfiehlt wie Zink, Selen, Chrom, Eiweiß, Omega-3-Fettsäuren, Magnesium, Kalzium, Vitamin C, Jod ... (mehr ab Seite 20).

09 Das hilft bei Blähungen: Gut kauen, langsam essen. Tees mit Kümmel, Anis, Fenchel, Melisse, Kamille oder Pfefferminze entkrampfen den Darm. Oder: Kohlsuppe mit dem Blähschutz Kümmel und Anis würzen.

10 Falls Heißhunger, Unterzucker, Nervosität, Nörgeligkeit auftauchen: Einen Teelöffel Akazienhonig oder einen Vollkornkeks essen.

11 Wenn Müdigkeit aufkommt, leichtes Kopfweh, ein Pickel sprießt – keine Sorge! Kommt vom Entgiften.

12 Für Knabberlust zwischendurch: Gemüsestreifen, 30 g Nüsse und Samen (Walnüsse, Mandeln, Sonnenblumen-, Kürbiskerne – natur, nicht geröstet oder gesalzen).

13 Abends drei Minuten aufs Trampolin: Wippen fördert die Entgiftung.

14 Ab dem dritten Kohlsuppentag zwei Eiweißshakes dazu (Seite 54 f.). In Gemüsesaft.

INFOZEPT

Die Kohlenhydrate, das Insulin und der Heißhunger

Was sind Kohlenhydrate?

Der Chemiker sieht einen Ring mit Kohlenstoff- und Wasserstoffatomen. Wir sehen Zucker, Brot, Nudeln, Kartoffeln, Knödel, Müsli, Süßes, Obst. Auch in Milch und in Fleisch stecken ein paar Kohlenhydrate.

Warum brauchen wir Zucker?

Der Mensch braucht Zucker, damit Gehirn und Nerven richtig arbeiten können und damit er mit schnell aktiven Muskeln dem Bus hinterhersprinten kann. Kohlenhydrate liefern Energie.

Warum ist im Blut immer ein Vorrat?

Traubenzucker, Glukose genannt, schwimmt permanent im Blut, damit die Gehirnzelle und die Muskelzelle schnell versorgt werden können. Geht der Vorrat im Blut aus, spendet die Leber neuen Zucker aus ihren Vorräten – damit das Gehirn ja immer seinen Zucker kriegt. Denn das wird sonst ganz schön böse ... Das Gehirn braucht 100 Gramm Zucker am Tag – und das steckt locker in Obst und Gemüse.

Warum besteht die Kartoffel aus Zucker?

Fruchtzucker aus dem Apfel, Glykogen aus dem Fleisch, Milchzucker aus der Milch, Stärke aus der Kartoffel oder dem Brot oder der Nudel, Haushaltszucker aus dem Streuer oder dem Softdrink oder der Schokolade, Malzzucker aus dem Bier – sämtliche Kohlenhydrate aus dem Essen werden im Mund, im Darm und in der Leber zu lauter kleinen Glukosemolekülen gespalten und wandern ins Blut und in die Zuckerdepots von Leber und Muskeln.

Was macht das Insulin mit dem Zucker?

Kommt der Zucker im Blut an, reagiert die Bauchspeicheldrüse und produziert Insulin. Das Hormon dirigiert den Zucker sofort in die Zellen – ins Gehirn, in die Nerven, die Muskeln –, wo er für Energie sorgt. Dann fühlt man sich fit, wach, agil, konzentrationsfähig. Meist leider nur kurzfristig.

Was ist GLYX?

Die moderne Kalorie. Der glykämische Index (GLYX) besagt, wie stark ein Lebensmittel die Insulinproduktion anregt. Das haben Forscher im Blut von Testpersonen gemessen. Und sie haben Lebensmittel und Getränke – von Apfel bis Zucker – mit einer Zahl von 1 bis 100 belegt. 1 bis 50 bedeutet: Das Lebensmittel lockt wenig Insulin, hält schlank. Über 70 heißt, es lockt viel – das macht dick (siehe Tabelle Seite 185).

Welcher Blutzuckerspiegel ist normal?

Normalerweise schwimmen etwa 70 bis 99 Milligramm Glukose pro Deziliter im Blut. Und diesen Status versucht der Körper auf-

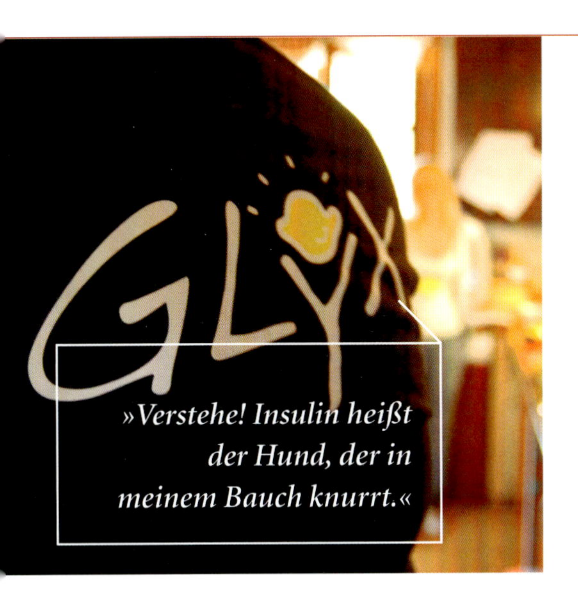

»Verstehe! Insulin heißt der Hund, der in meinem Bauch knurrt.«

rechtzuerhalten. Isst man zum Beispiel einen großen Apfel oder Pasta mit Garnelen, steigt der Blutzucker langsam auf etwa 120 Milligramm pro Deziliter an. Die Bauchspeicheldrüse schickt nach und nach Insulin, das die Zellen »aufsperrt«, damit sie Zucker aufnehmen. Der Blutzucker sinkt langsam wieder auf seinen Normalwert ab.

Warum ist zu viel Zucker Gift?

Man isst ein Weißbrot mit Marmelade oder eine Schüssel Cornflakes oder Pommes oder einen Hamburger, oder man trinkt einen Softdrink (alles GLYX-hoch): Deren Zuckermoleküle driften blitzschnell vom Darm ins Blut, und der Blutzucker steigt schnell sehr hoch an. Zu viel Zucker ist aber Gift für die Blutgefäße, Gift für die Nerven. Deshalb schickt die Bauchspeicheldrüse extra viel Insulin ins Blut.

Warum macht Insulin Heißhunger?

Viel Insulin heißt: Binnen ein, zwei Stunden sinkt der Blutzuckerspiegel, und zwar bei manchen Menschen unter die nötigen 70 Milligramm. Man wird müde, fahrig, unkonzentriert, nervös – und heißhungrig. Man hat ein bis zwei Stunden nach dem Essen einen leichten bis starken Unterzucker. Man muss wieder etwas essen. Häufig hält einen die Berg- und Talfahrt des Blutzuckers den ganzen Tag am Essen. Der (Blut-) Zucker ist stärker als der Wille.

Warum macht die Insulinresistenz (Glukose-Intoleranz) erst recht Heißhunger?

Das Gehirn reagiert ein, zwei Stunden nach dem Essen genauso mit Nervosität und Heißhunger, obwohl noch genug Zucker im Blut ist. Er staut sich dort, weil die Zellen nicht mehr auf Insulin hören, Insulin die Zelltüren für den Zucker nicht aufschließt. Die Folge: Die Zellen melden dem Gehirn »Zuckermangel«. Und dieses fordert uns auf, sofort für Nachschub zu sorgen. So isst man ständig mehr für das Gehirn, und der Körper wächst und wächst und wächst.

Warum wird der Körper mit Zucker und Insulin gemästet?

Weil er einen Zuckerüberschuss in Fett umwandelt. Und weil Insulin ein anaboles, ein aufbauendes Hormon ist. Es baut Fett auf und drosselt all die Hormone und Enyzme, die Fett abbauen. Solange Insulin im Blut schwimmt, kann Fett nicht abgebaut werden. Ein biochemisches Gesetz.

Wie werden die Zellen wieder hellhörig für Insulin?

Man kann die Schlüssellöcher wieder öffnen, die Insulinproduktion wieder normalisieren durch: Abnehmen, GLYX-niedrig-Essen, Sporttreiben und viel Trinken.

Ein Eimer Erbsenpulver und ein Tank voll Wasser

Morgens um acht klingelt das Telefon:
»Die Regeln hättest du mir ja eher schicken können. Da hab ich jetzt viel nicht gemacht.«
»Was denn?«
»Was ist denn der Erste-Hilfe-Cocktail? Da stehen lauter Sachen drin, die ich nicht mal schreiben kann, so Zinks und Omegas. Soll ich vielleicht einen Krankenwagen anrufen? Mich auf die Bahre legen und sagen: Entschuldigung, haben Sie bitte ’nen Erste-Hilfe-Cocktail für mich?«
»Hat dir Dr. Wiesholler keine Vitamin- und Mineralstoffpräparate verschrieben?«
»Ach, die meinst du, da muss ich noch in die Apotheke …«
»Hast du noch etwas vergessen?«
»Ja, das Glas Wasser morgens, vor dem Aufstehen.«
»Hast du Verstopfung?«
»Ja. Woher weißt du das?«
»Weil du zu wenig trinkst.«
»Woher weißt du daaaas nun wieder. Ich schaff das einfach nicht jede Stunde …«
»Tja, deswegen hast du Verstopfung. Das schafft übrigens kaum jemand Kohlsuppe essend. Die meisten haben ein ganz anderes Problem. Aber bei dir scheint schon das bisschen Gemüse für deine Darmbakterien zu viel Arbeit zu sein.«
»Was soll eigentlich das Glas Wasser morgens?«
»Wirkt wie Rohrfrei. Schickt dich über den gastrokolischen Reflex direkt aufs Örtchen.«
»Kolischwas?«
»Vergiss es. Einfach trinken, warten bist du musst, dann erst aufstehen.«
»Och, ich hab aber Termine … Ich dachte, ich muss aufs Trampolin. Und Suppe löffeln.«
»Dauert keine zehn Minuten. Wenn das Wasser nicht mehr hilft, dann besorg dir Sauerkrautsaft. Ich komm nachher vorbei, ich muss dir noch was bringen.«
»Einen Eimer Kohlsuppe?«
»So was Ähnliches.«

Kohlsuppe ist nicht gleich Kohlsuppe

Fröhlich steht Frank vor seiner Haustür: »Ich hab die Suppe schon mal warm gemacht – du hast doch sicher Hunger.«
Ehrlich gesagt nicht. Aber nein sagen kann ich da jetzt auch nicht. Ich setze mich an den Tisch vor eine große Schüssel grüner Pampe.
»Hier ein Löffelchen für meine Diät-Nanny.«
»Sag mal Frank, hast du das da zwei Tage lang gegessen?«

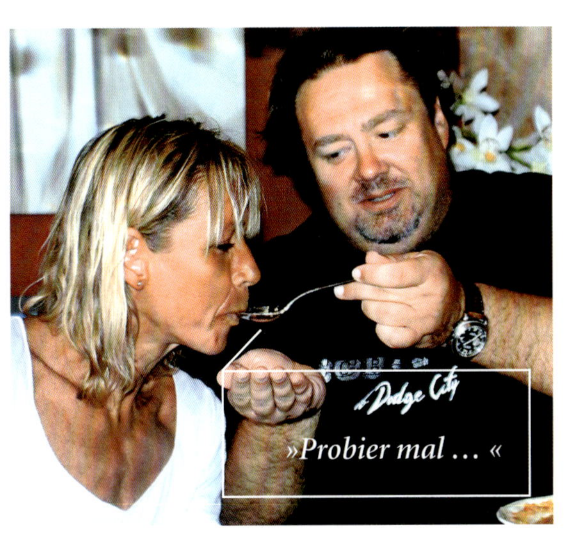

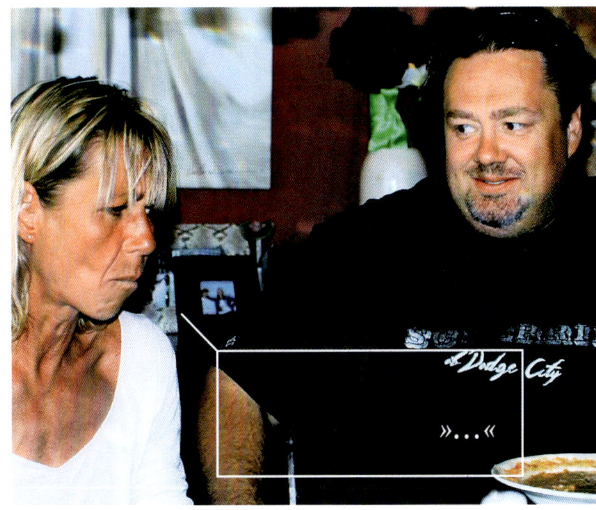

Das war die schlechteste Kohlsuppe, die ich je gegessen habe. Mit einem noch schlechteren Gewissen pack ich die Zutaten für die Witzigmann-Kohlsuppe aus. Und schnipple vor mich hin.
»Was ist das?«
»Zitronengras.«
»Das ess ich nicht.«
»Probier es wenigstens. Ich möchte, dass du auch weiterhin immer mal wieder ein Tellerchen Suppe isst.«
»Kommt nicht in Frage.«

Nein, mein Wasser trink ich nicht

»Ich hab dich die ganze Zeit noch kein Wasser trinken sehen. Trinkst du überhaupt genug?«
»Mehr oder weniger.«
»Eher weniger?«
»Es stand gerade in der Zeitung, dass das mit dem vielen Wassertrinken alles Unsinn sein soll.«
»Ich weiß. Morgen steht wieder drin: Man muss doch mehr Wasser trinken.«
»Ich schaff das einfach nicht. Jede Stunde ein Glas Wasser, das ist doch Blödsinn. Ob ich das trinke oder nicht trinke, das macht doch überhaupt nichts aus.«
»Doch. 10 von den 30 Kilo, die du dieses Jahr verlierst.«
»Du nimmst mich auf den Arm.«
»Vielleicht in einem Jahr … Wassertrinken ist die einfachste Art und Weise, Fett zu verlieren. Man muss es nur tun.«
»Wieso?«
»Weil jedes Glas minus 20 kcal hat. Das haben Forscher der Berliner Charité gemessen. Trinken regt den Stoffwechsel an. Du verbrennst mehr Kalorien, ohne dich dafür

bewegen zu müssen. Entweder trinkst du einen Liter Wasser oder du gehst 15 Minuten Joggen.«
»20 kcal ist doch nix.«
»Macht bei 2 Litern am Tag 200 kcal. Im Jahr 73000 kcal. Macht 10 Kilo Fett.«
»Im Ernst?«
»Im Ernst. Und es wirkt noch besser, wenn du Zitrone reintust. Die enthält Vitamin C, das regt die Fettverbrennung an. Das macht Jennifer Aniston auch.«
Vom Entgiften erzähle ich jetzt lieber nichts. Da hält er mich dann gleich wieder für körneresoterisch. Aber das tut er eh, wenn ich ihm jetzt verrate, was in dem weißen Eimerchen ist.

Erbseneiweiß macht satt

Ich bin im Grunde gegen Nahrungsergänzung. Außer, man braucht sie. Das gilt in vielen Fällen für Vitamin- und Mineralienpräparate und in Franks Fall für Eiweißpulver. Mein Eimer Obelix-Trank schmeckt zwar nicht umwerfend, enthält aber all das, was ein übergewichtiger Stoffwechsel gut brauchen kann.
Frank lüpft den Deckel, schnuppert – und sagt: »Sieht aus wie Babypuder. Nur der schmeckt sicherlich besser. Was ist das?«
»Eine Mischung aus Erbsen- und Milchproteinen, die eine hohe biologische Wertigkeit hat – der Körper kann dieses Eiweiß gut verwerten. Erbsenproteine stehen dem Organismus schnell zur Verfügung, die Milchproteine dagegen langsam, man bleibt lange satt. Inulin aus Zichorienwurzel und komplexe Kohlenhydrate (Isomaltulose) wirken sich positiv auf den Insulinhaushalt aus, Bio-Apfelfasern liefern Ballaststoffe, Granatapfel schützt jede Körperzelle, Zitronenschalenextrakt und Magnesiumcitrat tragen zur Entsäuerung ein Scherflein bei –

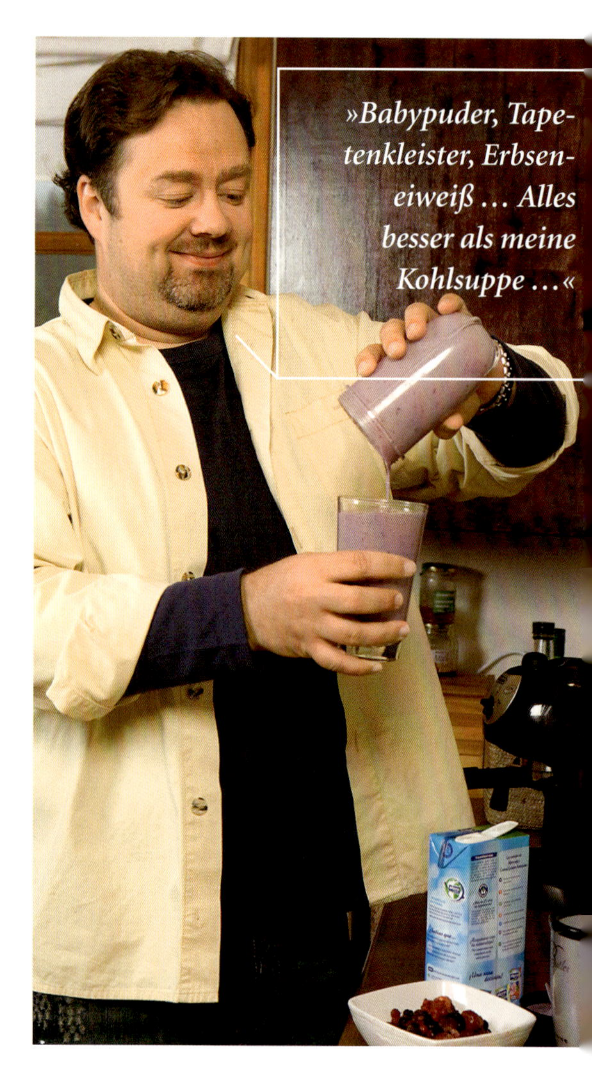
»Babypuder, Tapetenkleister, Erbseneiweiß … Alles besser als meine Kohlsuppe …«

und sind überhaupt wichtig für Abnehmer wie dich.«
»Was Sie nicht sagen, Frau Professor Grünkern.«

Eiweiß macht schlank. Gilt nicht für Braten ...

»Du mixt dir ab heute Shakes mit dem Erbsenpulver. Heute nur mit Gemüsesaft. Und morgen einen als Energie-Shake mit Soja- oder Buttermilch, Leinöl, Grapefruit und Beeren. Das Rezept mail ich dir zu.«
»Muss die Grapefruit sein? Die ist bitter.«
»Die ist ganz wichtig. Ein richtiges Abnehmgeheimnis. Die kommt in Franks Schatzkästchen. Zu den Dingen, die dafür sorgen, dass du abnimmst – ganz von allein.«
»Warum eigentlich Erbsenpulver?«
»Das ist Eiweiß. Eiweiß macht satt – und hilft auf gesunde Weise beim Abnehmen. Das geht dann wie von selbst. Weißt du, dass Hummeln und Wespen schneller fliegen, wenn sie was Proteinreiches gefunden haben?«
»Warum das denn?«
»Eiweiß erhöht die Thermogenese. Der Körper produziert mehr Wärme. Das tut auch deiner. Kalorien verpuffen als Wärme über die Haut.«
»Eiweiß ist doch auch Fleisch. Da müsste ich ja dünn sein, so viel ess ich davon.«
»Tja. ›Eiweiß macht schlank‹ gilt leider nicht für Wurst und Braten. Sondern nur für Fisch, Geflügel, mageres Fleisch, Eier, Milchprodukte, Hülsenfrüchte.«
»Schmeckt das Pulver denn? Ich hatte nämlich schon mal eines. Tapetenkleister war nichts dagegen.«
»Nein. Das Eiweißpulver schmeckt nicht. Du sollst es ja auch nicht als Lebensmittel sehen, sondern als hilfreiche Ergänzung. Im Drink mit Früchten merkst du es gar nicht. Das ist für mich die Garantie, dass du dir auch wirklich den Honig und die Früchte mit in den Mixer tust.«

Ohne ausreichend Eiweiß und Wasser funktioniert keine Diät.

»Ist das alles?«
»Nein. Über Sport müssen wir uns auch noch ein bisschen unterhalten.«
»Solange deinen mit Sicherheit wieder sehr weisen Worten keine Taten folgen.«
»Warst du schon auf dem Trampolin?«
»Hmmm.«
»Bitte: drei Minuten! Mehr braucht es nicht. Drei Minuten auf dem Trampolin. Einfach wippen. Balance finden.«
»Wirklich nur drei Minuten?«
»Ja.«
Was Bewegung betrifft, ist die Strategie andersherum: Wir beginnen ganz, ganz weich ... Und der Rest kommt von selbst.
»Okay, wenn du meinst, dann probier ich das Kinderspielzeug mal aus.«

INFOZEPT

Eiweiß und Wasser – ohne geht gar nichts

Was ist Eiweiß?

Der Stoff, aus dem Leben ist. Proteine. Das Ei, die Hülsenfrucht, das Steak, der Mensch. Man muss Eiweiß essen, damit der Körper all seine wichtigen Bestandteile reparieren und neu basteln kann: Muskeln, Haare, Leber, Herz, Haut, Blut, Abwehrzellen ...

Und wo steckt Eiweiß drin?

Gute Lieferanten: Eier, Fisch, Geflügel, mageres Fleisch, Milch und Milchprodukte, Soja, Hülsenfrüchte, Pilze. Ein wenig steckt auch in Getreide und Gemüse.

Kommen Vegetarier an genug Eiweiß?

Welche Frage? Ein Elefant wiegt 5000 Kilo. Er besteht auch aus Eiweiß – und brät sich nie ein Steak. Wer Ei und Milchprodukte zu sich nimmt, Tofu ins Leben einbaut, viel Hülsenfrüchte isst, bekommt auch genug von dem wertvollen Stoff. Und: Wer Getreide mit Hülsenfrüchten kombiniert, tierisches mit pflanzlichem (Ei plus Kartoffel), wertet die Qualität von Eiweiß auf – der Körper kann es viel besser einsetzen.

Warum macht Eiweiß schlank?

Neueste Studien zeigen: Man muss genug Eiweiß aufnehmen, um abzunehmen. Erhöht man sein täglich Protein (für Zahlenfreaks: auf bis zu 30 Prozent), verliert man das viszerale (gefährliche) Fett und verbessert den Fett- und den Zuckerstoffwechsel. Also: Eiweiß macht schlank, denn ...

- Eiweiß macht Muskeln. Fehlt Eiweiß, baut der Körper seine eigenen Muskeln ab. Die Muskeln braucht man aber nun mal, um Fett zu verbrennen (mehr ab Seite 134).
- Eiweiß macht satt. Liefert das Essen zu wenig Eiweiß, signalisiert der Körper so lange Hunger, bis seine Eiweißspeicher wieder gefüllt sind. Man isst mehr. Das nennt man Proteinhebeleffekt.
- Eiweiß lockt Schlankhormone. Zum Beispiel das Wachstumshormon, das über Nacht das Fett aus den Zellen holt. Oder das Hormon des positiven Stresses, Noradrenalin, das Energiereserven aus den Fettzellen mobilisiert.

Wie viel Eiweiß braucht der Mensch?

Mindestens 1 Gramm pro Kilogramm Körpergewicht, besser 1,5 oder sogar 2. Das schafft ein 80-Kilo-Mensch relativ einfach. Ein 150-Kilo-Mensch hat da ziemliche Probleme. Vom Fisch hätte er bald die Nase voll, Hüttenkäse würde ihm schnell zu den Ohren rausquellen. Er müsste 1 Kilogramm Heilbutt oder Lachs essen, um auf 200 g Eiweiß zu kommen, oder 1,5 Kilogramm Hüttenkäse.

Muss man ein Eiweißpulver nehmen?

Nein. Aber bei einem Gewicht von 120 Kilo kann ein Pulver, wenn man abnehmen will, äußerst hilfreich sein – sonst kommt man nämlich an seinen täglichen Eiweißbedarf kaum heran. Und erst recht bei 150 Kilo.

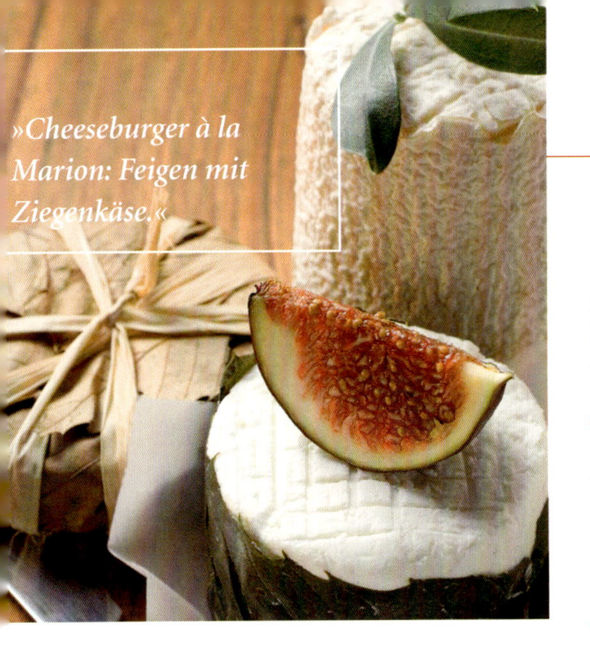

»Cheeseburger à la Marion: Feigen mit Ziegenkäse.«

Gibt's in der Apotheke. Ein gehäufter Esslöffel eines guten Pulvers liefert etwa 10 g Eiweiß. Ab 100 Kilo Körpergewicht rechnet man pro weitere 10 Kilo Gewicht 2 Esslöffel Eiweißpulver.

Wie oft ist Eiweiß angesagt?

Man sollte dreimal am Tag seine Portion Eiweiß essen. Das tut ein Mensch, der keine Zeit zum Kochen hat, einfach nicht. Darum ist es realistischer, Proteine zusätzlich zum gesunden Essen aufzunehmen, so lange, bis man mit seinem Gewicht so weit runter ist, dass ein Ei, ein Joghurt, ein Stück Räucherfisch den Bedarf auf natürliche Weise decken.

Wie viel Wasser braucht der Mensch?

Mindestens zwei Liter Wasser, um Verluste über Urin, Kot und Schweiß ausgleichen zu können und alle Stoffwechselvorgänge am Laufen zu halten. Wohlgemerkt Wasser – kalorienfreies Wasser.

Was soll man lieber nicht trinken?

Cola- und Limonadengetränke, Fruchtnektare und Energydrinks liefern vor allem eines: haufenweise Zucker, der den Blutzucker in die Höhe treibt und viel Insulin lockt. Täglich ein Glas reicht, um das Diabetesrisiko um 80 Prozent zu erhöhen.

Was ist mit Light-Getränken?

Ab und zu ein Gläslein genießen. Auch Süßstoff und Aromastoffe greifen negativ in den Energiestoffwechsel ein. Mehr darüber auf Seite 85.

Was ist gut für die Linie?

Wasser. Wer es gut verträgt: mit Zitronensaft oder Sanddornmark. Auch gut: Kräuter- und Früchtetees. Und ab und zu mixt man sich eine Fruchtsaftschorle mit drei Teilen Wasser und einem Teil Saft.

Darf es Alkohol sein?

Wer gesund isst, muss nicht in Askese leben. Fest steht aber: Bier macht Bauch, ist GLYX-hoch, lockt Insulin. Zu viele Promille, Schnaps & Co, blockieren die Fettverbrennung. Aber: Ein Gläschen trockener Wein oder Sekt ist Genuss – und GLYX-niedrig.

Was ist mit Kaffee?

Sein Koffein fördert die Fettverbrennung. Zwei bis drei Tassen täglich kann man fröhlich genießen. Auch mit Milch. Auch mal mit einem Löffelchen Zucker – besser als mit Süßstoff.

Und was ist mit Milch-Shakes?

Die können, selbst gemixt, sehr gesund sein. Einfach Joghurt, Kefir, Soja- oder Buttermilch mit frischen Früchten oder Tiefkühl-Beeren pürieren und genießen. Allerdings sind das kleine Mahlzeiten – und keine Durstlöscher.

Wo steht auf dem Pfirsich, dass da Insulin drin ist?

Drei Tage Kohlsuppe. Dann war Schluss. Natürlich stieg Frank gleich mal auf die Waage: Drei Kilo weniger.
Ich: »Super!«
Er: »So eine Quälerei. Drei Kilo – und nur Kohlsuppe essen. Nur drei von dreißig Kilo. Und für jedes quäle ich mich einen Tag ab.«
»Ab jetzt hast du eine Woche Zeit für ein Kilo.«
»Das ist ja noch schlimmer. Da ess ich doch lieber gar nichts, und dann ist das Drama schnell vorbei.«

Das erste Essen

Frank sitzt, nachdem er meinen Drucker wieder zum Drucken brachte, am Abend seines vierten Tages mit glänzenden Augen vor dem GLYX-Topf: Huhn, Lauch, Bohnen, Tomaten, Pinienkerne, Kokossoße …
»Das schmeckt nicht nach Diät.«
»Nach drei Tagen Kohl schmeckt alles nach Nicht-Diät.«
»Und da kann ich jetzt so viel davon essen, wie ich will – oder wie du meinst, dass ich wollen sollte?«
»Iss, bis du satt bist. Da stecken keine Kohlenhydrate drin. Das ist abends besonders wirkungsvoll. Das heißt: Nachts kommst du in ein Insulintief. Das Wachstumshormon baut Fett ab – und Muskeln auf.«
»Bitte erklär mir das noch mal mit dem Insulin-Hormon-Dingsbums.«
»Wir müssen in deinem Körper insulinfreie Phasen schaffen – damit überhaupt Fett verbrannt werden kann. Insulin holt den Zucker aus dem Blut und sperrt das Fett in der Fettzelle auf der Hüfte ein. Viel Insulin bedeutet: Dem Gehirn geht der Zucker aus. Du wirst müde, nervös, heißhungrig. Und das Gehirn zwingt dich, schnell wieder etwas zu essen. So regiert das Hormon den ganzen Tag dein Leben. Insulin, also das Fettspeicher- und Heißhungerhormon, solltest du künftig mit in dein Denken einbeziehen.«

Der liebe Gott hätte das Butterbrot nicht erfunden

»Gerne. Ich nehme es sogar in mein Abendgebet auf: ›Lieber Gott, mach bitte, dass sich das Insulin heute tief schlafen legt und mich das Wachstumshormon ganz schlank macht …‹ Und wie genau mache ich das praktisch?«
»Dafür gibt's wieder mal Regeln – diesmal nur drei:
1. Du lässt mittags oder abends die Kohlenhydrate weg – also die Beilage und das Dessert, die Fernsehschokolade, das Bier oder den Softdrink.

2. Erst mal isst du keine schnellen Kohlenhydrate, also solche, die viel Insulin locken – sprich: alles mit Weißmehl und Zucker, aber auch die Banane. Oder du schaffst es, nur eine winzige Menge davon zu essen. Guck auf deine GLYX-Liste (Seite 185).
3. Wenn du deine Kohlenhydratmahlzeit isst, also deine Spaghetti, deine Kartoffeln, dein Brot, dein Obst, dann versuch, in dieser Mahlzeit tierische Fette wegzulassen zugunsten pflanzlicher. Also keine Sahne in der Soße, dafür »aglio e olio«; wenn Butter, dann hauchdünn oder lieber Quark. Und kombiniere das mit Eiweiß, mit Fisch, Geflügel, Eiern, Milchprodukten, Hülsenfrüchten.«

»Was ist so schlimm daran, wenn man die Butter zum Brot isst? Das Butterbrot hätte der liebe Gott doch nicht erfunden, wenn uns das alle krank machen würde?«

»Er hat das Vollkornbrot erfunden. Aber die Menschen haben das Korn verstümmelt – haben alles entfernt, was wertvoll ist, wie Keimling und Schale, damit sie feines weißes Mehl haben. Und das weiße Mehl hat einen hohen glykämischen Index, einen hohen GLYX, lockt viel Insulin. Noch mehr als Zucker. Noch schlimmer ist übrigens modifizierte Stärke. Und die findest du in fast jedem Fertigprodukt. Guck nur mal auf das Etikett.«

»Du meinst das Kleingedruckte, das man weder lesen noch verstehen kann, weil es vor lauter Gluta-E-Dingsbums nur so wimmelt?«

Alles, was schnell geht und schön bunt verpackt ist, kann ich mir angeblich gleich auf die Hüften kleben. Was kann man dann überhaupt noch essen?

Wo steht das Insulin drauf?

Frank jongliert mit einem Pfirsich. Grinst: »Wo steht denn auf dem Pfirsich hier, dass da Insulin drin ist?«

»Da ist gar keins drin. Das Hormon schüttet deine Bauchspeicheldrüse immer dann aus, wenn du Kohlenhydrate isst. Also Zucker, Weißmehl, Stärke.«

»Ich habe kein Insulin, ich esse kein Mehl und keine Stärke – und wirklich nur ganz selten Zucker.«

»Doch. Das tust du den ganzen Tag. In Form von Brot, Nudeln, Pizzaboden, Kartoffeln, Bananen, süßen Getränken, Cornflakes, Keksen, Reis, Ketchup. Es gibt kaum ein Fertigprodukt, das keinen Zucker enthält. Sogar in Ketchup steckt Zucker drin. 43 Würfel in der Flasche. Und jede Beilage enthält Stärke. Von der Kartoffel übers Brot bis zur Schupfnudel.«

Das kann man sich gleich auf die Hüften kleben

»Also, was ist so schlimm an einem Weißbrot mit Butter?«
»Die Kombination Fett plus Kohlenhydrate mit hohem GLYX macht halt dick. Beispiel Tiramisu: Das Fett im Tiramisu springt direkt auf deine Hüften. Und der Zucker und das Mehl des Tiramisu sperrt das Fett dort mit Insulin-Hilfe ein. Genau das Gleiche passiert mit deiner geliebten Pizza. Die und die anderen Dinge, die Zucker/Weißmehl und Fett enthalten, kannst du dir, so wie sie sind, gedanklich gleich auf die Hüften kleben. Wirklich: so, wie sie sind.«

Eine Tablette gegen das Insulin?

»Gibt es keine Tablette gegen das Insulin? Es gibt doch für alles Tabletten.«
»Insulin ist wichtig, es holt den Zucker aus dem Blut, der dort als Gift wirkt, Gefäße und Nerven zerstört wie beim Diabetiker, der kein Insulin mehr hat. Insulin sorgt auch dafür, dass wir nicht nur Fett, sondern auch Muskeln aufbauen. Wir brauchen dringend Insulin – ein Diabetiker muss sich das spritzen. Nur zu viel ist nicht gut.«
»Und wie komm ich an Nicht-zu-viel?«
»Über den GLYX-Kompass. Ganz einfach, mit Ampelfarben. Lebensmittel mit grünem Signal sind GLYX-niedrig und enthalten nur gesunde Fette … Okay, ich seh schon, ich mach dir auch noch eine kurze Frank-Format-Liste. Eine kleine GLYX-Tabelle.«

Man muss dem Körper insulinfreie Fastenphasen verschaffen.

»Weißt du, was man über dich sagt?«
»Nein.«
»Du hättest ein mieses Karma gegenüber Elektrogeräten. Du musst ein Telefon nur angucken – und es geht nicht mehr. Die Leute kriegen schon die Krise, wenn du irgendetwas Elektrisches nur anguckst. Die haben recht. Das habe ich hier jetzt schon ein paarmal erlebt.«
»Lenk nicht ab. Zeig mir lieber, ob du alles verstanden hast. Welche Lebensmittel kann man sich gedanklich gleich auf die Hüften kleben?«
»Alles, was mir schmeckt. Cornflakes & Co mit Milch. Butterbrot, Baguette mit Käse, Nudeln mit Sahnesoße, Hamburger, Currywurst mit Pommes, Chips, Tiramisu, Milchschokolade, Butterkekse, Pizza …«
»Korrekt. Also: Die nächsten vier Wochen wird alles etwas lockerer – nur ein bisschen streng müssen wir noch bleiben. Das ist wichtig, weil wir entgiften müssen.«
»Und was darf ich essen?«
»Viel. Du kriegst eine Survival-Liste.«

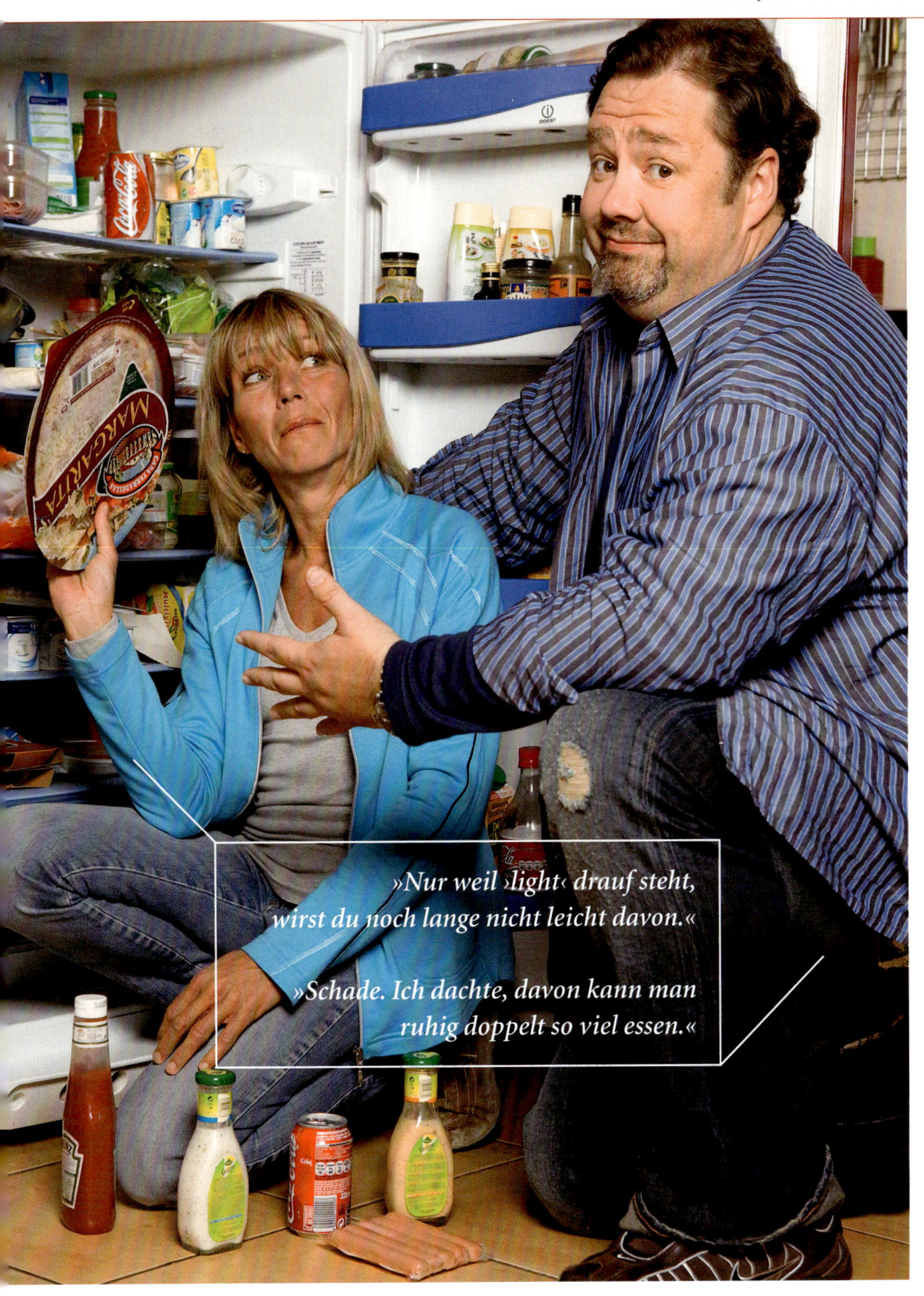
»Nur weil ›light‹ drauf steht,
wirst du noch lange nicht leicht davon.«
»Schade. Ich dachte, davon kann man
ruhig doppelt so viel essen.«

INFOZEPT

So kriegt man den Zucker clever in den Griff

Sind alle Kohlenhydrate schlecht?

Nein, denn Kohlenhydrat ist nicht gleich Kohlenhydrat. Alle Lebensmittel, die komplexe Zuckermoleküle oder gar unverdaulichen Zucker, also Ballaststoffe, enthalten, liefern gute Kohlenhydrate. Sie lassen den Blutzucker nur ganz gemütlich ansteigen, locken nur wenig Insulin, regen mit ihren Vitalstoffen die Fettverbrennung an und halten länger satt. Das sind Lebensmittel mit einem niedrigen glykämischen Index (GLYX), auf Seite 185 ist eine Tabelle. Dazu zählen Gemüse, viele Obstsorten, Vollkornprodukte, Hülsenfrüchte. Also Lebensmittel, die möglichst naturbelassen auf dem Teller liegen.

Was sollte man nur in Maßen genießen?

Produkte, die die Lebensmittelindustrie mit raffiniertem Zucker oder Stärke vollgepumpt hat, lassen den Blutzucker in die Höhe schnellen. Weißmehlprodukte, Softdrinks, Cornflakes, Pommes frites, Chips, Schokoriegel, Gummibärchen & Co animieren die Bauchspeicheldrüse, viel Insulin zu produzieren, das einen in den Unterzucker schickt. Und dann kommt der Heißhunger.

Wie sieht man, dass falsche Kohlenhydrate im Fertigprodukt sind?

Da hilft der Blick auf die Zutatenliste. Stehen darin Zutaten wie Zucker, Saccharose, Maltose, Glucosesirup, Hexose, Instantzucker, Invertzucker, Kandisfarin, Maissirup, Maltodextrin, Malzzucker, Melasse, Raffinade, Rübenzucker, Sirup, Sorbit, Stärkesirup, Stärkezucker, Xylit, Zuckeralkohole, Zuckercouleur, Maisstärke, Stärke (um nur einige Zuckernamen der Industrie zu nennen), sollte man vorsichtig damit umgehen.

Was passiert, wenn man Kohlenhydrate einfach mal vom Teller streicht?

Man kriegt schlechte Laune – und lebt nicht unbedingt gesund. Dann schlägt der Körper einen neuen Stoffwechselweg ein. Isst man mehr als zwei Tage komplett kohlenhydratfrei, stellt er aus Eiweiß Zucker her. Das Eiweiß für die Zuckerproduktion holt sich der Körper aus dem, was auf dem Teller liegt – oder er nagt an seiner Muskulatur. Und weil ein Leben ohne Nudeln, ohne Brot traurig ist, soll man auch gar nicht komplett darauf verzichten.

Warum ist dreimal Essen meist genug?

Man muss dem Körper die Möglichkeit geben, freie Fettsäuren von den Hüften abzuziehen, Fett abzubauen. Das geht ganz einfach. Mit Fasten. Man sollte dem Körper jeden Tag insulinfreie Fastenzeit lassen, in der er sein Fett abbaut. Also: Nur dreimal am Tag essen. Dazwischen vier bis fünf Stunden Zeit einschieben. Wer zwischendurch Hunger hat, der isst einfach all die Dinge, die nur wenig Insulin locken (Seite 71 und Tabellen ab Seite 182).

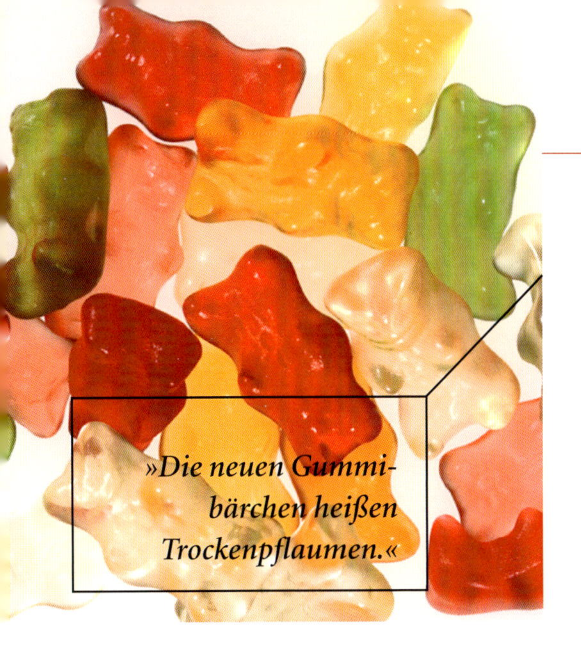

»Die neuen Gummibärchen heißen Trockenpflaumen.«

Muss ich darben?

Nein. Die Survival-Liste (Seite 182) ist lang. Es gibt keine Verbote. Nur kleinere Portionen von bestimmten Lebensmitteln.

Was macht der Körper mit zu viel Zucker, Brot & Co?

Sind die Speicher in Muskeln und Leber voll, was meist der Fall ist, verwandelt der Körper den Überschuss an Zucker und Stärke in Fett, das er im Fettgewebe ablagert.

Warum macht es schlank, wenn man abends die Kohlenhydrate weglässt?

Wenn man abends Brot, Nudeln, Kartoffeln oder Reis weglässt und nur Fisch, Geflügel, Käse, Tofu oder Ei mit Gemüse isst, führt das zu einem Insulintief in der Nacht. Die Fett abbauenden Enzyme namens Lipasen können die ganze Nacht aktiv sein, Fettsäuren aus der Hüfte freisetzen. Und auch das Wachstumshormon verrichtet seine verjüngende Arbeit, baut Fett ab und Muskeln auf. Wichtig: Das sollte man nicht jeden Tag machen, weil der Körper sich daran gewöhnt. Der Effekt abnimmt. Dreimal die Woche ist genug. Und menschlich!

Was tun, wenn ich bei einem Lebensmittel unsicher bin, ob es viel Insulin lockt oder nicht?

Man kann sich auf den Geschmack verlassen. Schmeckt es süß, oft auch erst nach längerem Kauen, genießt man einfach eine kleine Portion davon.

Sind Süßstoffe besser?

Nein, das Gehirn lässt sich nicht austricksen. Kommt süß, will es auch Zucker. Das macht über die Hormone Hunger auf mehr.

Was ist mit Fruchtzucker?

Fructose lockt weniger Insulin als normaler Zucker. Aber: Zu viel Fructose ist nicht gesund. Macht eine Fettleber. Auch hier gilt: In Maßen genießen. Fruchtzucker steckt in vielen Fertigprodukten wie Joghurts und Softdrinks und Marmeladen ... weil es so gesund klingt! Gut verpackt im Apfel wirkt Fruchtzucker im Körper natürlich anders.

Wie süßt man gesund?

Ahornsirup, Honig oder Agavendicksaft locken weniger Insulin. Wenn man selbst mit dem Löffel drangeht, ist das sparsam. Man hat das im Auge, was man zu sich nimmt.

Reagieren alle Menschen gleich empfindlich auf Zucker und Stärke?

Nein. Es kommt darauf an, was für ein Stoffwechseltyp man ist, Eiweißtyp oder Kohlenhydrattyp. Kohlenhydrattypen können viel mehr Kohlenhydrate essen – ohne dass sie davon Heißhunger bekommen oder zunehmen. Leider sind die meisten Menschen mit Übergewicht Eiweißtypen. Ein Test steht auf Seite 64/65.

Warum macht die Kartoffel nicht jeden dick? Reine Typsache ...

Abends klingelt das Telefon. Frank ist dran und sagt: »Ich sitze hier mit Andreas, Heiner und Jacques. Wir reden natürlich übers Essen. Ich habe doch noch eine Frage.«

»Die wäre?«

»Warum macht die Kartoffel Jacques nicht dick?«

»Kluge Frage. Möchtest du eine kurze oder eine kluge Antwort?«

»Eine, die mich überzeugt.«

Gene schicken die Kartoffel auf die Hüfte ...

»Es gibt halt verschiedene Stoffwechseltypen. Ob uns die Kartoffel dick macht oder nicht, liegt an vielem. An unseren Programmen im Gehirn und auch an den Genen.«

»Dann gibt's bestimmt bald 'ne Pille.«

»Leider sind es so viele Gene, die in unserem Energiestoffwechsel mitarbeiten, dass man da keine Mach-mich-schlank-Pille finden wird. Kürzlich haben sie zum Beispiel das Gen SCD1 entdeckt. Es sorgt dafür, dass ein Zuviel an Kohlenhydraten in Fett umgewandelt wird. Und dieses Gen kann unterschiedlich aktiv sein: faul, normal, fleißig.«

»Und meines ist natürlich fleißig?

»Vermutlich. Dicke Menschen haben, so vermuten die Forscher, ein sehr fleißiges SCD1-Gen. Es verwandelt viele Kartoffeln in Fett.«

»Die Natur ist ganz schön ungerecht. Manche vertragen nur zwei Kartöffelchen – andere dürfen einen ganzen Topf voll essen?«

... oder in die Muskeln

»Ja, nimm Jacques zum Beispiel, der ist ein Leptosom. Ein dünner Mann, der essen kann, was er will. Aber der setzt das auch gleich in Bewegung um. Hast du mal gesehen, wie er im Sitzen ständig mit dem Fuß wippt?!«

»Das ist wie bei den Hummeln, die nach einer dicken Eiweißmahlzeit kräftiger mit den Flügeln schlagen. Mach ich künftig auch.«

»Wow. Du hast dir was gemerkt? Sorry … Aber gar nicht so dumm. Ein wirklich wirkungsvolles Rezept ist: Bewegung in den Alltag einbauen. So viel wie möglich.«

»Und was bin ich für ein Typ?«

»Ein Pykniker. Der neigt dazu, sich weniger zu bewegen – und leider schlägt das, was er isst, auch leichter an. Aber ich nehme an, dass du auch etwas vom Athleten hast – so groß und kräftig wie du bist.«

»Athlet klingt gut.«

»Ja, die bauen jeden Fisch, den sie essen, in Muskeln um – die müssen die Hantel schier nur angucken.«

»Mein Sohn.«
»Siehst du. Genforschung im Familienkreis ist eh das einzig Wahre. Da braucht man keine teuren Gentests, um festzustellen, ob man irgendwann mal Gefahr läuft, dick zu werden, Diabetes oder einen Herzinfarkt zu entwickeln.«

Das Spiel mit der Maus oder dem Fußball

»Aber warum ist Dennis schlank – und ich nicht?«
»Weil du den Athleten in dir nicht beschäftigst. Dennis spielt Fußball. Du mit der Maus.«
»Jetzt erklär mir bitte noch mal, was Stoffwechsel ist.«
»Billionen kleiner chemischer Reaktionen, die das, was in der Pizza steckt, im Körper umsetzen. In Energie, in Fettpolster, in Baustoff fürs Gehirn oder fürs Auge oder fürs Immunsystem. Also der Stoff, der auf dem Teller liegt, wechselt in deinen Körper.«
»Und die Pizza stoffwechselt bei mir anders als bei anderen?«
»Genau. Die springt bei dir auf die Hüften. Und bei Jacques verpufft sie in den Muskeln oder als Wärme über die Haut.«
»Das ist ungerecht.«
»Nein. Du bist eben Frank und nicht Jacques.«
»Der sieht aber so gut aus.«
»Du auch.«
»Andreas möchte jetzt noch wissen, was er für ein Typ ist.«

Lohnt der ganze Aufwand, wenn kein Ende in Sicht ist? *Ich meine: Ich muss mein Leben lang darauf achten, was ich esse – und immer in Bewegung bleiben. Nur um die gleiche schlaksige Figur wie Jacques zu haben?!* ***Ist es das wert?***

»Ein Pykniker, wie du. Nur, er ist schlank.«
Rauschen. Frank hat den Hörer zugehalten.
»Jetzt ist er beleidigt rausgegangen.«
»Wieso? Was hast du gesagt?«
»Dass er wie ich ist, Kohlenhydrate aufsaugt wie ein Schwamm.«
»Und deswegen ist er beleidigt?«
»Heiner hat dann noch gesagt: ›Marion hat recht. Schau dich doch mal an …‹ Jetzt haben sie Ehekrach. Und du bist schuld. Und ich bin also ein athletischer Pykniker. Was hilft mir das Wissen?«
»Du bist einer von vielen. Die meisten, die zu Übergewicht neigen, sind Pykniker. Und Eiweißtypen. Du musst halt mit den Kohlenhydraten ein bisschen aufpassen, damit du nicht zunimmst. Ich schicke dir eine Liste mit Regeln.«

Test Welcher Stoffwechseltyp bin ich?

Lange vor der Genforschung hat man sich schon mit Körpertypen beschäftigt. Überall auf der Welt. Im Ayurveda, der traditionellen indischen Heilkunde, spricht man von Vata-, Pitta- und Kapha-Typen.

Der Vata-Typ entspricht unserem Leptosomen. Er ist hager, schlank, begeisterungsfähig, schnell im Handeln. Hat er Stress, nimmt er ab. Er schläft nur leicht und fröstelt viel. Er braucht viele kleine Mahlzeiten und isst am liebsten warm. Und er neigt eher zum Ausdauersport als zur Kraftmaschine. Er entspricht dem Kohlenhydrattyp. Ihn macht die Kartoffel nicht dick. Er hat ein faules SCD1-Gen.

Der Pitta-Typ gleicht unserem Athleten. Er hat einen mittelschweren Körperbau, arbeitet langsam, aber systematisch. Pitta-Typen geben gute Redner ab, sind leicht erregbar und ungeduldig. Sie mögen eher kaltes Essen, vertragen große Portionen – mit langer Pause dazwischen. Und haben eine gute Verdauung. Entspricht eher dem Eiweißtyp.

Der Kapha-Typ entspricht unserem Pykniker. Er hat viel Unterhautfettgewebe, neigt zu Übergewicht. Hat der Pykniker Stress, nimmt er zu. Er schwitzt schnell und tendiert eher zu kalten Speisen. Ihm reicht es, dreimal am Tag etwas zu essen – ohne dass er Hunger verspürt. Er geht ganz gerne im Regen spazieren. Aber Ausdauersport macht ihm weniger Freude als Kraftsport. Er taucht heutzutage als Eiweißtyp in den Medien auf. Zu viel Kohlenhydrate machen ihn dick. Sein SCD1-Gen dürfte sehr aktiv sein. Natürlich gibt es Mischtypen.

Kohlenhydrat- oder Eiweißtyp? Bitte ankreuzen, was zutrifft

Ein Kohlenhydrattyp?

- ☐ Ich kann große Mengen Kartoffeln, Brot oder Nudeln essen, ohne nach etwa einer Stunde wieder hungrig zu werden – und ohne dass es gleich ansetzt. Und wenn es mal ansetzt, dann überall am Körper, auch an den Beinen, den Oberarmen, nicht nur um die Hüften rum.

Ja? Dann freut sich der Stoffwechsel über mehrere Mahlzeiten am Tag, die neben Eiweiß auch ruhig Brot, Nudeln und Reis enthalten dürfen.
Nein? Dann gleich mal weiter testen, ob man zur Spezies der Eiweißtypen zählt. Mit folgenden Fragen findet man heraus, ob einen Kohlenhydrate dick machen.

Ein Eiweißtyp?

- ☐ In den letzten Jahren ist mein Gewicht regelmäßig gestiegen, vor allem um den Bauch herum.
- ☐ Nach einem richtigen Frühstück kommt eher wieder Hunger auf als nach einem ausgefallenen.
- ☐ Eine Stunde nach einer Portion Nudeln oder Kartoffeln oder Brot lockt mich das Sofa – oder es muss etwas Süßes oder wenigstens ein Kaffee mit Zucker her.
- ☐ Eine kleine Portion Kekse, Brot oder Schokolade wächst sich meistens aus in eine große.
- ☐ Etwa zwei Stunden nach dem Essen kommt Hunger auf. Dazu gesellen sich Müdigkeit, Lustlosigkeit, Konzentrationsschwäche und Gereiztheit. Nach einem Bissen geht es mir gleich besser.
- ☐ Stress macht mich hungrig – vor allem auf etwas mit Kohlenhydraten: Kekse, Schokolade, salzige Knabbereien, Nudeln, Pizza ...
- ☐ Süß schmeckt es immer noch am besten. Im Kaffee oder Tee dürfen Zucker oder Süßstoff nicht fehlen.
- ☐ Über Kummer trösten mich Schokolade oder Kekse.
- ☐ Stimmungsschwankungen von traurig bis euphorisch, von nervös bis matt sind mir nicht unbekannt.
- ☐ Kleiner Gen-Test: In der Familie leidet jemand unter Altersdiabetes, also Diabetes Typ 2.
- ☐ Mein Bauchumfang ist größer als 80 Zentimeter (Frauen) beziehungsweise 94 Zentimeter (Männer).

Bitte alle Kreuzchen zählen.
Das Ergebnis: ____

Die Auswertung

Jedes Kreuzchen zeigt, dass die Kohlenhydrate einen ganz schön im Griff haben – und dass man eher den Stoffwechsel eines Eiweißtypen hat. Leider hat man dann wahrscheinlich schon zu viel Insulin im Körper – der Grund, warum man leicht zunimmt und schwer abnimmt. Die Autobahn in den Diabetes. Schon drei Kreuzchen bedeuten, man sollte sicherheitshalber zum Arzt gehen, den Nüchtern-Insulinspiegel messen oder einen Glukosetoleranz-Test machen (Seite 177). Die gute Nachricht: Auch wenn schon die Vorstufe zum Diabetes (Glukose-Intoleranz, zu viel Insulin) vorliegt, wird man das wieder los – durch GLYX-niedrig-Essen plus Bewegung (Seite 48).

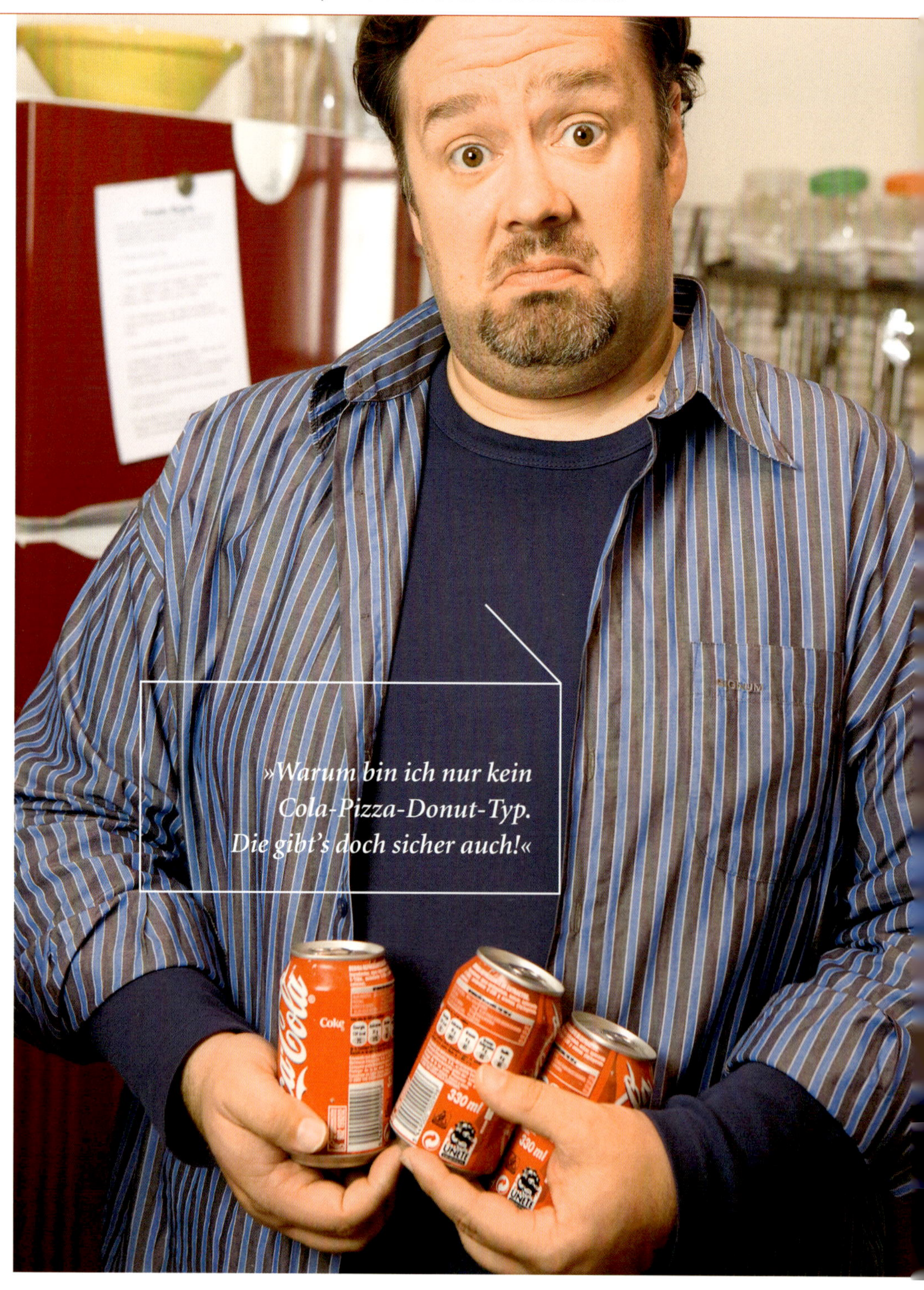
»Warum bin ich nur kein
Cola-Pizza-Donut-Typ.
Die gibt's doch sicher auch!«

11 Regeln: So können sich Eiweißtypen schlank essen

01 An Ei, Fisch, Geflügel und Gemüse satt essen, die Beilage an den Rand schieben – und in kleinen Portionen genießen.

02 GLYX-niedrig essen. Sprich: Natur pur. Sodass Zuckermolekülchen in kleinen Portionen in der Leber ankommen. Dann schalten die Aus-Zucker-mach-Fett-Gene auch nicht auf Akkordarbeit.

03 Nahrungsmittel mit hohem GLYX minimieren. Alles, in dem Zucker und Stärke drin ist, vor allem industriell Verarbeitetes, landet zum Großteil in der Fettzelle.

04 Drei Mahlzeiten sind genug. Jede sollte Eiweiß, also Fisch, Geflügel, Eier, Käse, Milchprodukte oder Hülsenfrüchte enthalten. Dazwischen vier bis fünf Stunden Pause lassen.

05 Wenn keine Zeit zum Kochen ist: Einen Eiweiß-Shake mixen (ohne Süßstoff!).

06 Auf genug wertvolle Öle achten, also fetten Fisch, Olivenöl, Nüsse. Milchprodukte sollten auch nicht mager sein. Fleisch und Wurst hingegen wohl.

07 Eine Hauptmahlzeit am Tag kohlenhydratfrei. Nichts Süßes (auch keine süßen Getränke), kein Obst, keine Beilage. Drei- bis viermal die Woche abends.

08 Stress bitte nicht mit Essen lindern, vor allem nicht mit Süßem. Lieber ein paar Minuten aufs Trampolin, eine gute Freundin anrufen ...

09 Aktiver sein als die Aus-Zucker-mach-Fett-Gene. Das schaltet sie aus. Heißt: viel bewegen. Dann verbrennen die Muskeln den Kohlenhydratüberschuss. Und man ist seinen Genen nicht machtlos ausgeliefert.

10 Wenn man Bewegung in sein Leben eingebaut hat, kann man zu jedem Essen Kohlenhydrate genießen: GLYX-niedrig. Der Muskel verbrennt sie.

11 Wenn man genug abgenommen hat und sich ausreichend bewegt, machen die Kohlenhydrate auch immer weniger Probleme. Man darf mehr und mehr auch mal was mit hohem GLYX genießen – ohne dass es auf die Hüften wandert.

Was gibt's zum Frühstück – und was als kleinen Zwischen-Snack?

Frank hält strahlend eine Packung hoch: »Schau mal, ich habe eine Packung Cornflakes gekauft, die ist sicherlich gut. Da ist ein Mensch drauf, der fliegt. Da muss man ja leicht werden, wenn man das isst. Und es steht drauf: 0,01 Prozent Fett.«

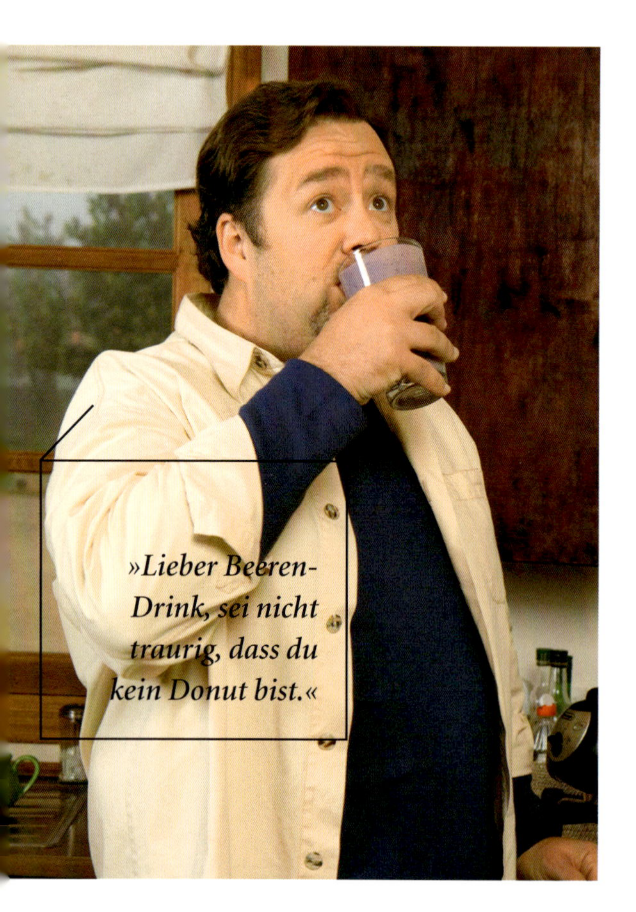

»Lieber Beeren-Drink, sei nicht traurig, dass du kein Donut bist.«

»Ja, die sind gut, wenn du danach zwei Stunden Sport machst. Dann verbrennst du den Zucker, der da drin ist, wenigstens.«

Warum denn kein Nutellabrot?

»Kürzlich war so ein Arzt im Fernsehen, der hat erzählt, dass man morgens seinen Kohlenhydrathaushalt trainieren muss. Der empfiehlt seinen Patienten drei Nutellabrote. Und die darf man nicht nur essen, die muss man essen. Ich glaube, ich mach lieber seine Diät.«
»Du kannst ja mal fragen, ob er dich als Patient aufnimmt.«
»Gib mir seine Nummer.«
»Such sie dir selbst im Internet.«
»Du verstehst null Spaß!«
»Betreu du mal ein quengeliges 150-Kilo-Kind, das ständig nach Lutscher schreit.«
»146 Kilo.«
»Hast du dich etwa heute schon wieder gewogen?«
»Ja. Das motiviert mich.«
»Immerhin siehst du so: Es funktioniert.«
»Aber ohne Nutellabrot …«
»Wenn du morgens Nutellabrot essen willst, dann tu das. Aber nörgle mich nicht an, wenn du nach zwei Stunden wieder Hunger hast. Und dann musst du abends immer deine Beilagen weglassen. Da möchte ich

dich mal sehen. Keine Pizza-Abende mit deinen Freunden mehr, kein Brötchen zum Salat. Kein Kartöffelchen zum Fisch …«
»Okay, okay, okay.«
»Ich weiß gar nicht, warum du auf einmal frühstücken willst. Ich dachte, das ist die Mahlzeit, die dir am wenigsten fehlt.«
»Ist sie ja auch.«
»Also dann … Trink den Früchte-Eiweiß-Drink. Oder iss ein Müsli mit Joghurt und Früchten. Ein Vollkornbrot mit Olivenöl, Käse und Tomaten. Mach dir meinetwegen zwei Rühreier mit Kräutern und Gemüse.«

Kleine Pausenfreuden

»Und wenn ich mit Jacques ins Café gehe?«
»Da gibt's auch andere Dinge als Kuchen. Wenn du nichts auf der Karte findest, dann bestell dir einfach zwei Eier im Glas.«
»Und darf ich ein Brötchen dazu essen?«
»Natürlich. Wenn du Olivenöl draufträufelst und noch zwei Tomaten dazu isst.«
»Darf ich die Cornflakes nicht knabbern, wenn ich zwischendurch mal Hunger hab?«
»Dann stoppen sie die Lipolyse, also den Fettabbau. Du unterbrichst mit einem GLYX-hohen Snack wie Cornflakes einfach die Phase, die dein Körper braucht, um Fett zu verbrennen.«
»Okay. Was ess ich dann?«
»Am besten Gemüse oder ein paar Nüsse. Ein Stückchen Käse geht auch. Hüttenkäse mit einer Tomate. Eine halbe Avocado. Einen Kräuterquark. Einen sauren Apfel, einen Joghurt mit einem Teelöffel Akazienhonig drin. Eben irgendetwas, was auf deiner Survival-Liste steht. Du kannst dir auch einen Tomatensaft mit zwei Esslöffeln von deinem Erbsenpulver machen.«
»Und was tue ich abends beim Fernsehen? Da denke ich bestimmt nicht: Uiiiii, jetzt habe ich aber Lust auf einen leckeren Gemüsesaft mit Pulver.«

Wenn man morgens schon in die GLYX-Falle tappt, kommt man den ganzen Tag nicht mehr raus. Und ein falscher Snack stoppt den Fettabbau.

»Ein paar Nüsse, ein Rippchen Bitterschokolade. Eine Schale Beeren. Ein selbst gemachtes Früchte-Sorbet ohne Zucker, Kräuterquark mit Gemüsestreifen. Oft reicht schon, wenn man was zum Trinken hat, das einem schmeckt. Einen Früchtetee, ein Gläschen Wein.«
»Eine Marionade.«
»Genau.«
»Und was mach ich nun mit der Packung Cornflakes?«
»Nimm den Inhalt als Verpackungsmaterial, wenn du was verschickst. Hat eh den gleichen Nährstoffgehalt.«

INFOZEPT

Das passt auf den Frühstücksteller, das in die Snack-Pause ...

Warum ist das Marmeladenbrot, die Schüssel Cornflakes ein schlechter Start in den Tag?

Wer morgens mit schnellen Kohlenhydraten (Weißmehl, Zucker) in den Tag startet, hat den ganzen Tag über Hunger. Eiweißtypen (Seite 65) sollten deshalb morgens lieber GLYX-niedrig beginnen. Nur dann haben sie die Chance, auch auf die Botschaften ihres Körpers zu hören. Und das zuckerhungrige Gehirn (mehr dazu ab Seite 156) ergreift nicht die Macht über den ganzen Tag.

Muss ich als Frühstücksmuffel etwas essen?

Nein. Wer morgens nichts runterbringt, sollte sich dazu auch nicht zwingen. Die Regel »Iss morgens wie ein Kaiser« stammt aus einer Zeit, in der wir auf dem Feld geschuftet haben. Um vier Uhr. Und um zehn haben wir uns an den Frühstückstisch gesetzt. Nach sechs Stunden Schwerstarbeit waren die Kohlenhydratspeicher leer. Die musste man auffüllen.

Wann essen Frühstücksmuffel dann?

In keinem Fall erst, wenn sie hungrig vor der Bäckerei stehen. Idealerweise nimmt man für unterwegs einen Joghurt-/Buttermilch-Früchte-Shake in der Thermoskanne mit. Davon kann man auch im Auto schnell mal trinken. Oder man packt einen Apfel ein.

Wie sieht ein idealer süßer Start in den Tag aus?

Eiweiß plus zuckerarme Früchte, wie Äpfel, Orangen, Grapefruits, Beeren. Eiweiß in Form von Milchprodukten hält satt – und liefert dem Körper wichtigen Baustoff. Obst schenkt Energie in Form von Vitalstoffen. Wer will, kann das Ganze noch mit Vollwert-Müsli bissfest machen.

Und der ideale herzhafte Start?

Eiweiß plus Gemüse. Eiweiß in Form von Eiern, Quark, Käse, Fisch oder Schinken hält satt. Gemüse liefert dem Körper Energie spendende Vitalstoffe. Wer will, kann das Ganze mit einem Vollkornbrot bissfest machen.

Ich brauch Abwechslung und habe morgens keine Zeit – was tun?

- Eine Avocado schälen und mit einem Becher Joghurt im Mixer pürieren.
- Eine Birne mit 100 g Quark und 30 g zerdrücktem Roquefort essen.
- 150 g Beeren mit 150 g Kefir im Mixer pürieren oder unter 150 g Quark mischen. Mit Akazienhonig süßen.
- 150 g körnigen Frischkäse mit Tomaten und Kräutern vermischen. Salzen, pfeffern.
- 70 g Räucherfisch auf Pumpernickel.
- Eine Grapefruit essen, dazu ein Glas Sojamilch trinken.

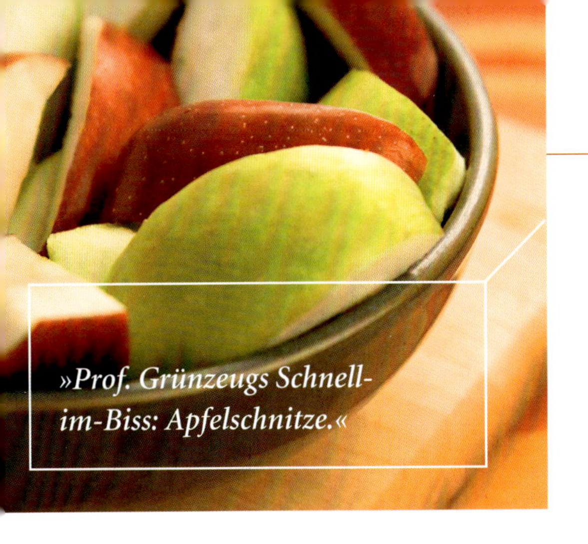
»Prof. Grünzeugs Schnell-
im-Biss: Apfelschnitze.«

Es heißt doch immer, mehrere kleine Mahlzeiten am Tag wären gut?

Das gilt nur für Kohlenhydrattypen. Bei Eiweißtypen, die abnehmen müssen, ist das fatal für die Linie. Ein Snack, vor allem wenn er schnelle Kohlenhydrate (Zucker, Stärke, Weißmehl) enthält, stoppt den Fettabbau.

Was tun, wenn man trotzdem Hunger hat?

Hungern sollte man nie! Der Hunger ist eh stärker als der Wille. Man merkt nach ein paar Tagen sehr genau, ob man die Zwischenmahlzeit braucht oder nicht. Manchmal braucht man sie einfach. Dann soll man sie sich natürlich auch gönnen. GLYX-niedrig, damit der Fettabbau weitergeht.

Wie viele Nüsse oder Kerne tun mir gut?

20 bis 30 Gramm. Das sollte man einmal abwiegen, dann weiß man, dass es eine kleine Handvoll ist. Damit schützt man das Herz, liefert Zündstoff für den Energiestoffwechsel. Und bremst nicht den Fettabbau. Natürlich gilt das nur für Nuss natur. Ohne Salz, ohne Schokomantel.

Kann ich zwischendurch mal ein Glas Milch trinken?

Ja, mal, ein kleines. 0,2 Liter mit natürlichem Fettgehalt. Das zählt als Snack. Wer Kakao liebt, der würzt das Ganze mit natürlichem Kakaopulver, etwas Zimt, ohne Zucker, mit einem Löffelchen Akazienhonig. Eine Leserin aus dem GLYX-Forum macht sich immer Milchschaum und würzt ihn mit Kakao. Auch gut: Buttermilch, Kefir. Natürlich ohne Chemie (Seite 85).

Was kann man sich schnell mal zwischendurch reinschieben?

Eigentlich nichts. Zeitlos sollte man sich so etwas Wunderbarem wie Essen nicht widmen. Aber bitte:

- 3 Scheiben roher Schinken, um Gemüse gerollt.
- Quark mit Kräutern auf einer kleinen Scheibe Pumpernickel.
- 1 EL Müsli (ohne Zucker) im Joghurt mit 1 TL Akazienhonig.
- 1 Apfel, in Schnitze geschnitten.
- 1 gekochtes Ei mit 1 Tomate oder mit ¼ Salatgurke.
- 1 Becher körniger Frischkäse mit Kräutern, Tomate, Zwiebeln, Salz und Pfeffer.
- 2 Scheiben Räucherlachs mit Meerrettich, 1 kleine Scheibe Pumpernickel.
- 100 g Apfelmus (ohne Zucker) mit 150 g Quark verrührt.
- Zucchinichips, so viel man will (Rezept auf Seite 188).

Im Sommer mag ich gerne mal ein Eis zwischendurch, darf man das?

Kein Problem, Eis kann man sich selbst machen: Frisch gepressten Saft oder Joghurt mit pürierten Beeren in Eisbehälter füllen. Einfrieren und eiskalt genießen. Einfach mal einen Blick ins große GLYX-Kochbuch werfen (Büchertipps auf Seite 202).

Warum man den Schinkenrand ruhig genießen kann

Wir treffen uns Montagmorgen zum Frühstück am Rathausplatz. Frank sitzt schon vor einem Vollkornbrötchen mit Olivenöl, Schinken und Tomaten und pult gedankenverloren mit Sorgenfalten auf der Stirn den Fettrand vom Schinken weg.
»Was machst du da?«
»Den Genuss entfernen.«
»Genau. Aber das musst du nicht. Sollst du sogar nicht.«
»Das Fett kann ich mir doch gleich auf die Hüften kleben.«
»Hat man lange gedacht, ist aber nicht so.«
»Willst du mir jetzt erzählen, dass Fett nicht fett macht?«
»Jein. Es kommt auf das Fett drauf an. Das am Schinken siehst du. Das enthält zudem eine Fettsäure namens CLA, und die sorgt dafür, dass man Muskeln auf- und Fett abbaut. Da hat man Studien gemacht mit Bodybuildern.«
»Und du erzählst mir jetzt gleich: Die sind dick geworden, weil sie den Schinkenrand nicht gegessen haben.«
»So ungefähr. Die haben unter einer fettarmen Diät massiv Muskeln verloren – und Fett angesetzt.«
»Ich glaub's nicht. Was macht denn dann meinem Bauch so rund, wenn nicht der Schinkenrand?«
»Zucker, Mehl. Die hat deine Leber in Körperfett umgewandelt. Natürlich tut sie das auch mit tierischen Fetten aus der Wurst, der Soße, dem Fertigprodukt. Das Problem ist doch nicht, dass im Schinken Fett ist, sondern dass in deinem Bauch zu viel Fett drin ist. Und das Zuviel ist nur drin, weil dein Stoffwechsel nicht richtig funktioniert. Weil dein Gehirn nie satt ist – und dein Körper alles hortet, was du ihm anbietest.«

Ein schlechtes Gewissen macht viel dicker als Fett. Es setzt den Körper unter Stress. Der drosselt den Fettabbau.

»Mein Gehirn braucht den Schinkenrand?«
»Ja. Es ist nur zufrieden, wenn alles im Körper ankommt, was dieser braucht. Fehlt ein Nährstoff, schickt es dich weiter an den Kühlschrank. Das gilt auch für bestimmte Fettsäuren. Für die aus Pflanzen, aus Fisch, aus Nüssen, aus Milchprodukten – und sogar für die aus dem Rand vom Schinken. Nur zu viel davon ist halt nicht unbedingt dienlich.«

»Warum gibt es dann Light-Produkte?«

»Weil sich das gut verkauft. Vor allem, weil es Hunger auf mehr macht.«
»Das heißt, ich muss nicht die 0,5-prozentige Milch trinken. Die sieht so aus wie das Wasser, das die Waschmaschine nach der Wäsche wieder in die Kanalisation lässt.«
»Nein. Trink die Milch so, wie die Natur sie aus dem Euter lässt. Das Gleiche gilt für Joghurts und andere Milchprodukte: Natürlicher Fettgehalt ist besser. Dafür haben wir ein genetisches Programm. Damit machst du auch das Gehirn satt.«
»Und Käse?«
»Da würde ich von den ganz fetten Sorten nur ein kleines Stück essen. Und von der Sahne braucht man auch nicht einen ganzen Becher in der Soße.«
»Butter?«
»Besser als das Kunstprodukt namens Margarine. Trag sie halt dünn auf. Und tu mal Olivenöl aufs Brot, unterm Schinken. Und Quark unter den Fruchtaufstrich.«
»Und womit soll Kirsa kochen?«
»Mit Olivenöl.«
»Und das macht nicht dick?«
»Nein. Genauso wenig wie eine Avocado oder fetter Fisch. Dick macht nur das schlechte Gewissen, das du hast, wenn du etwas Fettes isst.«
»Du bringst mein Weltbild durcheinander.« Sagt Frank und schiebt ein Stück Schinken in den Mund – mit Fettrand.

Da haben sie einem immer erzählt: Fett macht dick. *Und dann hast du immer ein schlechtes Gewissen, wenn du das siehst – als Butter, als Pünktchen in der Salami, als Salatöl, als Nuss … Und wenn du es nicht siehst, wie in der Fleischwurst oder im Kartoffelpuffer oder in der Soße, hast du kein schlechtes Gewissen. So macht beides dick: das schlechte Gewissen bei dem, was eigentlich nicht dick macht, das Fett in dem anderen … Schräge Welt.*

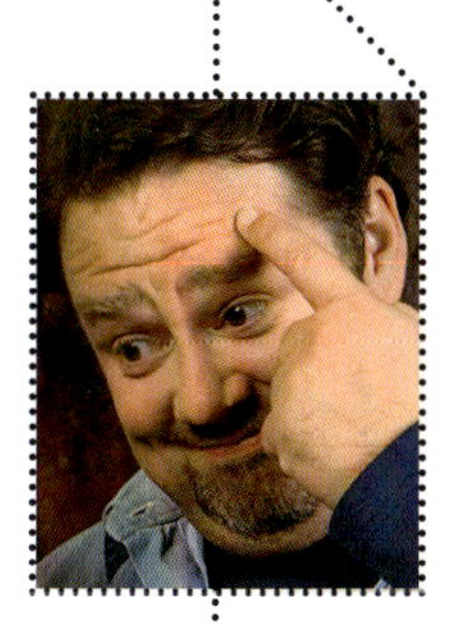

INFOZEPT

Fett macht nicht fett – oder?

Warum halten Fit-Fette schlank?

Fette aus Pflanzen, Nüssen und Fisch regulieren, was und wie viel wir essen. Und sie beeinflussen andere Mitspieler beim Fettauf- und -abbau an Bauch und Po. Wie tun sie das? Sie senken den Insulinspiegel. Sie locken gute Eicosanoide, also Gewebshormone, die den ganzen Menschen auf gesund trimmen. Sie normalisieren das Appetithormon Leptin. Sie stimulieren Hormone und Enzyme, die den Fettstoffwechsel anregen. Und sie erhöhen die Thermogenese, sorgen also dafür, dass Kalorien als Wärme über die Haut verpuffen (Seite 16).

Was soll man auf den Salat tun?

Gute kaltgepresste Öle wie Olivenöl (nativ extra), Rapsöl, Nussöle kann man genießen, so viel man will. Ein Muss für die Gesundheit: täglich ein Teelöffel Leinöl. Ruhig auch probieren: Hanföl. Sparsam sein mit Weizenkeimöl, Maiskeimöl, Sojaöl, Sonnenblumenöl. Ihre Omega-6-Fettsäuren verdrängen die guten Omega-3-Fettsäuren.

Was passt in die Pfanne?

Zum Braten nimmt man Olivenöl (nativ extra) oder Rapsöl. Da beide Öle reichlich einfach ungesättigtes Fett liefern, kann man sie gut erhitzen. Nur: Rauchen sollte es nicht. Gut zur Abwechslung: Erdnussöl, Sesamöl. Butter darf ruhig auch mal in die Pfanne – in kleinen Mengen. Aber nicht zu stark erhitzen.

Was schmiert man am besten aufs Brot?

Butter, dünn. Wenn überhaupt Margarine, dann nur eine gute aus dem Reformhaus. Quark passt gut unter Marmelade. Und unter den Fisch, den Schinken, die Tomate träufelt man Olivenöl. Auch fein: pürierte Avocado als Brotaufstrich oder ein Nussmus aus dem Reformhaus oder Bioladen.

Welcher Fisch macht glücklich?

Lachs, Thunfisch, Dornhai (Schillerlocken), Makrele und Hering liefern neben den Fatburnern Eiweiß und Jod auch den Glücksbringer DHA (Docosahexaensäure) und das aspirinähnliche EPA (Eicosapentaensäure). Diese Omega-3-Fettsäuren machen glücklich, schlank und bieten Schutz für empfindliche Nervenzellen. Am besten dreimal pro Woche fetten Seefisch essen (oder wenn man keinen Fisch isst: Fischölkapseln in der Apotheke holen).

Darf ich wirklich Nüsse knabbern?

Ja. Sie liefern gesunde Fettsäuren. Etwa 30 Gramm pro Tag gehören auf den gesunden Schlankplan. Auch gut für Nerven und Herz: Sesamsamen, Sonnenblumenkerne, Leinsamen und Kürbiskerne. Gesalzene, geröstete Nüsse lieber links liegen lassen.

Welches Fleisch hält schlank?

In Fleisch steckt viel Eiweiß, aber oft auch viel Fett, vor allem in Wurst. Gute Wahl: geräucherter Schinken, Bündner Fleisch,

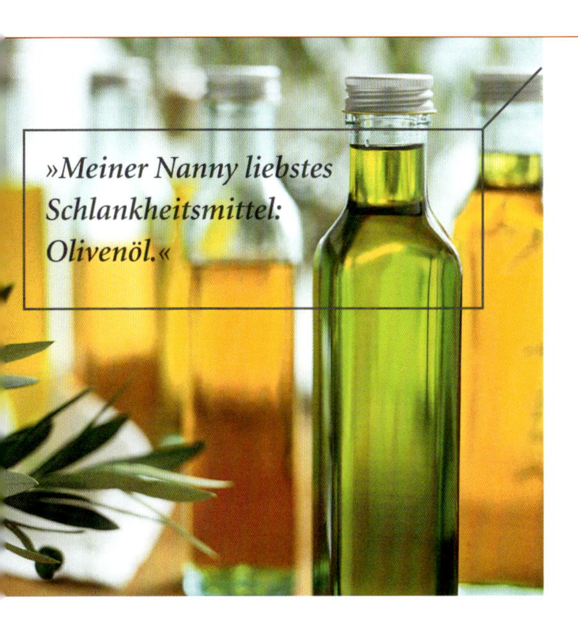
»Meiner Nanny liebstes Schlankheitsmittel: Olivenöl.«

Geflügelwurst, Corned Beef, Roastbeef, Rinderfilet, Kalbsfilet, Kalbsschnitzel, Lammkeule oder Lammrücken, Putenbrust, Hähnchenbrust, Wild wie Hase und Rehrücken. Nur in ganz kleinen Mengen und selten genießen: Wiener Würstchen, Fleischwurst, Fleischkäse, Jagdwurst, Leberwurst, Bratwurst, Mettwurst, Münchner Weißwurst, Salami, Speck, Schweinefleisch, Rinderhackfleisch, Rinderhals, Ente, Gans, Suppenhuhn und Lammkotelett.

Welcher Käse schließt den Magen?

Von fettarmen Käsesorten – bis zu 30 Prozent Fett i. Tr. – kann man eine größere Portion essen: zum Beispiel Camembert, Edamer, Romadur und Tilsiter. Auch gut: Feta, Schafskäse, Mozzarella. Aber bitte zum Käse nur Brot mit niedrigem GLYX wählen (Seite 185). Wenig Fett liefern auch: körniger Frischkäse, Harzer, Korbkäse, Mainzer Handkäse und Limburger.
Hiervon lieber kleine Häppchen genießen: Appenzeller, Bavaria blue, Bergkäse, Brie, Cambozola, Camembert (60 Prozent), Edelpilzkäse, Emmentaler, Gouda, Gruyère und Parmesan.

Ist Magermilch nicht besser?

Nein. Der Körper schickt das wenige Fett, das drinsteckt, eher auf die Hüfte. Milch und Milchprodukte lieber mit natürlichem Fettgehalt (3,5 Prozent), so wenig behandelt wie möglich genießen.

Diese Fettnäpfchen bitte meiden

Gesättigte und gehärtete Fette in Fertigprodukten, Butter- und Schweineschmalz, Rindertalg und Palmöl schädigen die Blutgefäße und lassen sich unschön auf den Hüften nieder. Die herzschädigenden trans-Fette stecken in billiger Margarine, in raffinierten Ölen, in Frittieröl und in Fertigprodukten. Auch Arachidonsäure fördert Entzündungen und dickmachende Prozesse im Körper. Sie steckt vor allem in Schweinefleisch, Innereien und Geflügelhaut.

Warum ist tierisches Fett doch nicht so schlimm?

Tierisches Fett ist doch nicht so ungesund, wie bisher geglaubt. Es enthält nämlich die konjugierte Linolsäure, CLA genannt. CLA bremst das Stresshormon Cortisol, das an den Muskeln knabbert. Zahlreiche Tierstudien bestätigen, dass die Säure vor Krebs schützt. Weitere Studien zeigen: CLA macht schlank. Diskutiert wird auch, dass CLA Diabetes und Allergien vorbeugt und das Blut flüssig hält. CLA-Fette stecken in Butter, Milch, Milchprodukten, Lamm, Rind, Kalb – allerdings nur, wenn das Tier nicht mit Getreide gemästet wurde, sondern viel Gras fraß. Bio eben.

Warum Nichtessen oft leichter ist – aber dick macht

Ich komm mir vor wie ein Kindermädchen. Heute hat mir Frank ganz stolz eine 5,3-Megabyte-Movie-Datei geschickt, auf der er erzählt, was er so isst – vielmehr nicht isst. Bevor ich mir wieder einen Schokokeks reinschob, bin ich lieber aufs Trampolin, wirkt eh besser. So hab ich mich aufgeregt! Da sagt er zum Beispiel: »Also ich merke, dass ich am besten abnehme, wenn ich wenig esse. Weil ich gar keine Zeit habe zu essen.«
Weiter im Text: Er komme erst um 12 Uhr zum Frühstücken. 3 Eier. Das werde ihm langsam langweilig. Immer diese drei Eier. Er esse nachmittags um vier das Mittagessen: Dinkelnudeln mit Thunfisch – um seine Vier-bis-fünf-Stunden-sollte-ich-nichts-essen-Regel einzuhalten. Um 22 Uhr gab es dann zwei kleine Stückchen Pute. »Kirsa hat mir ein paar Karottenraspeln drübergerieben.« Und dann habe er einfach ein Problem, er brauche noch dringend was Süßes. Und er nähme dann einfach ein Glas Milch, »wirklich ein ganz, ganz kleines« mit einer Flakes-Fertigmischung. Alles wäre wunderbar, er fühle sich ja viel leichter, die Hosen wären weiter, und die Diät funktioniere ja auch wunderbar. Aber satt wäre er eigentlich nicht. Zumal man sich ohne Hamburger und Pizza ja überhaupt nicht satt fühlen könne.
Ich ruf ihn an, er möchte kommen, wir müssten uns dringend unterhalten.
Ich denke: Das wird nie was. Warum kapiert der das nicht?

Gemüse vertreibt dick machende Darmbakterien.

Er versteht es einfach nicht

Wie immer fröhlich, tanzt Frank an, zieht ständig den Hosenbund hinten hoch. Also: Abgenommen hat er. Fragt sich nur was?
»Was hast du heute gegessen?«
»Nix. Jetzt wäre eigentlich Zeit dafür, aber jetzt bin ich ja bei dir.«
Ich mache ihm Roggenschrotbrot-Schnitten mit Käse, Tomaten, Gurke, Zwiebeln und Schnittlauch. Eben etwas, das schnell geht.
»Das Grüne da ess ich nicht«, mault er.
»Weißt du, was das Grüne ist?«
»Ne. Aber das schmeckt mir nicht.«
»Warum?«
»Weil es grün ist.«
Ich lege ihm reichlich Gurkenscheiben auf sein Käsesandwich.
»Du solltest mehr Gemüse essen.«

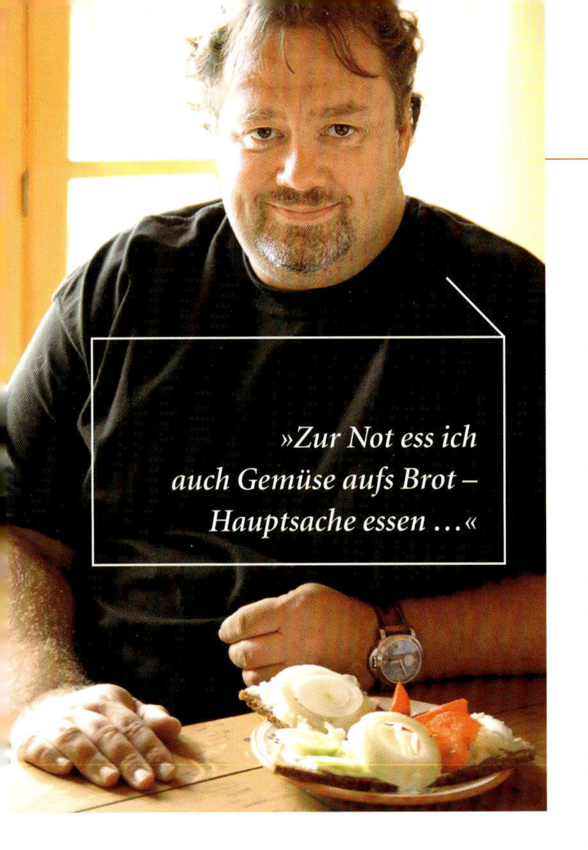

»Zur Not ess ich auch Gemüse aufs Brot – Hauptsache essen ...«

»Brauch ich nicht. Ich nehm doch ab.«
»Brauchst du schon, wenn du nicht sofort zunehmen willst, sobald du 'ne Pizza isst.«
»Pizza macht nicht dick, wenn ich dazu Dinge esse, die ich nicht mag? Wo ist denn da die Logik?«
»Sicherlich kannst du dich an den Chemieunterricht erinnern: Da lag etwas in einer Petrischale und hat sich nicht gerührt, dann hat der Lehrer eine bunte Flüssigkeit dazugetropft, und es hat bumm gemacht.«

Ohne Katalysatoren keine Reaktion in Richtung schlank

»Eine chemische Reaktion findet nur statt, wenn man einen Katalysator hat. Einen Stoff, der diese Reaktion in Gang bringt oder beschleunigt.
Und das, was dein Körper mit der Pizza macht, ist nichts anderes als viele kleine chemische Reaktionen. Und diese Reaktionen, dein Energiestoffwechsel, braucht als Katalysatoren sogenannte Enzyme. Die setzen all die chemischen Reaktionen in Gang, die zum Verwerten der Nahrung nötig sind. Verwerten heißt: Stoffwechsel. Die Stoffe vom Teller wechseln in deinen Körper: die Omega-3-Fettsäure vom Leinöl in dein Gehirn, das Beta-Carotin der Karottenraspel ins Auge, die Putenbrust in die Muskeln, in dein Immunsystem, ins Gehirn für Botenstoffe der guten Laune.
Nur: Diese Katalysatoren, diese kleinen Stoffwechselarbeiter namens Enzyme brauchen Gemüse. Und sie brauchen Nüsse. Und sie brauchen Obst. Und sie brauchen Fisch ... Diese Enzyme brauchen lauter Dinge, die Biostoffe liefern, die die chemischen Reaktionen in deinem Körper so steuern, dass du Muskeln, Sehpurpur, Blut und Immunsystem aufbaust – und Fett abbaust. Verstanden?«
»Klar. Gibt's da keine Katalysatoren-Pille?«
»Die wäre so groß wie ein Fußball.«
»Und was ist, wenn ich nur die Pizza esse?«
»Dann gibt es, etwas vereinfacht ausgedrückt, nur *eine* Reaktion in deinem Körper: Die Fettzelle schluckt sie.«

Das Hauptproblem ist: Gemüse nur auf der Pizza

»Wenn du keine Ballaststoffe isst – die stecken in Gemüse, Obst, Vollkorn –, dann legen sich deine guten Darmbakterien nieder und schlafen und sind zu faul, sich zu

vermehren. Dafür züchtest du dir da unten viele ›Mr. Smithiis‹. Das sind Bakterien, die aus jeder Pizza, jeder Pommes, jedem Keks, die du isst, mehr Kalorien rausholen. Die machen dich zum guten Futterverwerter. Mit Verstopfung.«
»Und jetzt?«
»Du isst einfach mehr Gemüse – und züchtest dir so Mr.-Smithii-Gegner.«

Mr. Smithii und die Kohlenhydrate

Mast durch Mikroben – gibt's das wirklich? Ja! Die Darmflora entscheidet mit, ob wir dick werden oder nicht. Neuerdings beschäftigt sich die Forschung mit einem ganz bestimmten Darmbakterium, Methanobrevibacter smithii. Es arbeitet als Müllschlucker im Darm und macht den Weg frei für Bakterien, die Kohlenhydrate abbauen. Und die liefern dann etwa 15 Prozent mehr Energie aus dem Keks, dem Brot, der Nudel, die man isst. Menschen, bei denen Mr. Smithii nicht im Darm wohnt, sind also schlechtere Futterverwerter.
In den folgenden 30 Minuten erkläre ich Frank, dass er, wenn er langfristig abnehmen will, etwas mehr richtig tun sollte. Falsch heißt:

- Sich akribisch an Regeln halten.
- Wenig essen.
- Immer drei Eier zum Frühstück essen.
- Kein Gemüse essen.
- An Werbeversprechen auf der Packung glauben.

Also, mit dem kleinen Jod-S11-Körnchen-Guru wette ich lieber nicht mehr. *Ich dachte echt, die will mir mit einem Trick das Grünzeugs schmackhaft machen, indem sie mir erzählt: Kein Gemüse, falsche Darmbakterien – das macht dick. Aber:* ***14000 Einträge in Google!*** *Die Wette hab ich glatt verloren. Jetzt muss ich 10 Kilo Tomatensoße einkochen …*

Frank geht – mit seinem neuesten Infozept. Ich räume den Teller ab, darauf liegt noch ein kleines Stückchen Schnittlauch. Grün. Macht nichts. Er hat richtig viel Gurke gegessen.

Am nächsten Morgen bekomme ich diese E-Mail: »Zum Frühstück gab es zwei Scheiben Vollkornbrot mit Frischkäse, Zwiebeln, Gurke und Tomaten. Und ich hab noch nichts getrunken. Ich versuch jetzt mal, was zu trinken.«

12 Tricks, wie man Gemüse ins Leben integriert

01 Täglich ein Glas Gemüsesaft trinken (natürlich am besten frisch gepresst – ich weiß, das macht nur einer von 1000). Wer über 120 Kilo wiegt, reichert das noch mit 2 Esslöffeln Erbseneiweißpulver an.

02 Kühlschrank mit Gemüse füllen, beim Öffnen ein Stück essen.

03 Immer einen Salat oder eine Minestrone (Gemüsesuppe) vor dem Essen genießen.

04 Als Snack (statt Obst) einbauen: zum Beispiel körnigen Frischkäse mit Kräutern, Tomate und Zwiebel.

05 Zu jedem Stück Käse ein Stück Gemüse essen.

06 Jede Kohlenhydratbeilage ist erlaubt, wenn die Gemüseportion doppelt so groß ist.

07 Auf jede herzhafte Scheibe Brot kommt auch Gemüse.

08 Beim Arbeiten oder Fernsehen immer ein Schälchen Gemüsestreifen neben sich stehen haben. Warum nicht mit Joghurt-Kräuter-Dip?

09 Einfach mal Gemüse-Chips ausprobieren – Rezept siehe Seite 188.

10 Im Gefrierschrank immer ein Päckchen Tiefkühlgemüse haben – für ein Schnellgericht.

11 Gemüsesuppe macht satt – und liefert viele Mineralstoffe. Einen großen Topf davon kochen, portionsweise einfrieren. Ideal für den Hunger zwischendurch. Lässt sich auch prima in der Thermoskanne mitnehmen.

12 Immer auf Vorrat haben: Tomatensoße für eine schnelle, gesunde Pasta. Das Wette-verloren-Rezept steht auf Seite 189.

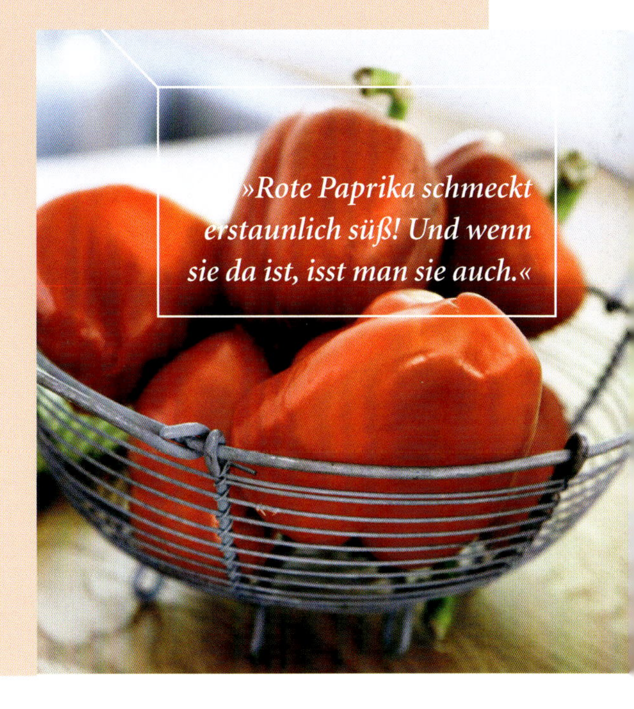

»Rote Paprika schmeckt erstaunlich süß! Und wenn sie da ist, isst man sie auch.«

INFOZEPT

Schlank durch Dick- und Dünndarm

Der Mensch ist, was er isst?

Ja. All das, was auf dem Teller liegt, stoffwechselt in den Körper. Der Dickmann wie die Erdbeere. Fehlt uns ein Stoff, bauen wir ab: Gute Laune, Energie, Muskeln, Gesundheit gehen flöten – nur nicht die optischen Jahre.

Kann man durch Essen den Energieverbrauch erhöhen?

Ja. Der Experte spricht von Thermogenese. Kalorien verpuffen als Wärme über die Haut. Eiweiß, gesunde pflanzliche Öle, Gemüse regen die Thermogenese an.

Wenig essen ist nicht die Lösung?

Nein. Klug essen ist die Lösung. Lebensmittel essen, die viele Nährstoffe enthalten und satt machen. Das produziert nur die Natur: Fisch, Eier, Fleisch, Milchprodukte, Körner, Samen, Nüsse, Hülsenfrüchte, Gemüse, Obst ...

Ist das wahr: Dick durch Mikroben?

Ja. In den USA untersuchten Forscher über ein Jahr lang die Mikroben in Gedärmen schlanker und dicker Menschen und stellten fest: Je nachdem, welche Bakterien vorherrschen, entstehen im Darm mehr Zucker und Fette. Bei Dicken fanden sie mehr von den guten Futterverwertern namens Firmicutes. Und von den schlechten Futterverwertern, den Bacteroidetes, hatten die ganz wenig. Der Darm ist unser größtes Verdauungsorgan – und wer abnehmen will, muss erst mal seinen Darm sanieren. Mehr Gemüse, wenig Zucker und Weißmehl sorgen dafür, dass mehr von den schlechten Futterverwertern im Darm wachsen.

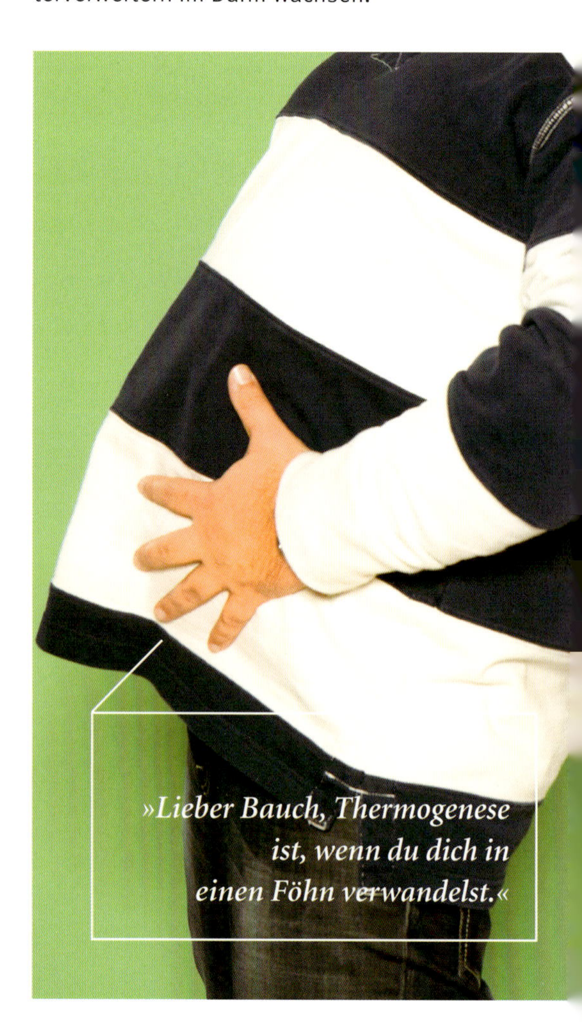

»Lieber Bauch, Thermogenese ist, wenn du dich in einen Föhn verwandelst.«

Was wirkt sich schlecht auf das Bakterienklima aus?

Stress, Fastfood und Antibiotika. Krankmacher wie Hefepilze, Campylobacter oder gefährliche Escherichia-coli-Arten breiten sich aus. Man kriegt Verdauungsprobleme wie Blähbauch, Reizdarm, Lebensmittelunverträglichkeit, starke Durchfälle.

Verträgt jeder Vollkorn?

Nein. Frischkornbrei und Vollkornbrot sind nicht jedermanns Sache. Wer Blähungen bekommt, die nicht aufhören, der isst am besten Roggenschrotbrot gebacken mit natürlicher Sauerteigführung. Sauerteigbrot ist verträglich.

Wie kann man den Darm noch auf Vordermann bringen?

Man schickt neben dem Gemüse einfach mehr gute Bakterien zur Multikulti-Gesellschaft. Beispielsweise lebende Bifidobakterien oder Laktobazillen (Milchsäurebakterien), wie sie vielen probiotischen Joghurts zugesetzt werden (probiotisch = für das Leben). Laktobazillen senken das Risiko für Durchfallerkrankungen, verbessern die Milchzuckerverdauung, senken das Allergierisiko, stärken die Abwehrkräfte und sollen sogar vor Darmkrebs schützen. Bifidobakterien arbeiten auch als sanfte Helfer gegen die Verstopfung.

Muss es unbedingt der probiotische Joghurt sein?

Nein. Gewöhnlicher Naturjoghurt liefert auch diese gesunden Bakterien. Auch in Kefir, in Brottrunk und in rohem Sauerkraut stecken die nützlichen Keime.

Was steckt hinter Inulin?

Topinambur, Artischocken, Chicorée, Spargel, Zwiebeln oder Lauch versorgen mit den Ballaststoffen Inulin und Oligofruktose, die Hauptnahrung nützlicher Darmbakterien. Das gibt es auch als Nahrungsergänzung. Und diese kann man Menschen schon empfehlen, wenn sie ihren Darm lange Zeit mit Junkfood gequält haben.

Verträgt jeder rohes Gemüse?

DieTraditionelle Chinesische Medizin und der indische Ayurveda empfehlen, Gemüse zu kochen. Und zwar, weil es besser verträglich ist. Früher musste man das auch tun, weil Coli-Bakterien aus verschmutztem Wasser drauf waren. Und heute vertragen manche Därme die Pestizide auf dem rohen Gemüse nicht. Da kann man mal Bio ausprobieren. Roh liefert einfach mehr Vitamine. Gekocht schlüsselt wiederum andere Zutaten besser auf. Und manche Menschen mögen lieber warm als kalt, lieber Suppe als Salat. Ausprobieren!

Stimmt es, dass man abends keine Rohkost mehr essen soll?

Da gibt es keine Pauschalantwort. Nur: Höre auf das, was der Körper sagt. Wer Probleme mit Rohkost hat, wer das nicht verträgt, der sollte darauf verzichten. Aber: Wenn man abends um 19 Uhr einen Salat isst und zwischen 22 und 23 Uhr ins Bett geht, dann ist er sowie schon aus dem Darm verschwunden. Oft wird auch geraten, nach 16 Uhr kein Obst mehr zu essen. Das macht dann Sinn, wenn man diesen Abend zur kohlenhydratfreien Zone erklärt, um die insulinfreie Fastenphase zu verlängern.

Dickmacher aus dem Supermarkt

Jede gute Diät-Nanny räumt erst einmal im alten Leben auf. Im Kühlschrank – und im Vorratsschrank. Eigentlich müsste man auch in den Mülleimer gucken. Weil sich dort zeigt, was einem die Leute nicht erzählen. Franks Kühlschrank reichte. Er sprach Bände. Dort fanden sich anfangs nicht etwa Obst und Gemüse – sondern nur schön buntes, viereckiges Essen. Alles verpackt, von den Förderbändern der Industrie. Gleich zu Beginn der Diät fragte ich Frank:
»Hast du eine große Kiste?«
»Nein.«
»Doch.«
Frank holt eine Kiste. Und in die wanderten 90 Prozent aus seiner Küche. Joghurt mit Aromastoffen, Fruchtnektar, Salatmayonaise light, Honigpops, Toast, Leberwurst, Ketchup, Tütensuppen, Wackelpudding, Marmelade, Schmelzkäse, Wurstaufschnitt in Plastik, Tortilla in Plastik …
»Was ist jetzt daran schlimm?«
»Das Plastik enthält Weichmacher. Die machen dick. Bitte kauf nichts mehr in weichem Plastik ein.«
Das weiß leider kaum ein Übergewichtiger, dass Weichmacher aus der Verpackung in öl- oder fetthaltige Lebensmittel übergehen und den Menschen dick machen. Sie greifen in den Hormonhaushalt ein. Und die Forschung diskutiert zur Zeit, ob sie unfruchtbar machen und zu Diabetes führen.
»Und was sollen Kirsa und Dennis essen?«
»Einfach das Gleiche, was du isst. Was Gesundes.«
»Dennis macht da nicht mit. Der spielt Fußball.«
»Dann schaff dir einen eigenen Kühlschrank an.«
»Ich hab noch einen – da hinten. Den können wir nehmen. Das ist jetzt meiner.«

Optik kann ins Auge gehen

»Nach welchen Kriterien kaufst du eigentlich ein, Frank?«
»Nach optischen. Nach welchen sonst? Je bunter und raffinierter die Verpackung, desto besser schmeckt das, was drin ist. Ich bin damit immer gut gefahren.«
»Das habe ich mir gedacht. Mit viel Chemie kann man ein Produkt billig und geschmackvoll herstellen. Und das Geld dafür in die Verpackung investieren. Die dann solche Menschen wie du kaufen.«
»Da muss es viele geben, sonst wären die Regale nicht voll davon. Und du erzählst mir jetzt sicher gleich: Die sind alle dick.«
»Wo ist der Mensch dick? Nur dort, wo es Supermärkte und McDonald's gibt. Und sie werden dick, sobald der westliche Lebensstil in das Land einzieht. In China hat man gerade das Problem. Dort gab es kein Übergewicht vor dem Zeitalter von Hamburger und Tütensuppen.«

»Nutrition Transition«

… heißt der Übergang vom Tischlein-deck-dich der Natur zur 5-Minuten-Suppe. Menschen sind dort dick, wo die Industrie den Kochlöffel übernommen hat, um unsere Bedürfnisse zu befriedigen. Der Anspruch an unser täglich Essen ist nicht mehr »frisch & gesund«, sondern »schnell & haltbar«. Und schmecken soll es natürlich auch. Dafür braucht man eben Chemie: Konservierungsstoffe, Aromastoffe, Geschmacksverstärker, Bindemittel, gehärtete Fette, modifizierte Stärke und viel, viel Zucker.

Für all das haben wir kein genetisches Programm. Das kennt unser Körper nicht. Das bringt das feine hormonelle Zusammenspiel durcheinander. Die Gehirnforscher sagen: Darunter leiden die Fruchtbarkeit und das Appetitsystem.

Die gute Nachricht: Der Körper ist gutmütig. Man kann sich auch wieder fruchtbar essen (im GLYX-Forum macht der Storch Überstunden). Genauso wie man mit natürlichen Zutaten seinen Appetit auch wieder in geregelte Bahnen bringt.

Manipulation des Auges – und des Gehirns

Heute Morgen rief Frank an: »Ich hab da ein paar Produkte eingekauft, die würde ich

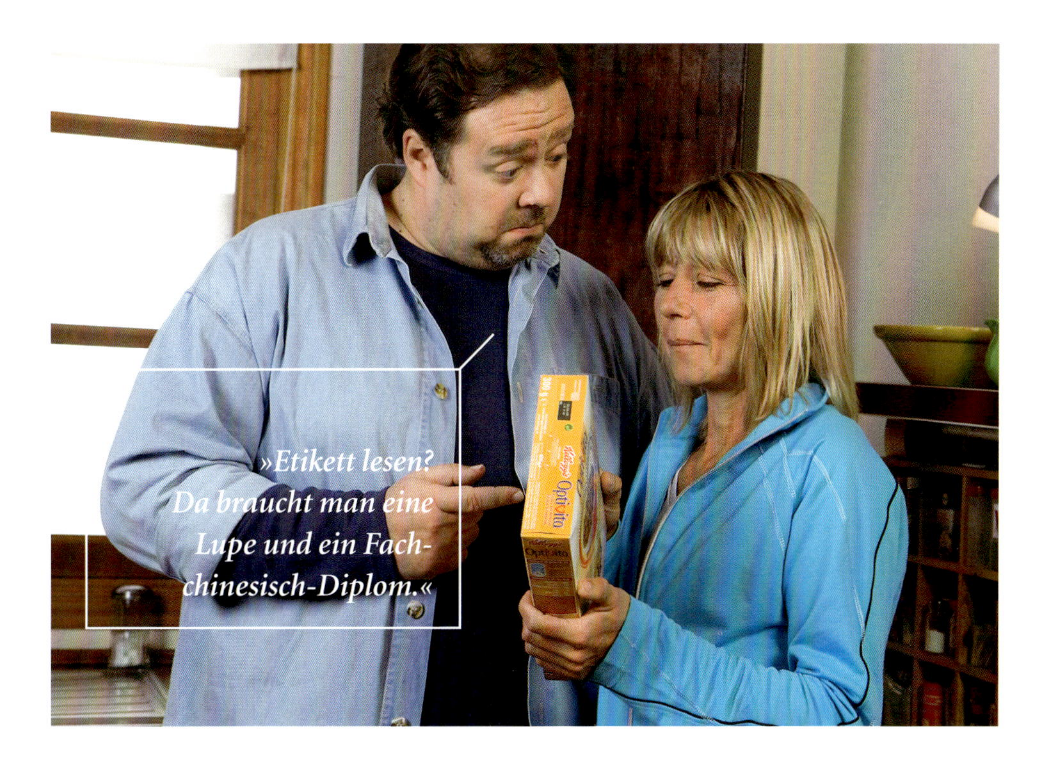
»Etikett lesen?
Da braucht man eine
Lupe und ein Fach-
chinesisch-Diplom.«

dir gerne zeigen. Ich weiß schon jetzt, die lehnst du eh wieder ab, nur weil sie eine schöne bunte Verpackung haben.«

Gefreut hat mich, dass Frank zu vermeintlich gesunden Produkten griff. Nur: Ich habe diese Produkte dann tatsächlich abgelehnt. Auf dem Kirschquark stand »mit naturidentischem Aroma«, in den Vollkornkeksen waren gehärtete Fette und modifizierte Stärke, im Kräuterquark Hefeextrakt, das Pseudonym für Glutamat. Das sind vier der typischen Dickmacher aus dem Supermarkt (siehe auch das Interview auf Seite 160).

In vielen Fertigprodukten sind Stoffe drin wie Süßstoffe, Glutamat, Aromastoffe, die den Körper foppen, die sogar in den Gehirnstoffwechsel eingreifen sollen. Und dort sitzt das Appetitzentrum. Das bedeutet: Wir essen »light« und kriegen Hunger auf Fett. Wir essen Süßstoff und kriegen Hunger auf Zucker. Wir essen den Geschmacksverstärker Glutamat – und brauchen eine weitere Portion. Hunger ist immer stärker als unser Wille. Sonst würden wir nicht überleben.

Das Hirn ist der Chef

Fehlt einem Organ irgendetwas, dann schickt das Gehirn lauter Botschaften los, die uns zum Kühlschrank treiben, letztlich faul machen, Fett ansetzen lassen.

Aber noch schlimmer als »etwas fehlen« ist: etwas kriegen, was der Körper nicht kennt. Fastfood, Fertigprodukte mit all den kleinen chemischen Stoffen drin, die falsche Signale senden und dick machen, sobald man sie in den Körper lässt.

Nun gehört Frank zur privilegierten Bevölkerungsschicht. Er kann sich gutes Essen leisten. Gesundes Essen. Natürliches Essen. Das können viele nicht. Sie sind angewiesen auf die Massenproduktion der Industrie, weil nur davon genug für alle da ist. Weil sie billig ist. Nur: Sie macht Hunger. Darum besteht auch ein Zusammenhang zwischen der Postleitzahl und dem Übergewicht. In billigen Wohngegenden leben dickere Menschen. Und es besteht ein Zusammenhang zwischen Bildung und Übergewicht. Wer eine höhere Bildung hat, verdient mehr, kann sich gesundes Essen leisten.

Wer sich zu 70 Prozent vom Tischlein-deck-dich der Natur ernährt, verträgt auch 30 Prozent Genussmittel aus der Fabrik.

Nun: Frank ist gebildet, verdient genug Geld. Und trotzdem isst Frank Müll. Industriemüll. Warum? Weil der hübsch verpackt ist, weil er schnell zubereitet ist, weil er sooo gut schmeckt. Und weil Frank einfach keine Ahnung von Essen und Körper hat. Und erst recht nicht davon, wie Essen das Gehirn manipuliert.

INFOZEPT

Warum macht viereckiges Essen kugelrund?

Was ist Stoffwechsel?

Hunger, essen, verdauen, verstauen – all das organisiert das Gehirn in enger Zusammenarbeit mit den einzelnen Bestandteilen des Körpers. Der Mensch ist, was er isst. Der Fisch wird zum Muskel, das Leinöl zum Gehirn, die Milch zum Knochen. Das nennt man Stoffwechsel. Die Stoffe vom Teller wechseln zu Haut, Herz, Auge, Muskel, Fett, Immunsystem, guter Laune ...

Warum machen Fertigprodukte dick?

Weil Tütensuppen und Schlemmermenüs nicht auf den Bäumen wachsen. All die Chemikalien, die in Fertigprodukten enthalten sind, bringen die hormonellen Abläufe im Körper durcheinander. Die Natur kennt keine chemischen Stoffe, die das Ganze schnell kochbar und ewig haltbar machen. In der Fabrik wird alles totgekocht. Was lebt, verdirbt. Aber nur das Lebendige schenkt uns all die Wirkstoffe, die den Stoffwechsel reibungslos laufen lassen – in Richtung schlank.

Was hat Chemie im Essen mit Übergewicht zu tun?

Hier einfach mal ein Zitat eines berühmten Hormonforschers, Professor Frederick vom Saal. Er erforscht Chemikalien, die hormonelle Abläufe im Körper durcheinander bringen. »Die wachsende Zahl übergewichtiger Menschen in den Industrienationen hat nicht alleine etwas mit persönlichem Fehlverhalten der Betroffenen zu tun, sondern ist vielmehr eine zivilisatorische Vergiftungserscheinung, ausgelöst durch Chemikalien.« Mehr kann man lesen in »Die Kalorienlüge« von Hans-Ulrich Grimm.

Warum macht Süßstoff nicht dünn?

Süßstoff ist ein Industrieprodukt und besteht aus Bausteinen, die der Körper nicht zuordnen kann. Doch das Gehirn lässt sich nicht täuschen. So zeigte jüngst eine Studie mit Ratten: Mit Süßstoff gesüßter Joghurt macht dicker als mit Zucker gesüßter. Warum denn das? Ganz einfach, weil die Ratten viel mehr davon fraßen.

Was ist modifizierte Stärke?

Modifizierte Stärke wird aus Mais, Kartoffeln oder Weizen gewonnen. Chemisch natürlich. Sie wurde von Lebensmittelchemikern entwickelt, weil sie den Verarbeitungsprozessen besser standhält. Bevorzugt Kinder- und Fertigprodukten zugesetzt, ist sie einer der größten Insulinlockstoffe. Ihr GLYX liegt bei 95 – da kann nicht einmal das Gummibärchen mithalten.

Was ist an Aromen so schlecht?

Künstliche Aromastoffe können zu Übergewicht führen. Und zwar deshalb, weil der Körper nicht weiß, was er mit Kunstjoghurt anfangen soll: Der schmeckt zwar nach Erdbeere, liefert aber nicht das Nährstoffpaket einer echten Erdbeere. Kommt nur das

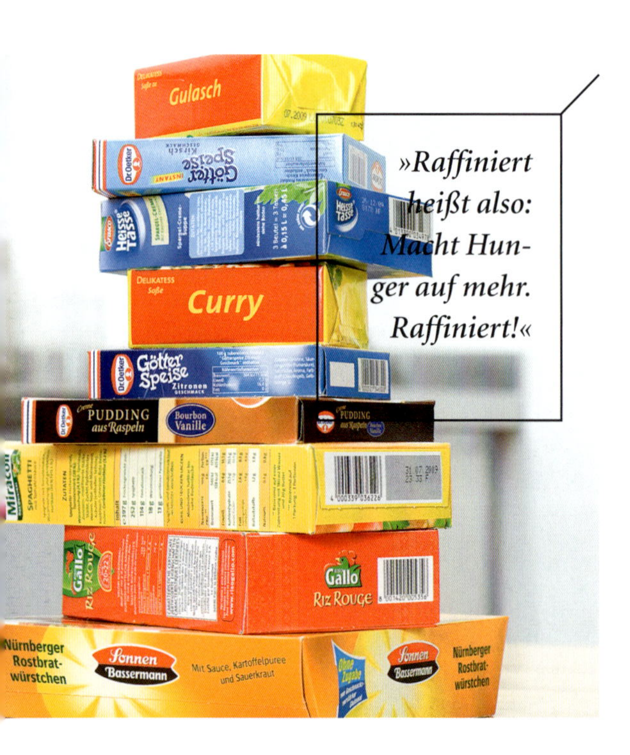

> *»Raffiniert heißt also: Macht Hunger auf mehr. Raffiniert!«*

Aroma an, nicht die Erdbeere, dann quält uns das Gehirn mit Appetit, bis es das ganze Nährstoffpaket erhält. Nur: Das bekommt es nicht durch Junkfood – und so essen wir immer mehr …

Was tun Weichmacher im Körper?

Weichmacher wie das Bisphenol A stecken in Verpackungsfolien, Plastikmilchflaschen, Plastikbeuteln, Babyfläschchen, sogar in der Beschichtung von Metalldosen und Glasdeckeln … überall. Und sie gehen in die Lebensmittel über, die drinstecken. Bisphenol A reduziert die Fruchtbarkeit und macht Appetit. Labormäuse, die man mit Bisphenol A fütterte, wurden fett. Frauen, die viel von diesem Hormon im Körper haben, leiden unter Übergewicht, so wie ihre Kinder.

Warum sind raffinierte Öle und gehärtete Fette gefährlich?

Um Fett haltbar, geschmacksneutral und nach Wunsch butterhart zu machen, behandelt die Lebensmittelindustrie Pflanzenöle chemisch und erhitzt sie mehrere Stunden lang auf Temperaturen über 200 Grad – das nennt man Raffinieren. Dabei entstehen unter anderem völlig neue Fettmoleküle, sogenannte trans-Fettsäuren, die Chips knusprig und monatelang haltbar machen, die für den Körper aber den Verfall bedeuten. Wer nur zwei Prozent mehr trans-Fettsäuren isst, verdoppelt sein Risiko, eine Herz-Kreislauf-Erkrankung zu bekommen. Das Risiko, an Diabetes zu erkranken, steigt um ein Drittel. Trans-Fettsäuren trimmen den ganzen Körper in Richtung dick und krank. Raffinierte Öle und gehärtete Fette sind »normale« Öle und Margarinen (ohne Bio) und stecken in unzähligen Fertigprodukten.

Warum macht Glutamat dick?

Der Geschmacksverstärker kommt eigentlich als ganz natürlicher Stoff in der Tomate und im Parmesan vor – und auch in unserem Körper. Doch leider packt ihn die Lebensmittelindustrie tonnenweise als E 621 bis 625 mit in die Tütensuppe, die Fertigpizza & Co. Viele Menschen reagieren inzwischen allergisch auf ihn. Bekannt unter Chinarestaurant-Syndrom. Experten warnen: Glutamat bringt das Gleichgewicht der Nervenbotenstoffe im Gehirn durcheinander. Regt den Appetit an. Macht dick. Außerdem vermutet man, dass Glutamat ein Auslöser für Alzheimer sein kann.

Die ersten Schritte ...

Es gibt Leute, die mögen Sport, solche, die mögen ihn nicht, solche, die mögen ihn gar nicht – und es gibt Frank:
»Ich bin glücklich, wenn ich mich vom Computer zum Kühlschrank bewege. Und am glücklichsten bin ich, wenn ich wieder auf dem Stuhl sitze.«
»Meinst du das, was du sagst?«
»Natürlich. Ich bin nur ehrlich.«
Okay. Wir fangen langsam an. Es gibt nichts Schwierigeres, als Menschen zur Bewegung zu motivieren. Und wenn sie nicht gleich Spaß macht, hat man schon verloren. Bewegung darf nicht stressen. Denn dann ist sie kontraproduktiv. Dann verhindern die Stresshormone, dass man abnimmt. Aber wie bringt man nun einen Menschen, der Kutteln nicht leiden kann, dazu, Kutteln mit Liebe zu essen? So ähnlich schwierig ist das nämlich mit dem Sport. Zunächst versuche ich es damit ...

Trampolin – lieber keine großen Sprünge

Mit seiner Diät begann Frank, auch Bewegung in sein Leben einzubauen. Sagen wir: Er probierte es. Ich verordnete ihm erst mal drei Minuten auf dem Trampolin. Nur Wippen. Auf einem guten Trampolin, das für 150 Kilo ausgelegt ist. Das Minitrampolin ist das idealste Abnehmgerät, das ich kenne. Es steht zu Hause, man kann es vor dem Fernseher benutzen. Auch wenn es regnet. Fernsehen tut man jeden Tag. Es spart Zeit: 20 Minuten auf dem Trampolin bringen genauso viel wie 30 Minuten Joggen. Es eignet sich hervorragend als Fatburner, weil man die Belastung exakt dosieren kann. Man kann darauf wippen, walken, joggen, springen. Übergewichtige sind richtig gut darauf aufgehoben, weil es die Gelenke schont. Und es macht Spaß, weil diese Bewegung swingt, das Kind in einem weckt. Im Grunde gibt es nichts Besseres, nur ...

Bewegung hilft nur, wenn man sie richtig macht.

Frank ist ein Alpha-Tier

... er möchte sofort Erfolge sehen. Am nächsten Tag öffnet er mir die Tür, gebückt, mit der Hand im Kreuz: »Dein Mist-Trampolin! Kannste gleich wieder mitnehmen. Ich habe Kreuzweh.«
»Wie lange warst du denn drauf?«
»So zehn Minuten.«
»Was hast du gemacht.«
»Zeitung gelesen ... Oder was meinst du denn, was man auf so einem Teil macht? Natürlich Rumhüpfen – oder?«
»Ich habe dir doch gesagt, du sollst nur

Zum Sport muss man geboren sein.
Mag ja sein, dass es Menschen gibt, die nie Sport gemacht haben, und dann irgendwann trotzdem plötzlich Spaß dran bekommen. Die wussten eben nur nicht, dass sie in Wirklichkeit dafür geboren sind. ***Ich zähl da nicht dazu.***«

wippen. Ganz locker, mit geradem Rücken.«
»Das ist doch langweilig. Das bringt doch nichts. Vergiss es, da geh ich nicht mehr drauf. Ich hol jetzt meinen Crosstrainer aus dem Keller.«
»Du hast Jahre keinen Sport gemacht. Da musst du langsam anfangen. Klar, dass dir was weh tut, wenn du übertreibst. Wenn ich mit einem 50-Kilo-Rucksack auf den Bauch geschnallt zehn Minuten auf dem Trampolin springen würde, hätte ich es auch im Kreuz. Dein Bauch verändert die Statik. Und der musst du beim Trainieren Rechnung tragen.«
»Vergiss es. Ich will nicht, dass Kirsa mich irgendwann im Rollstuhl zu einem Körner-Salatbuffet schiebt. Das ist doch kein Leben!«
»Wenn du abnehmen willst, musst du dich aber bewegen. Du verlierst sonst deine Muskeln. Die Teile, die für dich das Fett verbrennen. Und dann nimmst du gleich wieder zu. Dann brauchst du überhaupt keine Diät anzufangen, wenn du dich nicht bewegst.«
»Das sehen wir mal. Andere haben auch abgenommen, ohne sich den Rücken zu ruinieren durch so was Blödes wie ein Trampolin. Ich sag doch: Sport ist Mord.«
Ich ziehe haarscharf an der Grenze zum Aufgeben von dannen. Nach einem Mandelkeks geht es mir etwas besser. Ja. Ich bin auch Frustesser. Aber ein Keks reicht mir. Meistens. Zumindest reichte er, bevor ich Frank kannte. Ich sollte noch eine Trumpfkarte einsetzen. Sie heißt Holle, ist Personal Trainerin – und sehr, sehr hübsch.

Ein Fitness-Coach für die Details

So stand ein paar Tage später Holle Bartosch, Sportwissenschaftlerin und Fitness-Coach, vor Franks Tür. Holle zeigte ihm die richtige Haltung auf dem Trampolin, Übungen mit dem Flexband, die den Rücken kräftigen, damit er am Bauch arbeiten kann. Sit-ups, damit dieser verschwindet. Frank stand da in der Ich-mach-alles-was-du-sagst-klein-Buben-Haltung – und lauschte ihrem Vortrag:

»Wenn du abnehmen willst, musst du dein Fett verbrennen. Das passiert im Muskel.

- Wenn du den Muskel nicht bewegst, dann frisst ihn die Diät auf. Dann hast du nichts mehr, was das viele Fett verbrennt. Und wirst schlaff.
- Du brauchst Ausdauertraining – jeden Tag 30 bis 45 Minuten. In dieser Zeit verbrennst du Fett und züchtest dir Mitochondrien. Das sind die kleinen Öfchen, in denen Fett verbrennt. Ideal sind Trampolin und Nordic Walking. Weniger verbrennst du auf dem Fahrrad. Der Crosstrainer ist zu anstrengend für dich.
- Du brauchst Krafttraining zwei- bis dreimal die Woche. Da bastelst du dir einen aktiven Muskel, der viel Fett verbrennen kann. Und du legst an Muskelmasse zu. Mehr Muskeln, mehr Fettverbrennung – den ganzen Tag, auch im Schlaf. Anfangs, in den ersten Monaten, reichen die Übungen mit dem Flexband.
- Und natürlich solltest du auch Dehnübungen machen. Die halten die Muskeln elastisch und jung. Die hängst du an dein tägliches Ausdauertraining an.
- Du musst mit dem richtigen Puls trainieren. Ist er zu niedrig, verdattelst du deine Zeit. Ist er zu hoch, investierst du sie völlig umsonst.«

Ich strahle beide an. Sie sagen beide fröhlich »Auf Wiedersehen«.

Holle sagte mir danach: »Du tust mir leid. Den knackst du nie!«

Frank sagte mir danach: »Vergiss es!«

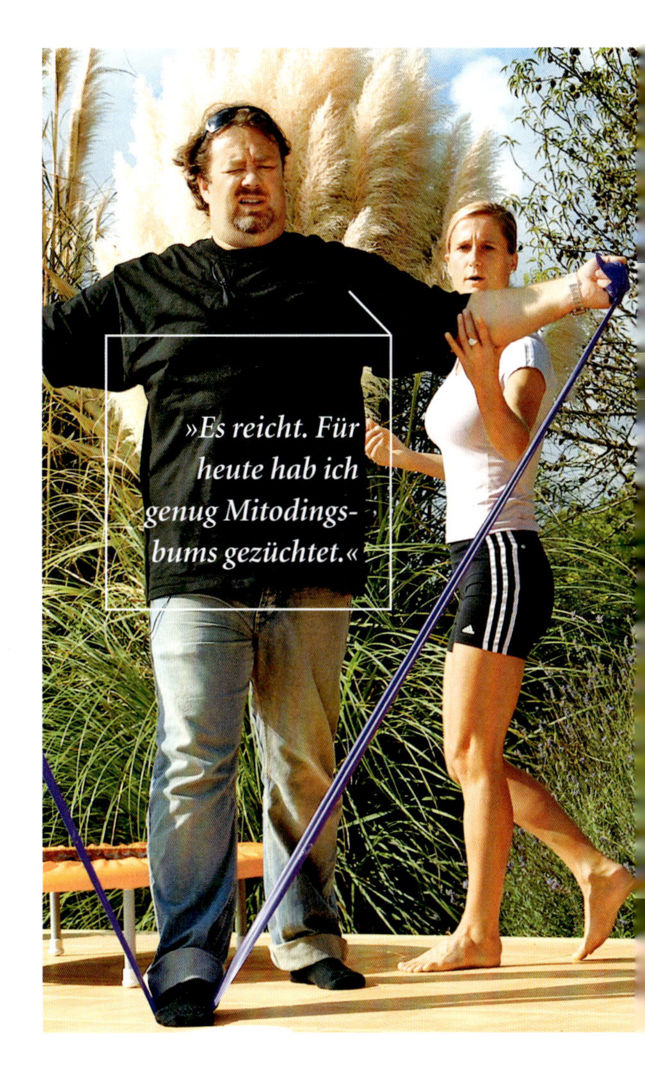
»Es reicht. Für heute hab ich genug Mitodingsbums gezüchtet.«

Ein Deal – und ein Schrittzähler

Manchmal ist es einfach zu viel: Sport und Ernährungsumstellung. In jedem Fall ist das für Frank zu viel.
»Okay, Frank, machen wir einen Deal: Nimm etwas ab – und du musst erst dann Sport treiben, wenn ich sehe, dass du Muskeln abbaust.«
»Wie siehst du das? Willst du vielleicht auch noch meinen Wadenumfang messen?«
»Das sehe ich auf der Waage. Wenn du relativ mehr Kilos abnimmst als Fettprozente.«
Anfangs reicht es noch aus, wenn Frank sein Gewicht schleppt. Das ist erst mal Training genug. Hauptsache, er geht weiter als vom Stuhl zum Kühlschrank. Und darum schenke ich Frank einen Schrittzähler. Ein Kultgerät der Bewegung, die sich entschlossen hat, die einfachste Form der Bewegung wieder ins Leben zu integrieren: das Gehen. 6000 Schritte täglich, eingebaut in den ganz normalen Alltag, genügen, um das erste Fett loszuwerden und gesund zu bleiben. Nur, Frank brauche ich von 6000 Schritten nichts zu erzählen – und erst recht nichts von den fünf Kilometern, die dahinter stecken. Über die Hälfte wäre ich für den Anfang schon glücklich …

Hätte nie im Leben gedacht, dass ich mal meine Schritte zähle. Heute: klägliche 1284. Am besten sattle ich gleich um, auf Postbote. ***Dann verdient man mit Bewegung wenigstens Geld.***

Er wertet die Schritte auf

So ein Schrittzähler ist eine gute Sache, weil er einem bewusst macht, dass man sich nicht viel bewegt. Und weil ein Schritt plötzlich wertvoller wird, wenn man ihn zählt. So komisch sind Menschen nun mal. Funktionieren tut das folgendermaßen: Man klemmt den Pedometer einfach an den Gürtel. Ein Beschleunigungssensor zählt die gelaufenen Schritte und speichert sie über den Tag ab.
Frank grinst: »Ich bin doch keine Kuh!«
»Wieso Kuh?«
»So ein Teil schnallt man Kühen an die Klauen, um festzustellen, wie aktiv sie sind, wann sie bereit sind für den Ochsen …«
»Lustig. Wusste ich nicht. Robbie Williams,

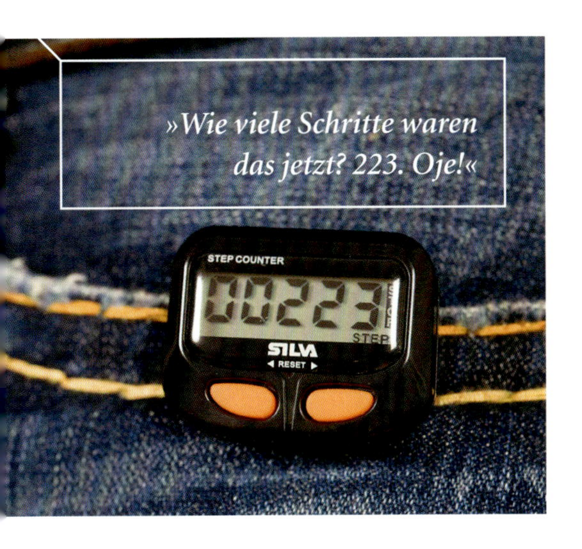
»Wie viele Schritte waren das jetzt? 223. Oje!«
STEP COUNTER
00223
STEP
SILVA
RESET

Caprice und Cameron Diaz tragen den auch! Und Senta Berger, Kai Pflaume, Jeanette Biedermann, Oliver Bierhoff, sogar Reinhold Messner finden das Schrittezählen ganz toll. Die haben die Aktion vom Bundesministerium für Gesundheit unterstützt: ›Deutschland wird fit, gehen Sie mit!‹ Motto: Jeden Tag 3000 Schritte extra.«
»Wie, extra?«
»Zu dem, was du läufst, einfach noch 3000 Schritte mehr.«
»Also 3010.« Frank grinst. Schon mal was. Eine Rezeptionistin macht 1200 Schritte pro Tag, ein Grafikdesigner 1400, ein Manager 3000, ein Verkäufer 5000, eine Hausfrau mit Kindern 13000, ein Postbote 18000. Und Frank? Das messen wir mal.
Am nächsten Abend kommt eine E-Mail von Frank: »2045 Schritte! Ich war heute beim Filmen. Da habe ich auch noch die schwere Kamera geschleppt. Gut, nicht?«

Jeder Schritt ist einer auf dem Weg zum Erfolg

Während der nächsten zwei Wochen zählte Frank weiter zu der Spezies der Bewegungs-Abstinenzler. Das heißt, fast. Er benutzte wenigstens seine Füße. Seine Höchstleistung: 4018 Schritte. Nun, Zwang bringt überhaupt nichts. Da muss er selbst drauf kommen. Und für den Anfang ist bei 150 Kilo jeder Schritt einer mehr auf dem Weg zum Erfolg.
Nach seinem ersten Monat, am 1. November, schickt er mir eine Mail: »Ich war gestern auf dem Crosstrainer. Nach fünf Minuten war ich so fertig, dass ich mich hinlegen musste. Aber ich habe wenigstens geschwitzt. Das mache ich jetzt weiter. Viel besser als das Trampolin. Und ich fühle mich schon viel leichter!«

Jede Reise beginnt mit dem ersten Schritt, auch die zu einem fitten Körper. Man muss ihn nur tun.

Gut. Egal welche Bewegung. Hauptsache, sie macht Spaß – und irgendwann kommt man dann ganz von selbst auf die wertvollen 30 Minuten täglich und sogar darüber hinaus.

INFOZEPT

Wie starte ich in ein sportliches Leben?

Muss ich erst zum Sportmediziner?

Ja. Wenn man lange keinen Sport mehr gemacht hat – und auch noch zu viel wiegt. Der Arzt sagt einem, was das Herz verträgt und mit welchem Puls man trainieren soll, damit das Fett auch verbrennt.

Warum kann einem ein Osteopath viel Leiden ersparen?

Osteopathen spüren Fehlstellungen und Muskeldysbalancen auf. Und diese hat man durch Übergewicht. So kann man mit einem guten Trainingsplan erst mal die Muskeln wieder auftrainieren, die, da sie schwach sind, sofort zu Schmerzen (meist im Rücken, oft in den Beinen) führen würden, wenn man einfach so mit einem Training beginnt.

Warum soll man es langsam angehen?

Weil der Körper erst wieder an Bewegung gewöhnt werden muss. Wenn es gleich am Anfang anstrengend ist, baut man negative Gefühle auf, die einen mit 99-prozentiger Wahrscheinlichkeit alle guten Vorsätze vergessen lassen.

Was tun, wenn ich Schmerzen habe?

Das sollte man ernst nehmen. Dann war es einfach zu viel – aber kein Grund, aufzugeben. Erst mal einen Gang zurückschalten. Kürzer oder mit weniger Anstrengung trainieren. Und wenn die Schmerzen nicht verschwinden – ab zum Arzt.

Was braucht man als Ausstattung?

Eine Pulsuhr, die piepst, wenn man zu hart trainiert (mehr dazu ab Seite 134). Gute Schuhe. Kleidung, in der man sich pudelwohl fühlt. Eine Fett-Muskel-Waage. Flexbänder für den ersten Muskelaufbau, die man überall und immer einsetzen kann. Empfehlenswert ist ein auf das Gewicht zugeschnittenes Minitrampolin, weil man es den ganzen Tag über bei jedem Wetter nutzen kann – und auch fünf Minuten schon wirken. Es kombiniert durch die Überwindung der Gravitationskräfte auf ideale Weise Muskel- und Ausdauertraining (Buchtipp auf Seite 202).

Für wen ist der Schrittzähler das Richtige?

Für all die, bei denen sehr viel Gewicht auf den Gelenken lastet. Man kann durch strammes Spazierengehen die ersten Kilos verlieren. Und dann sportliche Ambitionen umsetzen.

Warum sollte man Tagebuch führen?

Weil es motiviert. Man trägt dort den Erfolg ein. Wie sich der Trainingspuls verändert, wie sich die Muskelmasse verändert, wie sich die Laune verändert.

Kann man allein starten?

Bücher ersetzen den Menschen mit Kenntnis nie! Hilfe gibt es für jeden Geldbeutel, vom von der Krankenkasse bezahlten Kurs bis zum Personal Coach.

Vier Wochen und kiloweise Gewichtserfolg später ...

Es ist der 31. Oktober. Der erste Tag, an dem er sich wieder wiegen darf. Warten auf seinen Anruf. Klopf, klopf, klopf, räum, räum, räum … So um halb zwölf Uhr mittags klingelt es. Ein Schwall von Worten fließt aus dem Hörer: »Das gibt es nicht. Ich sag nur: Ich glaub es nicht. Und ich hab gestern noch fünf Pommes von meinem Sohn gegessen. Wirklich nur fünf. Das macht doch nichts – oder? Normalerweise hätte ich da ja einen ganzen Teller gegessen. Ich leb doch ganz normal. Nudeln und alles … und nur diese kleinen Verzichterlein …«
»Na, sag schon. Wie viel stand auf der Waage?«
»142 Kilo. 39,8 Prozent Fett. Ich glaub's nicht. Was ich alles gegessen hab! Und trotzdem abgenommen. Das ist einfach … Ich hab heute schon zu Kirsa gesagt: Das müssen wir jetzt intensivieren, ich geh mit dir mit spazieren!«
Grins. Jetzt! Jetzt hab ich ihn. Für den Anfang, erst einmal …
»Bitte geh auch bald zu deinem Arzt – und lass die Blutwerte gleich noch mal checken.«
»Mach ich.«
»Und schreib heute gleich auf, wie du dich fühlst, denn das muss ich dir in ein paar Monaten sicherlich unter die Nase halten.«
»Mach ich.«
»Ach ja, ganz wichtig: den Erfolg visualisieren. Weißt du, wie viel Coladosen die acht Kilo sind?«
»24.«
»Genau. Und die stapelst du jetzt an einem Ort. Ab jetzt darfst du dich einmal in der Woche wiegen. Und die abgenommenen Kilos stellst du in Form von Coladosen dazu.«
»Sehr witzig.«
»Das meine ich ernst. Das siehst du jeden Tag. Und bist jeden Tag stolz auf dich. So wächst das Selbstbewusstsein – und damit schwinden die Kilos leichter.«
Abends kam noch eine Mail von Frank – à propos stolz …

Minus 8 Kilo – ohne sich 100-prozentig an Regeln zu halten

»Hallo, meine liebe Diät-Nanny,
du hast gefragt, wie ich mich fühle. So richtig kann ich mir das gar nicht vorstellen, aber: Ich wiege jetzt 142 Kilo. Minus 8 Kilo. 24 Coladosen! Das heißt, es funktioniert, auch wenn ich mich nicht immer zu 100 Prozent an deine Regeln halte … Ich kann nicht dauernd Wasser trinken, von morgens bis abends Gemüse essen, jeden Tag 5000 Schritte laufen … Aber es funktioniert.

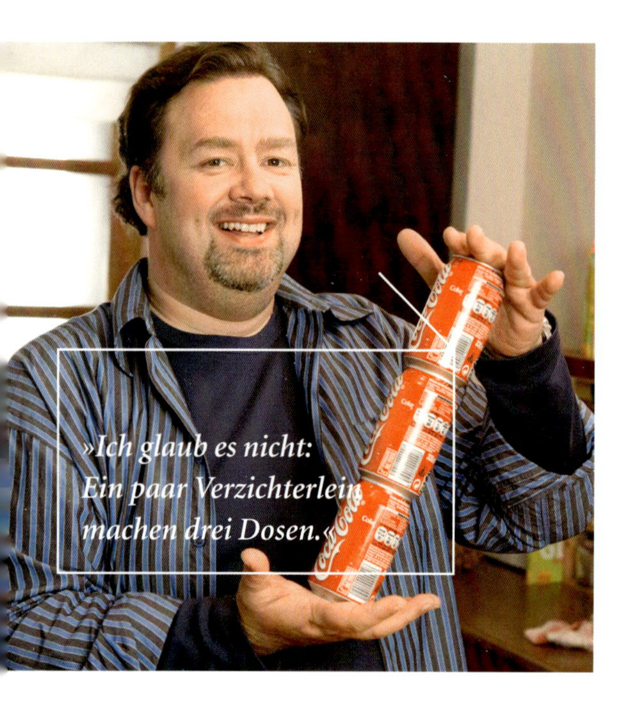

»Ich glaub es nicht: Ein paar Verzichterlein machen drei Dosen.«

Und meine Motivation wächst natürlich auch mit dem Erfolg. Das ist wie eine Droge – ich find's toll.
Jeden Tag verzichte ich auf etwas, klar. Auf einen Donut, auf ein Eis an der Tankstelle. Ich verzichte da im Moment aber sehr gerne drauf.
Vorgestern waren Kirsa und ich beim Chinesen. Da hab ich mir gesagt: Okay, ich esse untertags keine Kohlenhydrate, ich esse abends. Und hab dann abends beim Chinesen richtig zugeschlagen, mit dick Reis und Scampis in süßsaurer Soße und Huhn mit Nuss … Und gestern Abend haben wir uns selbst Gyros mit Tsatsiki und Krautsalat gemacht – eine Riesenportion. Ich hab dann noch von Luis aus dem Restaurant Pommes frites geholt. Ich hab ja untertags keine Kohlenhydrate gegessen. Trotzdem hatte ich danach ein richtig schlechtes Gewissen. Und war auch mehr als pappsatt. Doch heute stell ich mich auf die Waage und sehe: 142. Das heißt also: Es funktioniert – I'm deeply impressed.
Nun sitzen die T-Shirts auch lockerer. Mittlerweile sagen die Leute, dass man sieht, dass ich abgenommen habe. Vor allem Kirsa merkt das. Sie kommt jetzt ganz rum beim Umarmen. Andere mögen denken, das ist gar nichts. Doch für uns ist das ein toller Schritt. Also, wenn man sich ein bisschen diszipliniert, dann geht das. Wenn man weiß, dass man Gewicht verlieren kann, mit so ein bisschen Verzicht, dann fährt man auch gerne an McDonald's vorbei.
Am 11.11. kennen Kirsa und ich uns zehn Jahre. Und wir gehen ins Lindner zum Brunch. Da werde ich natürlich auch richtig schlemmen. Aber ich weiß heute, ich brauche keine Angst zu haben – das mach ich alles wieder wett.«

Wenn man weiß, wie es funktioniert, funktioniert es auch. Und den Erfolg muss man sichtbar machen.

17 Schlank- & Fit-Regeln für den ersten Monat

Der erste Monat sollte noch ein wenig streng sein. Es gibt keine Fertigprodukte – nur das, was die Natur aufdeckt. Aber er wird zeigen, dass das Leben viel, viel schöner ist als Kohlsuppe löffelnd.

01 Wiegen: ja. Nach den Kohlsuppe-Tagen – und dann am besten erst am Ende des Monats wieder. Lieber das Maßband einsetzen. Und den Körper fühlen: Was tut sich da?

02 Morgens vor dem Aufstehen ein Glas Wasser.

03 Ein bisschen Bewegung: auf Trampolin, Crosstrainer oder zu Fuß.

04 Drei Mahlzeiten am Tag – mit den erlaubten Lebensmitteln (Liste Seite 182). Kein viereckiges Essen!

05 Keine Softdrinks mit Süßstoff!

06 Frühstück: Energie-Shake – oder eines der Frühstücke von Seite 70.

07 Jede Stunde ein Glas Wasser mit Zitronensaft oder Sanddornmark oder heißes Ingwerwasser.

08 Erste-Hilfe-Cocktail: Mit Arzt abgesprochenes Vitalstoffpräparat. Oft wichtig: Zink, Selen, Chrom, Eiweiß, Omega-3-Fettsäuren, Magnesium, Kalzium, Vitamin C, Jod.

09 Dreimal die Woche abends die Kohlenhydrate weglassen. Ei, Fisch, Geflügel, Tofu, Käse nur mit Gemüse (GLYX-grün) = Eiweißmahlzeit.

10 Nur eine Kohlenhydrat-Hauptmahlzeit – also mittags oder abends: Nudeln mit Gemüse und Fisch/Fleisch. Kartoffeln mit Quark ... ein »Beilagenessen«.

11 Immer einen Salat vor dem Essen!

12 Wenn Obst, dann zum Essen und nur zur Kohlenhydratmahlzeit. Nicht mehr als zwei Portionen am Tag.

13 Nicht vergessen: zwei Eiweiß-Shakes pro Tag. Einmal mit Früchten zum Frühstück, einmal mit Gemüsesaft. Auf Seite 180 steht, wie man das Pulver sonst noch unterarbeiten kann, wenn man keine Lust auf einen Shake hat.

14 Falls Heißhunger, Unterzucker, Nervosität, Nörgeligkeit auftauchen: 1 Teelöffel Akazienhonig.

15 Knabberlust zwischendurch? Gemüsestreifen snacken oder 30 Gramm Nüsse und Samen: Walnüsse, Mandeln, Sonnenblumenkerne, Kürbiskerne – natur, nicht geröstet oder gesalzen. Oder einen Snack von Seite 71 auswählen.

16 Abends: Ein bisschen Bewegung – auf Trampolin, Crosstrainer oder zwei Beinen.

17 Wenn Müdigkeit aufkommt, leichtes Kopfweh, ein Pickel sprießt – keine Sorgen machen! Das kommt vom Entgiften.

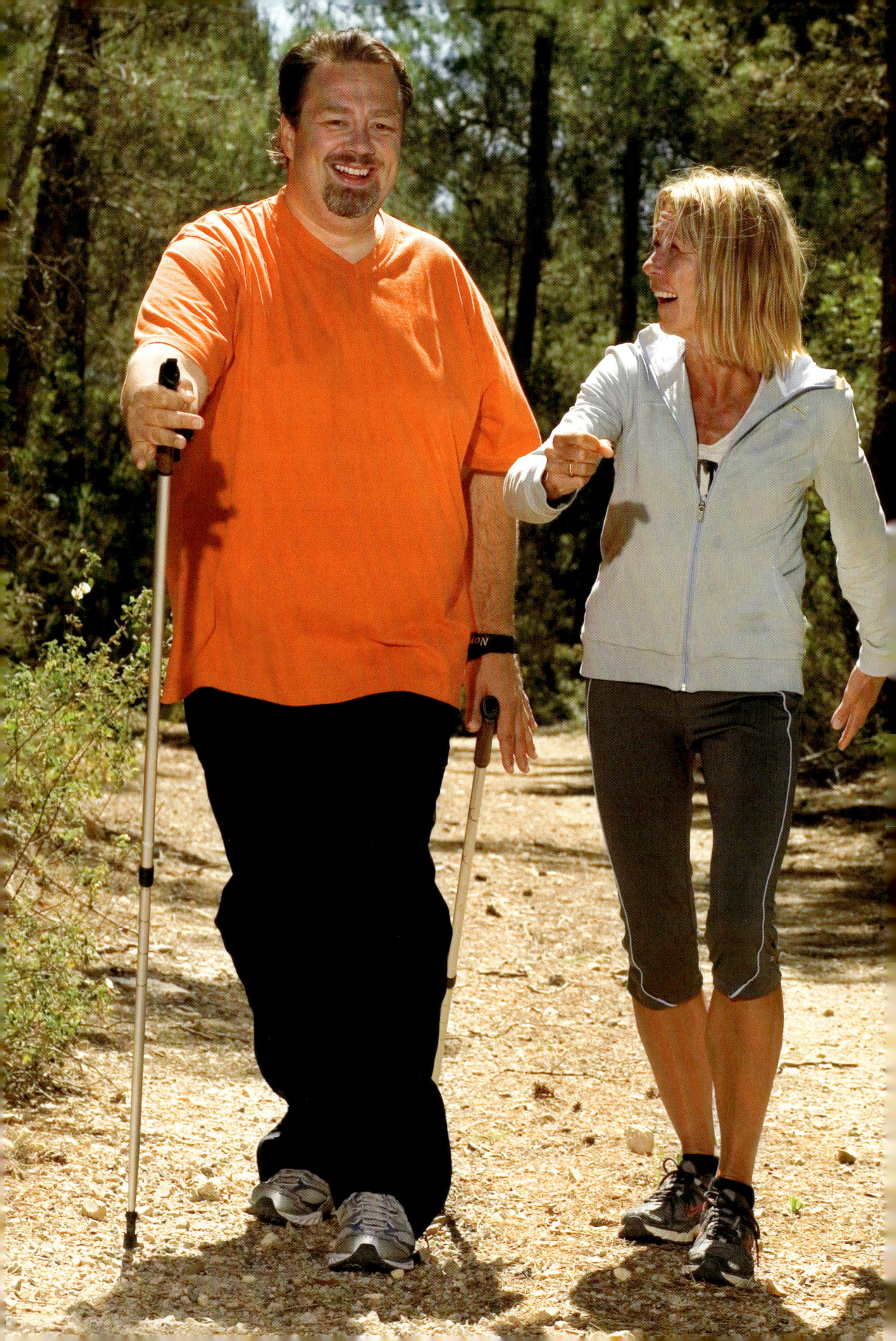

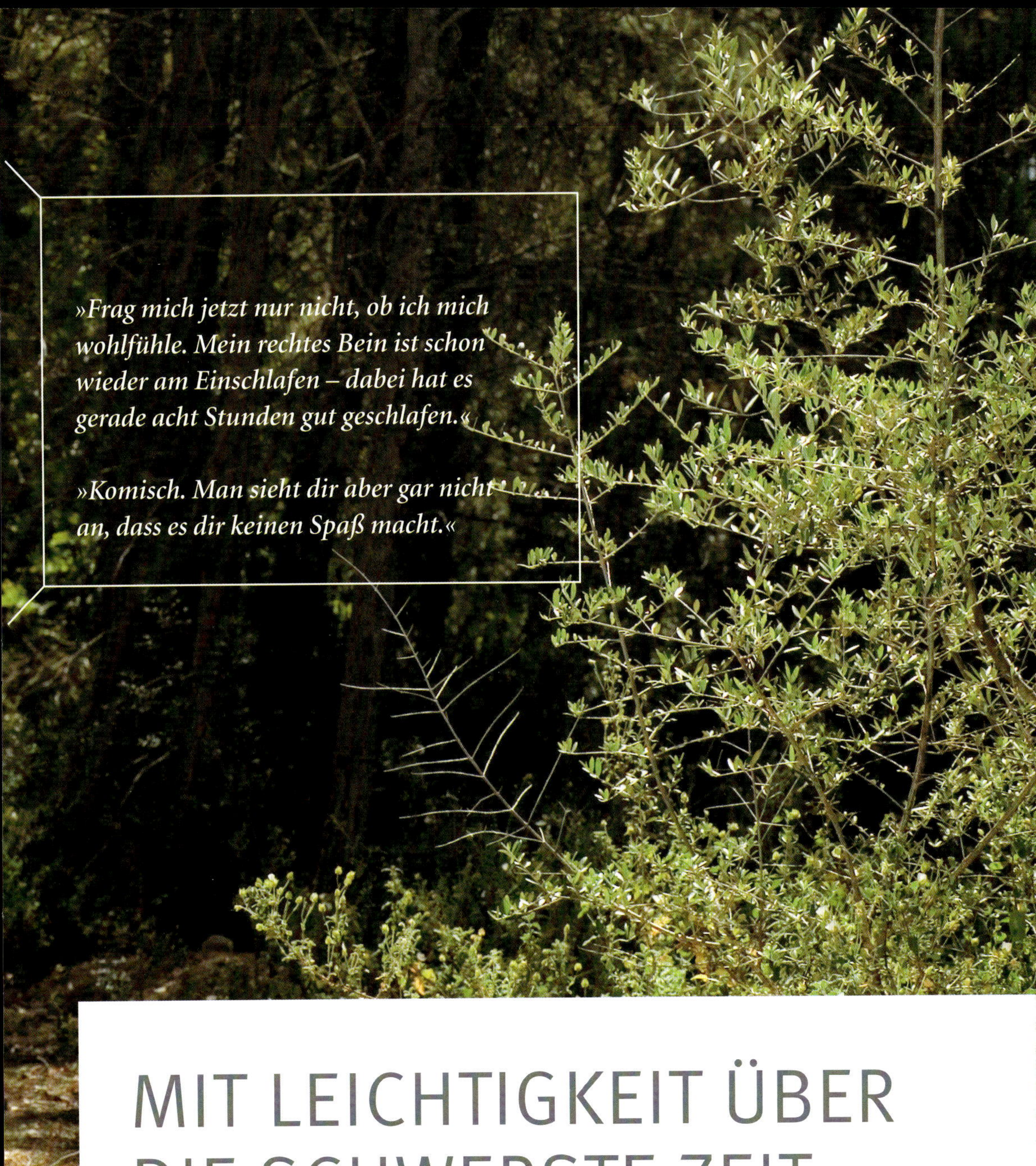
»Frag mich jetzt nur nicht, ob ich mich wohlfühle. Mein rechtes Bein ist schon wieder am Einschlafen – dabei hat es gerade acht Stunden gut geschlafen.«
»Komisch. Man sieht dir aber gar nicht an, dass es dir keinen Spaß macht.«

MIT LEICHTIGKEIT ÜBER DIE SCHWERSTE ZEIT

Wie man alte Gewohnheiten in ein neues Kleid packt. Was hilft, wenn das Gewicht stagniert. Wie man Spaß am Sport findet. Wann man den Kopf sehr ernst nehmen sollte.

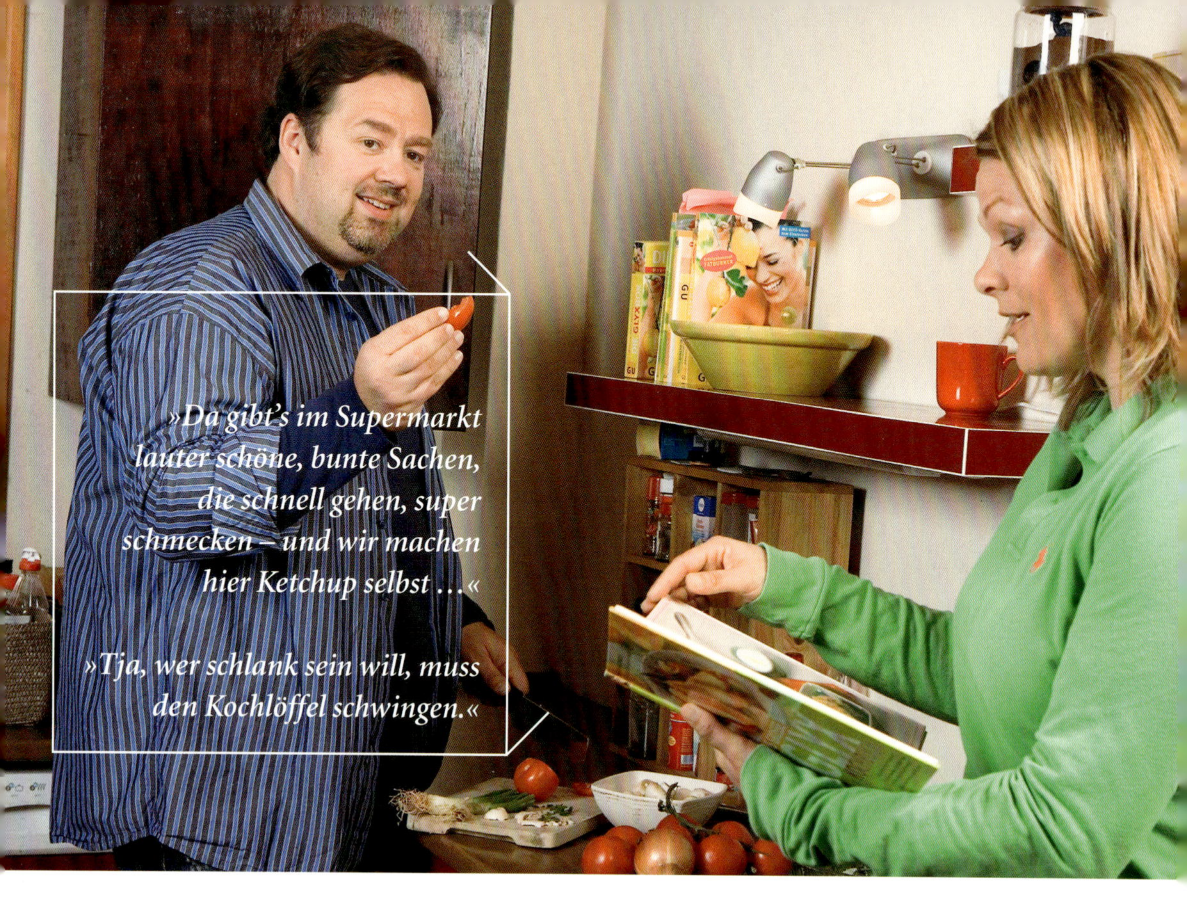
»Da gibt's im Supermarkt lauter schöne, bunte Sachen, die schnell gehen, super schmecken – und wir machen hier Ketchup selbst …«
»Tja, wer schlank sein will, muss den Kochlöffel schwingen.«

20 Kilo bis zur Halbzeit

Die Diät mutiert zur ganz normalen Lebensweise. Gut zu wissen: was man bei Stress tun kann, wie man Hungerhormone zügelt, Portionen, die schlank halten, Essen auf Reisen …

DIE NÄCHSTEN WOCHEN vergingen wie im Flug. Frank – beflügelt durch den Erfolg – rief seltener an, er hatte die Regeln verinnerlicht. Er schickte regelmäßig seine Montagmorgens-wiegen-Mail: »Schau mal, Nanny: 140 Kilo, 39 Prozent Fett, 138 Kilo, 38 Prozent Fett … Im Grunde fehlt mir nichts. Nein, ich hab keinen Hunger …« Wir trafen uns ab und zu mit Freunden zum Essen. Er aß vorher einen Salat, dann Fisch mit Gemüse – oder Putenbrust mit Mozzarella und Tomate. Und wirkte eigentlich zufrieden. Ich hatte schon das Gefühl: Die Diät passt ganz gut zu seinem Leben.

Alte Gewohnheiten im neuen Kleid

Rückblickend war das wie die Ruhe vor dem großen Sturm. Dann kam eine kleine Böe auf (bitte merken: eine kleine!), auch in Form einer E-Mail: »Ich kann die Dinkelnudeln mit Tomatensoße nicht mehr sehen!« Tags darauf stand ich mit Babs, meiner Praktikantin, vor Franks Tür – mit einer großen Tüte Lebensmittel.

»Wir kochen heute ein paar Sachen auf Vorrat, damit du Abwechslung in deine Küche kriegst. Ich hab so das Gefühl, dass du immer dasselbe isst. Wie oft gibt's denn bei dir die Dinkelnudeln?«

»Na, letzte Woche so viermal.«

»Ich hab's ja geahnt.«

Der Mensch ist ein Gewohnheitstier. Er gewöhnt sich an alles, an Reichtum, an den Partner, den Job, an die Trägheit, an Fastfood, an das morgendliche Marmeladenbrot, an Dinkelnudeln … Gewohnheit führt immer, aber auch wirklich immer, zu Mangel. Mangel an Gesundheit, an Vitalität, an Freude am Leben.

Ohne Ketchup – das geht gar nicht

Ich weiß – und Frank sagt es oft genug: Ein Leben ohne Ketchup, ohne Pizza, ohne Marmeladenbrot, ohne Nussnougatcreme ist für ihn »kein Leben!«. Also muss man einen Weg finden, um all die Dinge ins neue Leben zu integrieren. Entweder als Ausnahme oder in kleinen Portionen. Oder: in einem neuen Gewand.

»Du kannst ruhig auch mal wieder Spaghetti essen. Oder auch ein Weißbrot. Es muss ja nicht eine ganze Stange sein.«

»Ich ess nichts, was nicht braun ist. Da hab ich ein schlechtes Gewissen.«

»Völlig unnötig. Einfach falsch. Du hast jetzt sieben Wochen durchgehalten. Du weißt, um was es geht – nun mach mal ein bisschen lockerer. Angst vor dem Essen solltest du überhaupt nicht haben.«

Nichts macht dick, wenn man es richtig genießt: als Ausnahme, in kleiner Portion oder im neuen Gewand.

»Ich bin in der letzten Woche zehnmal bei McDonald's vorbeigefahren, habe durchs geschlossene Fenster gerochen, wie ein Royal TS mit Käse riecht – und hatte ungefähr zwölfmal das Gefühl, da hineingehen zu müssen. Ich habe es nicht getan.«

»Warum nicht?«

»Doofe Frage. Die nächste bitte. Aber ich hab gestern eine Cola light getrunken. Stell dir vor, die war mir zu süß.«

»Gutes Zeichen. Deine Geschmackspapillen sind nicht mehr verklebt, du schmeckst ganz anders. Es dauert vier bis sechs Wochen etwa – und dann findest du Dinge süß, die nicht so süß sind. Und magst den süßen Industriepapp plötzlich nicht mehr. «
»Aber dein Trockenfutter schmeckt noch lange nicht.«
»Wart's ab. Isst du eigentlich noch dein Marmeladenbrot?«
»Nein. Habe ich mir abgewöhnt.«
»Hättest du gerne wieder?«
»Natürlich.«
»Dann machen wir einen Fruchtaufstrich.«
»Vergiss es. Das machst du doch ohne Zucker. Viel zu sauer. Das ess ich nicht.«
»Schaun wir mal. Was ist mit Ketchup?
»Hat doch 43 Würfel Zucker.«
»Geht auch anders.«
»Schmeckt nicht – anders.«
»Leberwurst?«
»Guck ich nicht mal an.«

Ein Stapel Rezepte zur Auswahl

Gott sei Dank ist Kirsa auch da. Sie kocht gerne, hat aber auch nicht gerade üppig Zeit. Gemeinsam gehen wir die GLYX-Kochbücher durch und suchen Rezepte aus, die schnell zu kochen sind und die Frank mag. Nicht gerade einfach.
»Schau mal, Frank«, sagt Kirsa, »Meeresfrüchte-Risotto mit Spargel?«
»Ich ess keine Muscheln.«
»Oder hier: Scharfer Couscous mit Limettenjoghurt?«
»Was ist das? Mag ich nicht.«
»Aber da kannst du jetzt nichts sagen: Spaghetti mit Walnusssoße?«
»Mit Bolognese wäre mir lieber.«
Und so weiter ... Aber irgendwann fanden Kirsa und Frank zwölf Gerichte, die ihm zusagten. Die auch Kirsa mag – und ihr Sohn Dennis. Und das reicht erst einmal.

Glück auf Vorrat

Den ganzen Nachmittag schickten Babs und ich Frank auf Geschmacksreise. Wir zauberten Tofupaste, Pesto, Nussnougatcreme, Ketchup und Fruchtaufstrich ... Lauter Dinge, die Frank fehlen – und die man auch selbst machen kann, sodass man weiß, was drin ist. Und so, dass Vorrat da ist, auf den Frank schnell zugreifen kann. (Die Rezepte gibt es ab Seite 188.)
Irgendwann Ende November kam ein Foto von Frank per E-Mail. Er war bei McDonald's. Vor ihm stand eine große Schüssel Salat. Es gibt immer einen Weg.

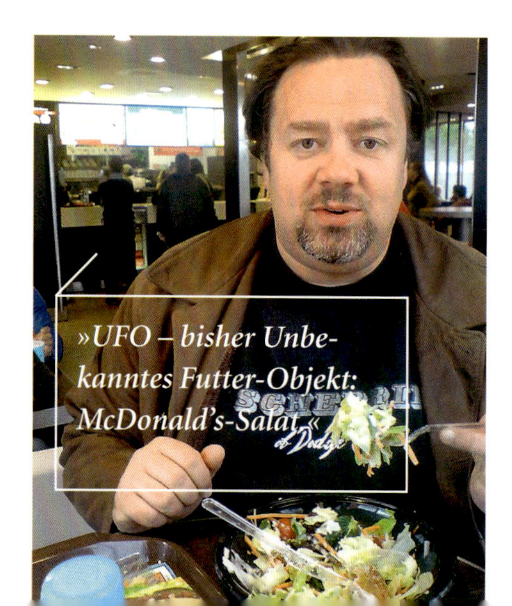
»UFO – bisher Unbekanntes Futter-Objekt: McDonald's-Salat.«

Ich hab Hunger! Franks erste Krise

Sturmwarnung. Abends um neun krieg ich eine Mail mit diesem Inhalt: »Alles Scheiße, normalerweise hätte ich jetzt abgebrochen. Mörder-Hunger! Und nun soll ich auch noch so 'nen blöden Salat vorweg essen. Oberschlechte Laune und Stress. Habe zwei Probleme jobtechnisch für nächste Woche bekommen – und schon merke ich, dass es bei Stress so nicht funktioniert. Habe einfach Hunger auf was Normales, kein Disteldorn-Mist oder grünen Salat. Möchte einfach nur das, was andere Menschen auch essen. Melde mich morgen.«

Was tun bei einer Krise?

Ganz einfach: das, was man gerade tut, abbrechen und sich krisentechnisch verhalten. In diesem Fall: etwas essen, was andere Menschen auch essen ... Und dann macht man einen Plan, was man in einer ähnlichen Krise das nächste Mal tut. Damit man nicht mehr so tief in die Krise eintaucht. Also, ich hab erst mal einen Kopfstand gemacht und dann Kirsa angerufen und gefragt, was das denn so für eine Krise war. »Sei froh, dass du nicht da warst. Er hat mittags nicht richtig gegessen. Dann kam der Stress und dann der Hunger. Und mit Hunger ist er unausstehlich.«
Kenn ich. Bin ich auch.
Das kann man mit den Hormonen und dem Stoffwechsel erklären: Frank hat mittags nur wenig gegessen. Dann kam der nervende Anruf ... Stress heißt: Der Körper verbraucht viel Zucker. Es war aber keiner da in Franks Blutkreislauf. Die Vorräte in Leber und Muskel waren auch aufgebraucht. Und dann reagiert das Gehirn mit Mal-kurz-Ausrasten. In dieser Situation hat kein Mensch Lust auf einen Salat. Da möchte er eine Pizza, einen Schokoriegel.

Stress ist der größte Dickmacher, den wir kennen. Er darf uns nicht überrollen.

Franks Krise heißt also Unterzucker. Und da kann man ganz schnell was tun. Man muss es halt nur wissen. Eben schnell einen Keks essen, oder einen Teelöffel Honig. Zum Beispiel. Man kann aber auch einfach eine Pizza essen – und das Ganze nicht als Katastrophe sehen.

Stress macht dick

Kommt Stress auf, mobilisiert der Körper seine Zuckervorräte, damit die Muskeln einem ganz schnell das Leben retten können, damit die Faust zuschlägt, die Beine fliehen. Das funktioniert über die Stresshormone. Die mobilisieren den Zucker für

den Muskel aus den Vorräten. Der Muskel setzt den Zucker gleich um. Und dann setzen wir uns mit ein paar süßen Früchten auf die Couch, um uns zu regenerieren. So wäre es richtig.
Nur: Wir nutzen den Muskel nicht, stehen aber unter Dauerstress. Cortisol, das Stresshormon, mobilisiert dauernd Zucker. Zucker- und Insulinspiegel steigen an. Und solange Insulin im Blut schwimmt, können wir kein Fett abbauen.
Den Zucker im Blut mag unser Körper gar nicht. Er wird in die Fettzellen gepackt. Der Blutzucker sinkt. Die Folge: Heißhunger. Superschlechte Laune. Böse E-Mails …
Diesem Heißhunger muss man jetzt einfach nachgeben. Schnell – und wohl dosiert. Und künftig dafür sorgen, dass einen solche Krisen nicht mehr aus der Bahn werfen.

Frank braucht eine Atemtechnik

»Fraaaaank, ich möchte, dass du eine Atemtechnik lernst.« Während ich das sage, schnellt mein Puls hoch. Ich hätte genauso sagen können: »Wir gehen ab morgen zwei Stunden in die Ballettstunde. Besorg dir schon mal ein paar Spitzenschuhe und ein Röckchen.«
»Atemtechnik? Wieso? Ich kann das einfach so. Ganz von selbst. Schau: Ich atme. 24 Stunden am Tag …«
»Du atmest falsch.«
»Ja? Ich leg mich gleich hin und sterbe.«
»Also, wenn du im Stress bist, atmest du flacher, unruhiger und schneller. Das macht nervös. Weil du zu viel Kohlendioxid, also CO_2 ausatmest.«
»Du willst mir sagen, ich trage zum Treibhauseffekt bei?«
»Ja. Aber eine Kuh ist schlimmer.«
»Und die atmet richtig?«
»Solange der Bulle nicht hinter ihr her ist. Also: Der Kohlendioxidspiegel im Blut sinkt. Das Blut wird sauer. Das führt dazu, dass der Kalziumspiegel sinkt, das macht nervöser und nervöser. Dagegen hilft nur eines: richtig atmen – langsam und tief in den Bauch. Man wird ruhig … Du musst also immer, wenn Stress aufkommt, nur eine Minute richtig atmen.«
»So.«
»Probier das gleich mal. «
»Ich denk doch nicht dran.«
»Komm, ich zeig dir eine ganz einfache Atemübung.«
»Ich will aber nicht.«
»Bitte!«
»Hmpf.«
»Mach zwei lockere Fäuste, mit den Daumen nach innen. Locker! Das hilft dir, tief einzuatmen – du wirst sehen. Nun atme tief ein und zähl dabei bis vier. Luft anhalten, bis vier zählen. Ausatmen, bis vier zählen … Das Ganze viermal. Eins, zwei, drei …«
»Genau. Das probier ich morgen gleich mal aus, wenn ein nerviger Kunde anruft: ›Moment mal, ich kann gerade nicht weiterreden, ich muss erst mal 'ne Faust machen und eine Minute tief in meinen Bauch atmen‹ …«

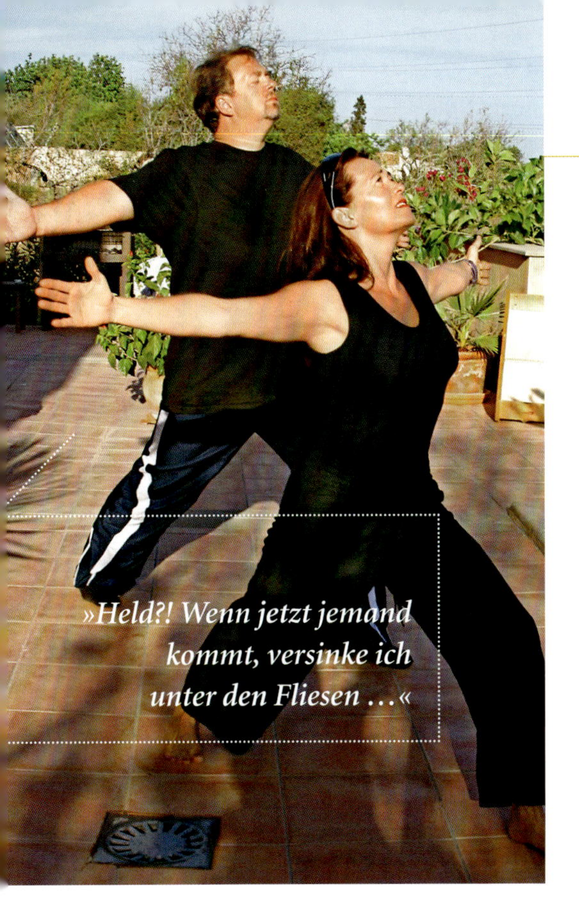

»Held?! Wenn jetzt jemand kommt, versinke ich unter den Fliesen …«

Yoga, Alexandra und der Held

Frank müsste dringend eine Entspannungstechnik lernen. Ich rufe Alexandra an, Yogalehrerin. Sie trifft sich mit uns.
Marion: »Sag mal, Yoga hilft doch auch beim Abnehmen.«
Alexandra: »Natürlich. Bestimmte Übungen aktivieren den Stoffwechsel und vermitteln ein tolles Körpergefühl.«
Frank: »Beim Nordic Walking verbrennt man viel mehr Kalorien.«
Alexandra: »Sicher. Aber Yoga baut Stress ab, reguliert die Hormone – so fällt es einfach leichter abzunehmen. Nur: Wie bringen wir dich dazu, Yoga zu machen?«
Marion: »Hast du eine einzige Übung, die ihn entstresst und mit Energie auflädt? Wenn er spürt, dass ihm das guttut, kriegt er vielleicht Geschmack dran.«
Alexandra: »Ja: den Helden. Er öffnet den Brustkorb, kräftigt und aktiviert. Öffnet für das Leben, macht selbstbewusst …«
Frank: »Ja, wenn das so heißt …«
Alexandra: »Mit jedem Üben kann man sich etwas weiter dehnen, etwas weiter entspannen, seinen Körper besser genießen. So, wie man ein Instrument spielen lernt, lernt man mit seinem Körper zu spielen.«
Frank: »Dann mach mal den Helden.«

Der Held

- In Schrittstellung das vordere Knie beugen, die Arme waagerecht öffnen, den Brustkorb weit machen und die Atmung fließen lassen. Fünf bis acht Atemzüge lang.
- Nun Beine nebeneinanderstellen, den Oberkörper vornüber sinken lassen. Knie leicht beugen. Die Arme um die Beine legen. Kopf locker hängen lassen, Nacken entspannen. Den Atem gleichmäßig fließen lassen. Mit jeder Ausatmung weicher werden und mehr an die Oberschenkel lehnen.
- Langsam Wirbel für Wirbel hochrollen, dabei einatmen.
- Das andere Bein nach hinten stellen, wieder in den Helden öffnen. Fünf bis acht tiefe Atemzüge lang …

Alexandra: »Jede Reise beginnt mit dem ersten Schritt. Mach den Helden morgens dreimal, wenn du aufstehst. Und wenn's dir guttut, auch einfach mal zwischendurch.«

INFOZEPT

Warum Stress dick macht

Warum macht Stress Hunger?

Stress heißt Notsituation: Das Gehirn verlangt nach mehr Kalorien. Nach Fett kombiniert mit Zucker. Denn Stress drückt die Laune. Das Gehirn mag aber gute Laune. Darum will es süß – damit die Nervenbotenstoffe des Glücks, Dopamin und Serotonin, ansteigen. Über Zucker macht Stress uns aber noch mehr Insulin im Körper. Und solange Insulin im Blut schwimmt, bleibt das Fett auf den Hüften liegen.

Stress raubt schlankmachende Hormone?

Mit steigendem Stresscortisol-Spiegel sinkt der DHEA-(Dehydroepiandrosteron)-Wert im Blut. DHEA ist eine Vorstufe von Testosteron. Und wenig Testosteron heißt: wenig Energie, wenig Fettverbrennung, kein Muskelaufbau. Cortisol hemmt auch die Funktion der Schilddrüse. Man ist müde und schlapp, und man hortet immer mehr Fett auf den Hüften, weil der Stoffwechsel dann auf Sparflamme läuft.

Stress lässt den Bauch wachsen?

Ja. Unter Stress füllt der Körper am liebsten das viszerale Fettgewebe im Bauchraum. Das bedeutet: Das Risiko für Diabetes Typ 2, Alzheimer, Herzinfarkt und Krebs steigt.

Kann man Stress messen?

Ja. Dauerstress lässt den Cortisolspiegel ansteigen. Den kann man im Speichel mit einem einfachen Test messen. Frühmorgens sollte er unter 100 ng/ml (Nanogramm pro Milliliter) liegen. Tagsüber schwankt er.

Wie wappnet man sich gegen Krisen?

Langfristig, indem man Sport treibt. Er macht uns über den Hormonhaushalt resistent gegen Stress. Kurzfristig, indem man ebenfalls Sport treibt. Walkend oder joggend erntet man das Eustress-Hormon Noradrenalin, das fröhlich und leistungsfähig macht. Die kommende Krise wird viel leichter gemeistert.

Ganz schlecht ist zu wenig Schlaf?

Zu wenig Schlaf macht dick. Denn zu wenig Schlaf treibt den Cortisolspiegel hoch. Wer weniger als fünf Stunden schläft, hat um 15 Prozent mehr vom Hungerhormon Ghrelin im Blut. Ghrelin sorgt dafür, dass der Körper mehr Cortisol bildet. Und: Die Werte des Sättigungshormons Leptin sinken bei den Kurzschläfern um 15,5 Prozent. Die Folge: mehr Hunger.

Gegen Stress helfen Mineralien?

Ja. Magnesium und Kalzium. Magnesium langfristig und Kalzium auch akut. Wie viel man wann davon essen sollte, wissen der Arzt oder Apotheker. Auf alle Fälle hilft auch die Natur: Mit Nüssen und Samen knabbert man unter anderem reichlich Magnesium. Mit Milchprodukten und grünem Gemüse tankt man Kalzium – das wunderbar schlank macht, so Studien.

Mensch, ärgere dich nicht – leg lieber eine Pause ein

Frank schickt mir am 6. Dezember eine Mail: »Guten Morgen, Nanny, es ist Nikolaus – und ich habe festgestellt, dass ich doch sehr ehrgeizig bin: Dass 12 abgenommene Kilos zu 11 Kilos schrumpfen, wenn ich etwas Falsches esse, ärgert mich tierisch. Das ärgert mich viel, viel mehr – und das ist schön, Marion –, als dass es mich freut, etwas Süßes zu essen.
Vorgestern war unser traditionelles Grünkohlessen: Für mich gab's zwei Teller Grünkohl mit viel Zucker und gesüßten Kartoffeln, zwei Kochwürste und 'ne Scheibe Kassler, hinterher Kartoffelpuffer mit Apfelmus. Herrlich. Trotzdem hab ich mich danach geärgert – wieder ein Kilo mehr drauf. Aber: Der Grünkohl war es einfach wert! Ich weiß, dass ich das natürlich wieder in den Griff bekomme. Aber: Ich fliege in ein paar Tagen nach Hamburg. Dort gehen wir auf zwei Weihnachtsfeiern, wo es natürlich was zu essen gibt. Wir gehen auf den Dom, wo es sich natürlich nur ums Essen dreht. Und danach fliegen wir nach New York. Ins Land der bunten Packungen. Ins Land der herrlichsten Cheeseburger, der süßesten Eiscremes … in mein Schlaraffenland! Dann kommen auch noch Weihnachten und Silvester … Wie soll ich das bitteschön auf die Reihe kriegen?
Übrigens: Kirsa hat mir heute Morgen zum Nikolaus eine kleine Ich-liebe-dich-Herz-Schokolade geschenkt – na super! *Die* werde ich ganz sicher nicht essen, weil das ein so schneller Genuss, eine so kurze Freude ist, dass der Ärger darüber mehr wiegt – und auch noch länger dauert.«

Man muss auch mal eine Auszeit einplanen – und nur das Gewicht halten.

»Lieber Frank,
genieße dein Leben! Ärgere dich nicht. Ärger ist ein negatives Gefühl. Das sorgt im Körper für Stresshormone. Und die machen das Abnehmen unmöglich.
Pass auf: Lass uns doch während der Festzeit, also die nächsten vier Wochen, auf das Abnehmen verzichten. Versuch einfach nur, dein Gewicht zu halten. Und das tust du, indem du das, was du isst, genießt – und mit der nächsten Mahlzeit oder dem nächsten Tag ausgleichst.
Das kleine Ich-liebe-dich-Geschenk kannst du ruhig genießen. Einfach so – oder häng es als Dessert an ein Essen an.«

New York – oder: Wie bleibe ich auf Reisen schlank?

Nun ist es so weit. Frank macht seine New-York-Reise, von der er schon seit Wochen erzählt. Vielmehr von den Hamburgern, die er sich da nicht entgehen lassen will, und dem Eis und dem Popcorn und … Ich kann es mir leider nicht verkneifen und schicke ihm vorab noch eine Kurzanleitung für Amerika per E-Mail:
»Hallo Frank,
als ich sechs Wochen in den USA war, habe ich acht Kilo zugenommen. Das geht da flugs! Du bist einfach klüger als ich damals. Ein paar Tricks helfen:

- Dort gibt es viel Paniertes. Bitte die Panade abkratzen. Oder noch besser: Lieber etwas anderes bestellen.
- Vom Hamburger das Brötchen weglassen – wenigstens eine Hälfte.
- Iss in der Früh im Hotel Joghurt mit Früchten – und zwei große Löffel Müsli drunter. Das haben die sicher – und mach, wenn du sie einmal genossen hast, einen Bogen um die Pancakes und Muffins.
- Schau einfach, dass du ein oder zwei Abende kohlenhydratfrei hinkriegst – und dann auch das Frühstück. Das ist sozusagen deine Fastenphase. Dann kannst du tagsüber ruhig auch mal mehrfach zuschlagen. Wenn du das abends nicht schaffst, dann iss halt so gut wie kohlenhydratfrei. Schieb die Beilage an den Schluss! Zwei kleine Kartöffelchen machen nix. Genauso wie zwei kleine Scheibchen Brot. Vom Dessert, da raubst du bei Kirsa ein Löffelchen, bei Helga, bei Andreas, bei Heiner – und Schluss. Hoffentlich bestellen die alle was Unterschiedliches.
- Versuch bitte nie, nichts zu essen und dir den Hunger aufzusparen. Schau, dass du

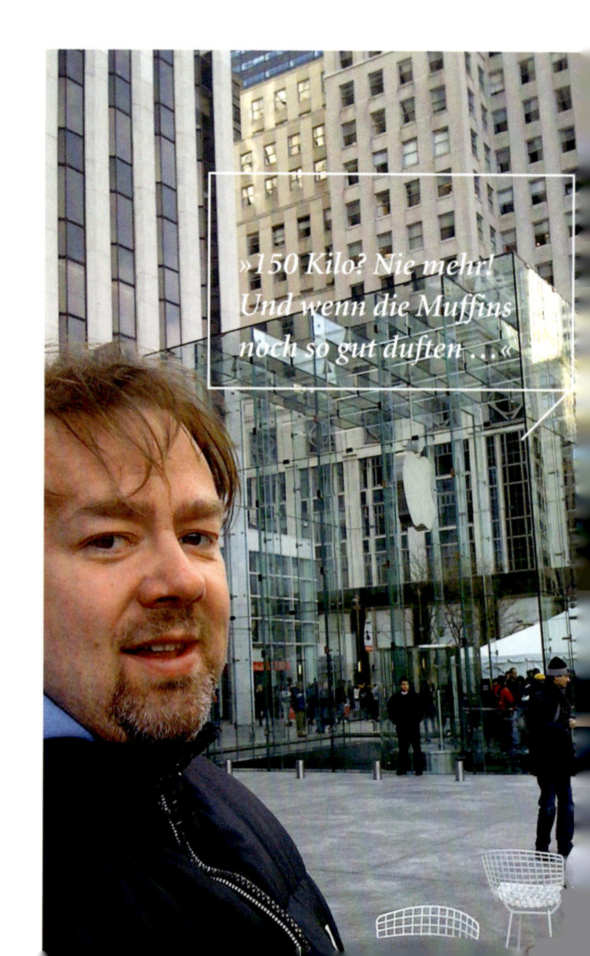
»150 Kilo? Nie mehr! Und wenn die Muffins noch so gut duften …«

einfach was zwischen die Kiemen kriegst, das deinen Energiestoffwechsel im Körper aufrecht erhält – tut mir leid, das zu sagen: was Gesundes!«

Eine E-Mail aus Übersee

»Hallo Marion,
nach zweieinhalb Monaten hab ich's tatsächlich kapiert – und bin bereit, meine Ernährung auch langfristig zu ändern. Und zwar nicht nur, was die Qualität des Essens angeht, sondern auch die Menge. Ich weiß jetzt, dass ich nicht alles essen muss, was da herumliegt. Ich kann gar nicht so viel essen und hab auch nicht dauernd Lust auf süße Sachen. Wir haben heute eine Tüte Popcorn gekauft, karamellisiertes. Davon habe ich zwei Hände voll gegessen. Normalerweise hätte ich die Tüte allein gegessen – und vorsichtshalber gleich für jeden eine eigene Tüte gekauft.
Wir waren auch beim Burger-Essen, und da habe ich die Pommes nur zu einem Drittel aufgegessen. Ich habe jetzt nicht das Brot und das Ketchup weggelassen. Aber es ist einfach so, dass ich merke, da hat sich was getan: Du willst das gar nicht mehr so. 50 Prozent des Essens auf dem Teller isst du nur, weil es dasteht. Und nicht, weil du Hunger hast.
Zum Frühstück bestellt sich Andreas immer eine heiße Schokolade mit Sahne. Ich bestelle keine. Nicht weil ich sie nicht gerne trinken würde oder weil ich sie nicht trinken darf. Ich denk tatsächlich gar nicht drüber nach – und bestelle mir einen O-Saft. Es hat sich wirklich viel geändert. Ich bin selbst ganz schön verwundert darüber. Und bin schon sehr gespannt, was ich wiege, wenn ich zurückkomme.«

Man muss nicht den ganzen Tag Salat und Gemüse essen. Es reicht schon, wenn man etwas weniger isst. Und bewusster. Und das funktioniert überall auf der Welt.

Sieben Tage und nur zwei Kekse später ...

... rief Frank an: »Ich war grad auf der Waage. Ich habe in New York nur ein Kilo zugenommen. Früher wären das fünf gewesen. Wir sind aber auch den ganzen Tag gelaufen. Ich habe daraus die Erkenntnis gewonnen ... Warte, jetzt kommt's, setz dich hin: Wenn du dich bewegst, Frank, dann musst du nicht so aufs Essen aufpassen.«
Wow. Endlich. Endlich hat er auch das kapiert. Gespürt – ganz von allein.
Es sollte allerdings noch ein bisschen dauern, bis das in New York eingefangene Bewegungsvirus das nötige Fieber auslöste.

INFOZEPT

Essen unterwegs – leicht gemacht

Was tun im Flieger?

Auf Kurzflügen: Vorher etwas Leichtes essen. Die grauenhaften Sandwiches gar nicht erst annehmen. Einen Tomatensaft bestellen. Auf Langstreckenflügen: Tomatensaft, Tomatensaft, Tomatensaft. Und das herauspicken, was zum leichten Leben in der Luft passt: Geflügel, Fleisch, Gemüse, Käse, Obst, Roggenschrotbrot. Manchmal ist das vegetarische Menü eine gute Alternative.

Was esse ich am Frühstücksbüffet im Hotel?

Überall zwischen Brötchen und Croissants finden sich Gemüsestreifen, Tomaten und Obst. Joghurt mit Obstsalat und Müsli schickt einen genauso fröhlich in den Tag wie Roggenschrotbrot mit Käse, magerem Schinken oder Quark und Honig. Auch gut: Eier gekocht, gespiegelt, gerührt ... Und dazu darf man dann auch ein Scheibchen Brot essen. Nicht vergessen: Auch ein Croissant ist keine Katastrophe. Das kann man mit der nächsten Mahlzeit wettmachen.

Was kaufe ich auf die Schnelle beim Bäcker?

Es duftet – und schon steht man drin. Hier gibt's nicht nur Buttercremetorte. Bessere Wahl: Roggenvollkornbrötchen belegt mit Tomaten, Gurke, Mozzarella, Ei, Thunfisch oder Schinken, Käse. Lust auf Süßes? Warum nicht ein Apfelkuchen oder ein anderer Obstkuchen?!

Kann ich mir einen Imbiss beim Metzger mitnehmen?

Bitte keinen Leberkäse, keine Schweinshaxe oder Bratwürste. Lieber ein halbes Brathähnchen oder ein Schnitzel mit Krautsalat kaufen. Die Hähnchenhaut oder Schnitzelpanade entfernen und das pure Fleisch mit dem Salat genießen. Für eine kalte Brotzeit: Roastbeef, Schinken oder Geflügelwurst, Eier, geräucherter Fisch mit einem Vollkornbrötchen.

Was darf ich im Restaurant bestellen?

Die Grundregel heißt: Finger weg von Frittiertem und der Kombi Viel-Fett-plus-Kohlenhydrate. Egal ob beim Asiaten, Griechen, Mexikaner oder in einem deutschen Lokal. Gute Wahl: Gegrillter Fisch mit Gemüse, Salat mit Fleisch oder Schafskäse, Antipasti, Thai-Currys oder Pasta mit Gemüse oder Fisch. Und als Dessert? Obstsalat, Frucht-Sorbet oder ein Espresso stillen den Süßhunger nach einem guten Essen und schlagen sich nicht gleich auf den Hüften nieder.

Kann ich mich auch auf Reisen glyxlich ernähren?

Klar. Eiweiß (Fisch, Geflügel, Fleisch, Eier, Hülsenfrüchte), Gemüse und Obst gibt es überall auf der Welt. Wenn man kein Vollkornbrot bekommt, dann hält man die Brotportion einfach klein. Wer sich an die Drei-Mahlzeiten-Regel hält, nur selten einen

Softdrink nimmt, abends lieber ein Gläschen Wein statt Cocktails trinkt, wer nicht nur in der Strandliege liegt, sondern Stadt, Land und Leute auch per pedes genießt – der muss sich um seine schlanke Linie keine Sorgen machen.

Was kann ich mir im Café ohne schlechtes Gewissen bestellen?

Alles. Ein schlechtes Gewissen hat am Teller keinen Platz! Gegen einen Café au lait oder einen Cappuccino ist überhaupt nichts einzuwenden. Nicht mal gegen das Löffelchen Zucker. Und was dazu? Wer Lust hat, bestellt ein Eis ohne Sahne, dafür mit vielen Früchten, ein Stück Obstkuchen oder ein Stück Apfelstrudel.

Ich bin zum Essen eingeladen, wie verhalte ich mich?

Dem Gastgeber vorher Bescheid sagen, dass man nicht alles essen will. Es kränkt viel mehr, wenn jemand zögerlich im Essen herumstochert. Am Büffet kann man sich sowieso die Dinge rauspicken, die man gerne essen möchte. Natürlich kann man auch all seine »Disziplin« vergessen – und alles genießen. Es bleibt ja die Ausnahme. Dafür legt man einfach am nächsten Tag einen Suppentag ein.

Kann ich mich in der Mittagspause auch im Supermarkt gut versorgen?

Natürlich. In vielen Supermärkten gibt es eine Salattheke. Dort findet man fix und fertig geputzte Salatmischungen. Am besten hat man sein Dressing im Büro stehen. Ohne Zusatzstoffe. Als sättigendes Eiweißtopping eignen sich Mozzarella, Schafkäse,

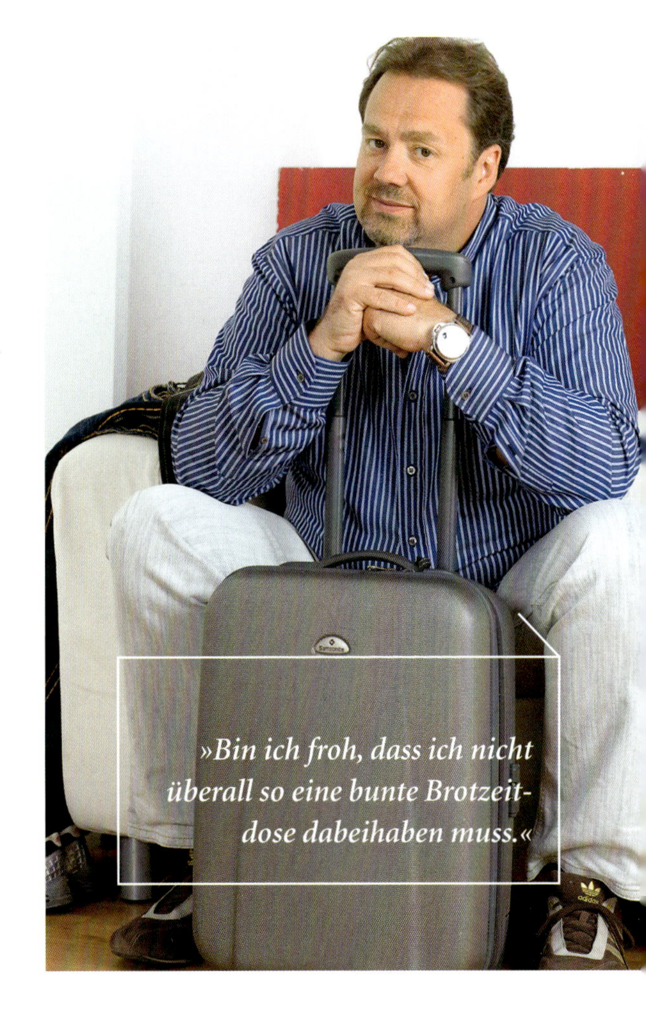

»Bin ich froh, dass ich nicht überall so eine bunte Brotzeitdose dabeihaben muss.«

Räucherfisch, Thunfisch aus der Dose, Schinken oder gekochte Eier. Aus frischem Obst (gibt's immer häufiger auch fertig geschnitten) und Quark lässt sich in Minutenschnelle ein Früchtequark zaubern. Vollkornbrötchen plus frisches Gemüse plus Käse oder Sojaaufstrich ergibt ein leckeres Sandwich. Man kann auch einen Becher körnigen Frischkäse mit Salz und Pfeffer würzen und eine Tomate reinschnippeln.

Die Sache mit Hunger und Willen

Frank presst eine halbe Zitrone in sein Glas Wasser und erzählt: »Ich habe heute Nacht von einer Gans mit Blaukraut und Knödel geträumt. Die war so groß wie eine Kuh. Warum muss ich eigentlich dauernd an Essen denken?«
»Ist ganz normal. Damit wir überleben, hat uns die Evolution so programmiert, dass wir mindestens 200-mal am Tag ans Essen denken.«
»Du denkst natürlich an Körner und Gemüse.«
»Ich denke gerade an einen Keks.«
»Glaub ich nicht!«
»Doch. Unsere Ess-Software bringt uns übrigens auch dazu, so viel zu essen, wie wir können und wann immer wir können.«
»Das heißt, wir haben einen Dickmacher-Virus auf der Festplatte.«
»Sagen wir: Unser Schöpfer hat damals nur an unser Überleben, aber nicht an den Supermarkt gedacht.«
»Warum knurrt der Magen eigentlich wie ein wildes Tier? Weil wir andere vom Futternapf vertreiben wollen?«
»Nein, er droht nur dem Gehirn. Ein leerer Magen zieht sich stärker und aktiver zusammen als ein gefüllter. Luft, Speichel und Schleim werden wild durcheinander gedrückt, und das erzeugt wie ein Dudelsack Töne.«
»Und das tut ganz schön weh.«
»Ja. Der leere Magen sendet seine Signale über den Nervus vagus zum Gehirn. Damit es uns sofort dazu bringt, den Magen zu füllen. Und das tut das Gehirn auch. Es zwingt uns zum Essen. Nichts ist stärker. Nein, nicht mal *dein* Wille.«

Hungerhormone sind immer stärker als der Wille. Wer sie kennt, trickst sie aus.

»Und gleich erzählst du mir, man könne den Magen ja mit einer Möhre abspeisen. Das verträgt vielleicht dein Magen. Meinem langt das nicht. Der will Pizza.«
»Klar. Wenn du die Pizza mit knurrendem Magen riechst, hast du schon verloren. Duft dringt direkt in unser Zentrum der Emotionen im Gehirn – und ohne dass wir lange darüber nachdenken, läuft uns das Wasser im Mund zusammen, ackern die Verdauungsdrüsen, tanzen die Hormone, ist die Pizza im Bauch …«

Zeit zu essen

»Warum wird man eigentlich immer zur gleichen Zeit hungrig?«
»Die Magenschleimhaut hat sozusagen eine Uhr eingebaut. Sie produziert, sobald die

Essenszeit naht, das Hormon Ghrelin. Und das macht dem Gehirn so richtig Hunger.«
»Da gibt's bestimmt 'ne Pille.«
»Was Ähnliches: Ein Magen-Bypass drosselt die Ghrelinproduktion. Man isst weniger.«
»Den will ich haben.«
»Schreib dir lieber genau auf, wann bei dir der Hunger kommt. Wenn du vorher etwas im Bauch hast, dann schüttet der Körper weniger Ghrelin aus, dann brauchst du nicht so viel zu essen, um satt zu werden.«
»Auch wenn ich satt bin, passt da immer noch was rein. Zwar bestimmt kein Gemüse – aber so ein herrliches Mandeltörtchen mit Eis geht immer noch.«
»Da gibt's sogar einen Versuch, in dem Forscher den Leuten mit dem Magnetresonanztomographen ins Gehirn geguckt haben. Sie zeigten Menschen Bilder von Salat und Big Mac und Karottengemüse und Torte und Eis. Ich-hab-noch-Appetit funkte das Gehirn nur, wenn ein Lieblingsgericht auf dem Foto war. Das passt also immer noch rein.«
»Und mein Bauch sagt dann zum Gehirn: Das will ich. Und bevor das lange nachdenkt, ist das Mandeltörtchen schon drin.«
»Klar. Völlig natürlich. Versuch einfach, ein kleines Stück zu essen. Das ist auch gut so, weil man mit jedem Essen alle fünf Geschmacksrichtungen befriedigen muss. Salzig, sauer, bitter, herb – und süß. Das sagen auch die chinesischen und die ayurvedischen Mediziner. Vernünftig wären Erdbeeren. Aber wann bist du schon vernünftig.

Gut zu wissen, *dass es normal ist, nach dem Essen noch Lust auf was Süßes zu haben.*
Ich sag ja: Ich bin völlig normal. Supernormal!
Ganz einfach, weil ein Tiramisu mir lieber wäre, als was Diät-Nannys gemeinhin so empfehlen: Obstsalat, Joghurt mit Fruchtpüree, ein Stück Bitterschokolade danach …

Also iss ein kleines Stück Mandeltörtchen.«
»Ach ja. Und dann sind die Hormone zufrieden. Ich aber noch lange nicht. Wenn ich mit einer Pommes anfange, ess ich, bis der Imbiss schließt.«
»Ich muss los, Frank. Ich schick dir heute Abend dein Infozept über all die Hormone, die Hunger machen. Und was du dagegen tun kannst, ohne eine Pille zu schlucken.«

INFOZEPT

Kann man Hungerhormone austricksen?

Regt Alkohol den Appetit an?

Ja, er wirkt von jeher als Aperitif – regt den Appetit an, obwohl Wissenschaftler noch nicht wissen, warum. Dazu trübt viel Alkohol den Blick – was dazu führt, dass wir mehr essen. Und er bremst den Fettabbau. Ein Glas Wein ist aber kein Problem.

Warum isst man am besten eine Suppe oder einen Salat vor dem Essen?

Sobald man isst, dehnen sich Magen und Eingeweide aus. Das zügelt über die Nerven den Appetit im Gehirn. Nur: Das begreift nicht so schnell. Isst man gleich den Braten mit Knödel, sind 1000 kcal im Bauch – und das Gehirn ahnt es noch nicht mal. Also: Immer vordehnen mit Wasser, Salat, Suppe. Dann braucht man vom Hauptgang weniger.

Warum macht ein Fisch eher satt als Brot?

Auch der Darm produziert ein Ich-bin-satt-Hormon. Das heißt Cholecystokinin. CCK macht pappsatt, wenn wir Eiweiß und Fett essen. Darum können Gemüse in Olivenöl und Fisch sättigen – ohne dass wir uns voll fühlen. Kohlenhydrate, Knödel, Kartoffeln, Brot locken das CCK nicht. Darum serviert der Wirt vor dem Essen Brot, ohne um seinen Umsatz zu fürchten.

Warum setzen Forscher auf das Schlankhormon PYY?

Dicke Menschen haben häufig wenig vom Darmhormon PYY (Peptid YY3-36), das satt macht und den Magen nur langsam leert. Spritzt man dem Menschen dieses Hormon, isst er rund ein Drittel weniger. Das geht einfacher – ohne Nebenwirkung – mit eiweißreichem Essen: zu jeder Mahlzeit Fisch, Geflügel, Eier, Käse, Tofu oder Hülsenfrüchte.

Warum soll man Eiweiß und Kohlenhydrate lieber doch nicht trennen?

Was tut ein Appetitzügler? Er sorgt dafür, dass viel Serotonin in unserem Kopf wirkt. Das Glückshormon Serotonin signalisiert dem Körper nämlich auch, dass man satt ist. Ein Mangel macht depressiv und dick. Der Körper bastelt sich Serotonin aus Eiweiß. Dafür braucht er Kohlenhydrate. Deswegen lässt uns Milch mit Honig gut schlafen, macht Joghurt mit Früchten zufrieden, ruft der Fisch nach einem kleinen Früchte-Sorbet.

Warum wird der eine von der Currywurst dick, der andere nicht?

An unseren Körperzellen sitzen PPARs, Rezeptoren, Hausmeister, die den Energieverbrauch der Zellen regulieren. Sie gucken, was da an Brot und Speck, also an Zucker und Fett, ankommt – und werfen gleich mal den Energieverbrennungsmotor des Körpers an. Je aktiver die Hausmeister, umso mehr Fett verbrennt man, umso schlanker ist man. Je weniger aktiv sie sind, desto mehr Fett speichert die Fettzelle, desto

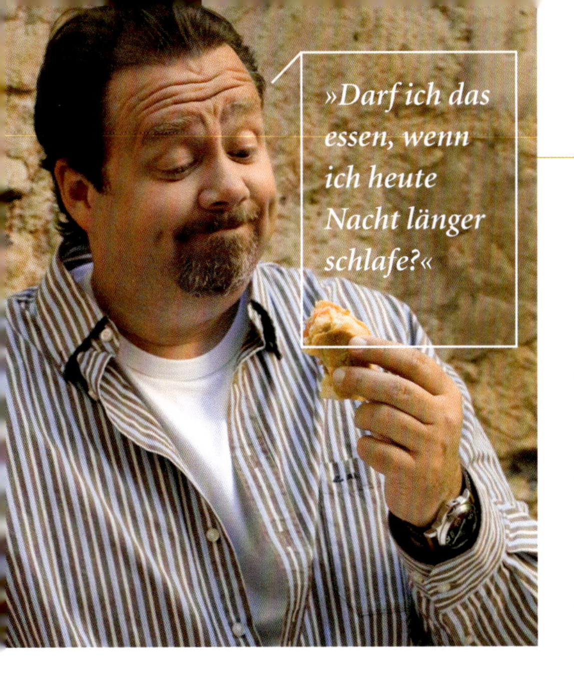

»Darf ich das essen, wenn ich heute Nacht länger schlafe?«

dicker der Mensch. Den faulen Hausmeistern kann man auf die Sprünge helfen: mit Bewegung und den richtigen Nährstoffen – viel Eiweiß, viel pflanzliches Fett, etwas weniger tierische Fette, kaum Kohlenhydrate.

Warum gibt es die Schlankpille mit Leptin noch nicht?

Das Hormon war lange das Lieblingskind der Schlankpillen-Forscher. Die Fettzelle selbst produziert Leptin, und das signalisiert dem Gehirn den Füllungszustand der Fettzellen. Kommt genug an, drosselt das massiv den Hunger. Nur: Viel Leptin heißt leider nicht auch wenig Hunger, mussten die Forscher erkennen. Denn die meisten Übergewichtigen schütten jede Menge Leptin aus. Nur im Gehirn wirkt es einfach nicht. Außer: Man nimmt ab. Dann wirkt es auch wieder im Gehirn. Allerdings zeigen neue Studien: Leptinspritzen helfen gegen den Jo-Jo-Effekt. Man nimmt »nach der Diät« nicht mehr so schnell zu.

Kann man sich schlank schlafen?

Ja. Wir haben ein Hormon, das Muskeln wachsen und Fett wegschmelzen lässt – vor allem dann, wenn man schläft. Das Wachstumshormon HGH (Human Growth Hormone). Übergewichtige haben weniger von diesem Schlankmacher als Normalgewichtige. Stress, Angst, zu viel Junkfood oder eine Schilddrüsenunterfunktion drosseln die HGH-Produktion. Bewegung, Krafttraining, viel Eiweiß und wenig Kohlenhydrate auf dem Teller animieren die Hypophyse im Gehirn, mehr Wachstumshormon zu produzieren. Einfach drei- bis viermal die Woche abends die Kohlenhydrate weglassen – und schon wird das Wachstumshormon nachts aktiv, man wird schlank im Schlaf.

Was macht das Appetitzentrum im Gehirn zufrieden?

Zu geregelten Zeiten essen. Dann haben die Appetithormone weniger Macht.
Vielseitig essen. Das Gehirn ist nur satt, wenn alle Vitalstoffe angekommen sind.
Voluminös essen. Sprich: Gemüse. In der Suppe, im Salat, am besten vor dem Essen. Ein gedehnter Magen macht schnell satt.
Sinnlich essen. Augen und Nase essen mit, möchten auch befriedigt werden.
Von kleinen Tellern essen. Das Gehirn wird von großen nicht satt.
Bunt essen: Jede Mahlzeit sollte sauer, scharf, bitter, salzig und süß sein. Süß heißt Obst oder ein kleines Stück Bitterschokolade.
Langsam essen. Das Gehirn braucht ein bisschen, bis es merkt, dass man satt ist.
Eiweiß essen. Daraus bestehen die Hormone, die dem Gehirn »satt« signalisieren.
Das nicht essen, was die Hormone nicht kennen: künstliche Aromastoffe, Weichmacher, Süßstoffe ...

Viertelfinale, 12 Kilo – und das Selbstwertgefühl

Was bisher geschah: Frank hat drei Monate lang auf Cola verzichtet. Er hat Gemüse zwar noch nicht lieb, aber isst es. Er geht murrend, aber regelmäßig spazieren, steigt ab und zu auf den Crosstrainer. Er hat zwölf Kilo verloren und sein Fettwert liegt bei 38 Prozent. Goldrichtig. Nun, das zeigt die Waage. Aber was hat sich mit seinem Körper und in seinem Kopf getan? Das ist ja viel wichtiger. In drei Monaten muss sich schließlich etwas geändert haben. Ich bitte Frank, sich mal Gedanken darüber zu machen. Hier sind sie:

Was hat sich im Kopf getan?

»Man glaubt gar nicht, wie toll man sich auf einmal fühlt. Natürlich sagt dir vorher jeder: Das tut dir gut. Du wirst dich viel besser fühlen. Aber das glaubt man natürlich nicht. Und nun muss ich sagen: Der ganze Tag hat sich um 100 Prozent verbessert. Morgens kann ich aufstehen ohne Schmerzen in den Beinen, ich kann Treppen steigen, ohne mich am Geländer abzustützen. Komme viel leichter ins Auto rein und raus. Ja, ich kann mir in einem Rutsch die Schuhe zubinden, ohne nach Luft zu ringen. Einfach alles ist einfacher.
Kürzlich war ich in Hamburg zu einem Geburtstag eingeladen. Mann, war das ein Gefühl. Ich habe getanzt und fühlte mich irgendwie wie alle anderen dort im Raum. Wenn man so dick ist, wie ich es einmal war, dann braucht man schon Kraft, sein Selbstwertgefühl nicht zu verlieren. Man denkt, jeder guckt einen an, passt auf, was man isst. Und egal, wie groß das Hemd auch ist, es passt nie wirklich, weil es sich letztendlich immer am Körper anlehnt – und die Figur zeigt.
Ich fühle mich jetzt schon so unendlich viel leichter, obwohl ich ja noch ein Stückchen Weg vor mir habe.
Es ist ganz gut, dass man sich kleine Ziele steckt. Mein nächstes heißt: 20 Kilo. Und dann mache ich eine All-you-can-eat-Party mit meinen ganzen Freunden.«

Ein Fehler: Man findet sich mit vielem ab

Was jegliches Abnehmen bremst ist: mangelndes Selbstbewusstsein. Fehlendes Selbstwertgefühl. Das finde ich auch oft im GLYX-Forum bei den Frauen, die verzweifelt schreiben: »Nichts geht mehr.« Weil sie ihren Körper nicht lieben, so wie er ist, produzieren sie über die Stresshormone ihre eigene Abnehmbremse. Männer haben es da in der Regel leichter. Sie stehen viel eher zu ihrem Bauch.

»Du hast mir nie erzählt, dass es dir etwas ausgemacht hat, dick zu sein.«
»Ja, das hätte ich niemals zugegeben. Einfach, weil ich keinen anderen Weg sah. Man findet sich damit ab, wenn etwas nicht zu ändern ist. Und redet es sich selbst schön. Warum abnehmen? Ich hatte ja auch immer toll aussehende Frauen. Erfolg im Beruf. Und meine Freunde mögen mich so, wie ich bin. Dass man schwer Luft kriegt, schlecht aufstehen kann, ein Zipperlein zum nächsten kommt, das entwickelt sich ja schleichend. Damit findet man sich genauso ab wie mit jedem Kilo mehr.«
»Und warum denkst du heute so anders?«
»Weil es mir so viel besser geht. Weil mir mein Körper so doch viel lieber ist.«

Ohne Selbstwertgefühl geht gar nichts

Voraussetzung für Abnehmerfolg ist ein gutes Selbstwertgefühl. Wer seinen Körper nicht mag, setzt sich unter Stress – und das blockiert das Abnehmen über Hormone.

Das stimmt: Mit jedem Kilo weniger steigt das Selbstwertgefühl. Bislang ging alles soooo gut. Ich hab ja so oft geschludert. Wenn ich Pizzas und Hamburger und Eis und Currywürste der letzten drei Monate auf einen Haufen lege, wären das sicher noch mal zehn Kilo Fett, die ich schon los sein könnte. Dann noch weitere zehn, wenn ich richtig Sport gemacht hätte. Der fällt mir am schwersten. Aber nicht, weil ich keine Luft bekomme oder weil mir die Knochen weh tun, nein, ich hab einfach keine Lust dazu. Ich beweg mich eben nicht gern – wofür gibt's Quad & Co?! ***Und wo ist das Selbstwertgefühl größer: auf dem Quad oder mit Nordic-Walking-Stöcken?!***

Wir leben in einem Land, in dem man Kinder in einem bundesweiten Therapieprogramm in T-Shirts steckt, auf denen »Moby Dick« steht. Eine sicherlich gut gemeinte Aktion, früh etwas gegen Übergewicht zu tun. Aber: Schon ein wenig diskriminierend. Wie fühlt sich so ein Kind? Bestimmt nicht glücklich – aber so dick, wie es auf dem T-Shirt steht. Laut Gehirnforschung das Sprungbrett in ein dickes Leben.

Wer abnehmen will, muss seinen Körper wertschätzen – auch wenn er ein bisschen rund ist.

Wir leben in einem Supermarktland, in dem nicht auf der Nahrungsmittelverpackung steht, dass einen genau das da drin umbringt. Deshalb finde ich es auch unmenschlich, jemandem vorzuschreiben, dass er abnehmen muss, ja sogar den Beamtenstatus zu entziehen, wenn nicht 20 Kilo verschwinden.
Und ich finde es entwürdigend, im Flugzeug laut einen Extragurt bestellen zu müssen. Genauso entwürdigend ist es, wenn in der Zeitung steht: Dicke sind dumm. Wir leben hier unter einer Dicktatur – der Medien, der Industrie, der Politik – inmitten eines Nahrungsmittelangebotes, das den Hunger anheizt ... Das killt jedes Selbstwertgefühl. Das darf einfach nicht sein ... Was tun? Die Waage verbannen. Dort liegt nicht das Glück. Lernen, seinen Körper so zu mögen, wie er ist. Manchmal braucht man professionelle Hilfe von Therapeuten, oft hilft auch Sport.

Die Hürden kommen noch

Die ersten drei Monate sind relativ leicht. Da wachsen einem durch den Erfolg Flügel, durch die fröhlichen Botschaften des Körpers, durch die Komplimente der anderen. Und dann wird es irgendwann schwer. Die größten Hürden hat Frank noch vor sich.
Es wird immer langsamer gehen.
Es wird auch mal nach oben gehen.
Es wird sich ein Plateau einstellen.
Es wird ihm nicht mehr schmecken.
Es wird ihn die Waage terrorisieren.
Es wird viel mehr Sport in sein Leben einziehen müssen ...
... und während ich mir das so denke, sagt Frank: »Ich freu mich schon auf das Buch.«
»Willst du wirklich, dass andere über deinen Testosteronspiegel lesen? Deinen Bauchumfang wissen, deine Fettwerte verfolgen? Deine Frustrationsausbrüche? Das ist doch wie auf jeden Bissen gucken ...«
»Ja. Weil ich finde, dass man das anderen dicken Menschen ruhig erzählen kann, wie sie sich durch kleine Verzichterlein irgendwann so viel besser fühlen.«
Besser fühlen. Das ist das Zauberwort. Nicht dünner sein.

11 Regeln für mehr Selbstwertgefühl

01 Auch mit 150 Kilo kann man ein beliebter Sonnenschein sein.

02 Andere geht es gar nichts an, ob man dick oder dünn ist. Das sollte man auch immer deutlich sagen.

03 Das Glück darf man nicht von Kilos abhängig machen. Es liegt sicherlich nicht auf der Waage.

04 Man kann sich auch in einem schweren Körper leicht fühlen.

05 Wer weniger isst, kriegt nicht mehr Selbstbewusstsein. Aber ...

06 ... Bewegung lässt das Selbstwertgefühl messbar ansteigen.

07 Haltung einnehmen. Wer aufrecht geht, die Brust frei hat, fühlt sich größer – und besser.

08 Den Körper lieben lernen. Das funktioniert am besten mit Yoga, Tanzen, Taiji oder ähnlichem, was die Körperwahrnehmung schult.

09 Nicht das Idealgewicht, das andere vorschreiben, sollte man anstreben, sondern das Gewicht, mit dem man sich wohl fühlt.

10 Kleine Ziele stecken. Dann ist man immer wieder stolz auf sich.

11 Regeln sind da, um sie zu brechen. Das ist Genuss, das ist Lebensfreude, das ist man sich wert.

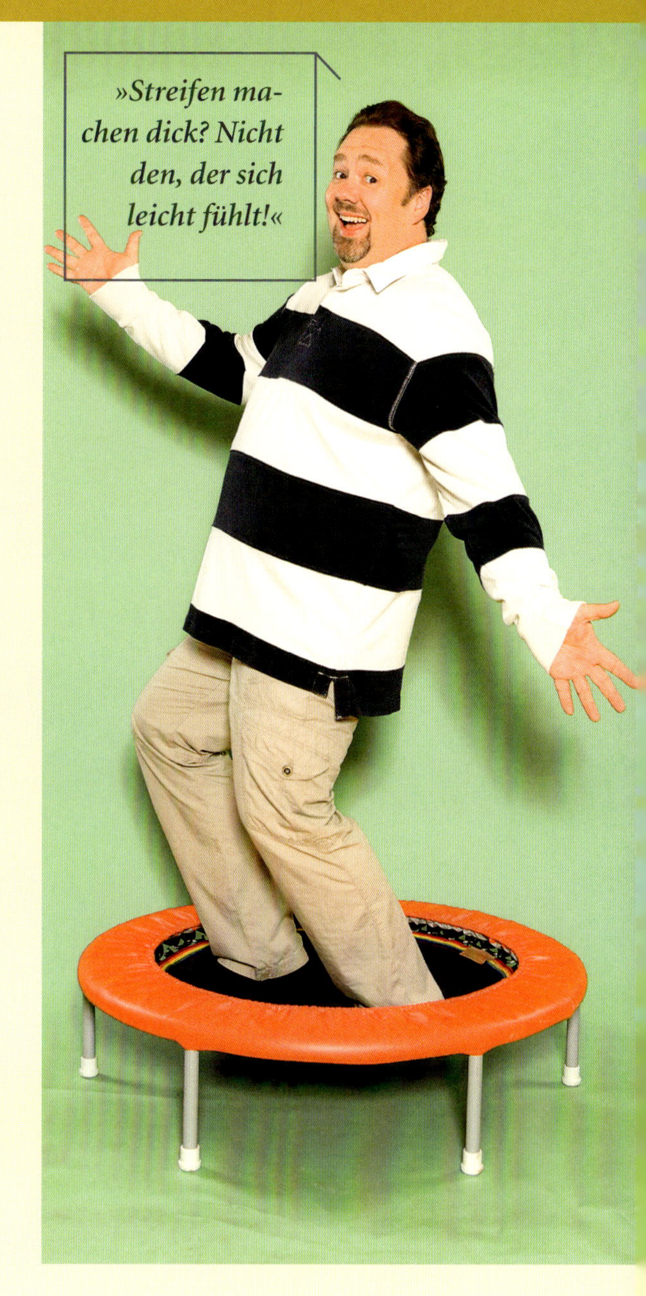
»Streifen machen dick? Nicht den, der sich leicht fühlt!«

Wie viel darf ich denn nun?

Irgendwann muss man etwas an der Menge drehen. Anfangs verschwinden die Pfunde wie von allein, weil man bewusster isst – und ein bisschen mehr auf seinen Körper hört. Nur: Mit weniger Kilos auf den Rippen sinkt auch der Energiebedarf – und dann muss man auch ein bisschen weniger essen. Das passiert in der Regel völlig automatisch. Denn das sagt einem der Körper. Leider gibt es Menschen, die ihm einfach nicht trauen. Und die stellen dann die Frage: »Wie viel also darf ich essen, um weiterhin Kilos zu verlieren?«
Diese Frage stellte natürlich auch Frank. Ziemlich schlecht gelaunt: »Ich kann nicht einfach nur die halbe Tüte Nudeln kochen. Ich koch die ganze – und dann ess ich die auch. Es müsste eigentlich kleinere Packungen geben.«

XXL-Portionen machen Hunger

Und damit spricht er genau das an, was eigentlich dick macht. Die XXL-Portionen. Weil der Mensch immer Hunger auf mehr hat, bietet man ihm größere Packungen an. Der Hamburger hat in den letzten 50 Jahren von 202 auf 310 kcal zugespeckt. Die Portion Pommes hat sich seit 1955 verdreifacht – von 210 auf 610 kcal. Das Päckchen Kino-Popcorn ist heute siebenmal so groß – ein kleiner 5-Liter-Eimer. Die Colaflasche lieferte früher 79 kcal und heute 194. Die Pizza gibt's Jumbo-Size. Schokoriegel schwollen um 50 Prozent an, die Teller sind gewachsen, die Kinositze sind gewachsen, die Eisbecher sind gewachsen. Der Hunger ist gewachsen. 125 Kilo liegen heute pro Jahr mehr auf dem Teller als vor 40 Jahren. Und zwar: Kohlenhydrate. In Form von Kartoffeln, Produkten aus raffiniertem Getreide (Weißbrot, Nudeln, Reis), Zucker. Und die machen wieder Hunger auf noch größere Portionen. Alles Kohlenhydrate, die zwar unterschiedlich aussehen – im Körper aber ein und dasselbe ergeben: Glukose = Zucker. Der im Blut schwimmt und, wenn zu viel davon da ist, von der Leber in Fett umgewandelt wird.

Kaufe nichts, was mehr Masse für das gleiche Geld verspricht, koche nicht zu viel, fülle kleine Teller.

Kleine Tricks mit großer Wirkung

»Weißt du, Frank, wenn du nicht die halbe Packung kochen kannst, dann lade doch jemanden zum Essen ein. Audrey Hepburn hat gesagt: ›Teile immer dein Essen, dann bleibst du schlank.‹ Es ist schon so, dass der Magen schrumpft, wenn man ihn weniger vollstopft, wenn man sich auch mit weniger zufriedengibt. Aber viel wichtiger ist, dass du deinem Kopf Zeit lässt, satt zu werden. Und da spielen viele Hormone mit. Und die kann man austricksen.

US-Forscher haben festgestellt, dass man 73 Prozent mehr isst, wenn man es auf große Teller tut. Also:

1. Meide französische Tellergrößen. Dekoriere alles auf 25 statt auf 31 Zentimeter Durchmesser.

2. Iss langsam. Dann hat das Appetitzentrum im Kopf Zeit, zu registrieren: Es ist genug da. Hunger einstellen.

3. Trage keine Teller mit Resten der anderen in die Küche. Die landen mit Sicherheit in deinem Bauch.

Ach ja: Und geh nicht mit leerem Magen und ohne Liste einkaufen. Auch wenn die Großpackung Schokoküsse noch so sehr ruft ›Nimm mich mit!‹ – dort lassen! Denn was den Weg nach Hause findet, findet ihn auch auf die Hüften.«

»Du weißt schon, wenn ich Becher Joghurt sage, dann meine ich nicht den Fingerhut, den du meinst. Sondern den 500-Gramm-Eimer.«

»Den verträgst du schon, wenn er natur ist, keinen Zucker drinhat. Du bist ja auch ein bisschen schwerer als ich.«

»Okay, aber sag mir ehrlich, wie viel darf ich denn jetzt essen, ohne dass ich davon wieder dick werde?«

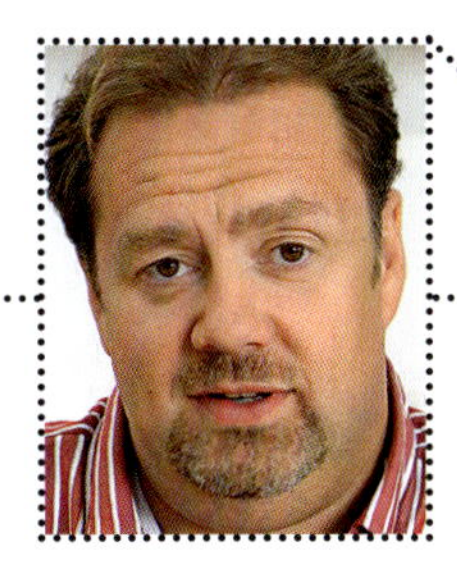

***Manche Dinge sind viel einfacher,** als es sich die Diätexperten so ausdenken. Aus allem machen die eine Wissenschaft. Was mir wirklich hilft ist: langsam essen – so merke ich nämlich, dass ich oft viel früher satt bin, als der Topf leer ist.*

»Ich mache dir eine Liste. Kriegst du heute Abend. Mit deinem Infozept.«

Abends kommt eine E-Mail: »Ich hab's mir überlegt, ich koche doch nur die halbe Packung. Und wenn Kirsa einen Topf auf den Tisch stellt, sag ich: ›Weg damit.‹ Ist eigentlich ganz einfach und völlig logisch: Was ich nicht sehe, ess ich nicht. Ich bin auch nach einem Teller satt. Im Restaurant bekommt man ja auch nur einen Teller und keinen Nachschlag. Und merkwürdigerweise reicht der ja immer.«

INFOZEPT

Ein bisschen Mengenlehre

Wie viel darf man essen, um nicht dick zu werden?

Das ist individuell so verschieden, dass es keine allgemeine Antwort gibt. Keine Mengenangaben. Keine Kalorienzahl. Nur ein Gefühl: Man muss satt sein – darf nicht hungern. Richtig macht man es immer so:

- eine doppelte Portion Gemüse: Salat oder Suppe, Hauptsache im Hauptgang;
- eine ausreichende Portion Eiweiß: Fisch, mageres Fleisch, Geflügel, Eier, Tofu, Hülsenfrüchte;
- eine nötige Portion Fett: tierisches für den Geschmack, pflanzliches für Geschmack und Gesundheit;
- eine kleinere Portion Kohlenhydrate: Beilage, Dessert, Obst.

Wie viel Eiweiß braucht man?

1,5 Gramm pro Kilogramm Körpergewicht. Zu jeder Mahlzeit eine große Portion, die es schafft, einen satt zu machen.

Wie viel Fett ist nötig?

Ist ein triefender Schweinebauch nötig oder reicht ein mageres Schnitzel? Will man den 60-prozentigen Käse oder gar die magere Harzer Rolle? Mag man den Schinken durchwachsen – oder reicht ein schmaler Fettrand? Wer es jetzt gerade fettig will, wählt einfach ein kleineres Stück. Wer etwas Mageres auf dem Teller hat, muss sich über die Größe der Portion gar keine Gedanken machen. An gesundem Öl für den Salat, für das Gemüse sollte man gar nicht sparen. Auch eine Avocado oder eine Handvoll Nüsse machen nicht dick. Und je fetter der Fisch, desto schlanker das Resultat.

Was ist eine kleine Portion gesunde Kohlenhydrate?

Für die meisten Übergewichtigen in etwa: FdH. Die Hälfte. Ein Teller Pasta statt zwei. Zwei Scheiben Vollkornbrot statt vier. Doppelt so viel Gemüse wie Reis. Zwei Rippen Bitterschokolade statt die halbe Tafel. Doch die richtige Menge muss man spielerisch herausfinden. Man hängt zum Beispiel eine Zeitlang die Beilage hinten an – und fragt sich immer wieder: Ist es schon genug? Bin ich satt? Mancher verträgt auch noch die dritte Scheibe Vollkornbrot.

Was ist eine kleine Portion ungesunde Kohlenhydrate?

Das Genusshäppchen, das nur ganz wenig Insulin lockt. Zwei kleine Scheiben Weißbrot zum Salat. Zwei kleine Kartöffelchen, wie beim Italiener. Eine Praline. Eine kleine Kugel Eis, eine Rippe Schokolade, zwei Kekse.

Kann ich den Magen austricksen?

Wer lange Zeit viel gegessen hat, hat auch einen großen Magen, der erst, wenn er ausreichend gedehnt ist, dem Gehirn signalisiert: »Bin voll. Kannst die Esslust einstellen.« Nun kann man ihn mit kleinen Portionen umerziehen. Das dauert aber ein paar Wochen. Und man steht ständig mit dem unzufrieden knurrenden Begleiter vom Essen auf. Besser: gut füllen. Mit Lebensmitteln, die pro Gramm wenig Dickmacher enthalten. Die heißen: Gemüse, Gemüse, Gemüse. Schlankes Eiweiß. Und für die Naschkatzen: Beeren, Äpfel, Birnen, Zitrusfrüchte, Pflaumen, Nektarinen und Rhabarber. Melonen, Bananen und Trauben haben leider zu viel Zucker.

Nichtsessen ist doch oft viel leichter?

Ja, leider, ganz einfach aus der Angst: Aus der Praline wird die Schachtel, aus dem Teller Spaghetti der Topf. Nichtsessen ist 197-mal am Tag vernünftig – dreimal aber nicht. Man muss essen, um abzunehmen. Nur nicht ständig. Im Schnitt denken wir 200-mal am Tag an etwas, das mit Essen und Trinken zu tun hat. Wenn wir dem 200-mal nachgeben, sieht das eben irgendwann traurig aus.

Erst ablenken ...

Verschwindet der Gedanke an das Leberwurstbrot nicht, müssen wir etwas tun – sonst wächst er. Manchmal funktioniert Ablenken. Mit einem Telefonat, mit ein bisschen Bewegung, mit einem kleinem Spiel der Gedanken. Nach fünf Minuten ist der Jieper meistens weg.

... im Notfall klug nachgeben

Bleibt die Lust, dann sollte man ihr nachgeben. Die Frage ist nur: Akzeptiert das nach Leberwurstbrot jammernde Männlein im Kopf einen Apfel, Gemüsestreifen, eine Handvoll Nüsse? Oder besteht es auf sein Leberwurstbrot? Dann hilft folgender Trick: Erst eine ordentliche Portion Gesundes essen, dann das Ganze mit einer winzigen Portion Leberwurstbrot belohnen.

Hilft es, eine Mahlzeit auszulassen?

Wer eine Mahlzeit auslässt, zieht sich seinen Magen so groß wie einen Dudelsack. Da geht bei der nächsten Mahlzeit viel mehr rein. Und die Hungerhormone sorgen dafür, dass man auch viel, viel mehr reinstopft.

Warum soll man langsam essen?

Der Körper produziert ein Stoppschild, das heißt Cholecystokinin. Es sagt 20 Minuten nach dem Essens-Start: Ich habe genug. In dieser Zeit kann man viel reinschaufeln – oder weniger so richtig genießen.

Kann man das Sattsein trainieren?

Ja. Indem man die Ohren nach innen spitzt – und konsequent rechtzeitig aufhört. Der Körper meldet, wann es genug ist. Sobald das Sattsignal auftaucht, sollte man aufhören – auch wenn noch etwas auf dem Teller liegt, auch wenn man meint, die Köchin zu beleidigen.

Darf ich mich auch mal gehen lassen?

Jedem ist ab und zu danach, sich so richtig vollzustopfen. Das ist so. Und das ist auch okay so. Das ist keine Katastrophe. Danach sollte man aber ruhig auch in sich reinfühlen, wie es einem geht, wenn da im Magen ein dicker Braten mit drei Knödeln rumkullert. Dann mag man das vielleicht nicht mehr ganz so oft. Es geht einem doch so viel besser, wenn man mit Energie vom Tisch aufspringt.

Frank schmeckt's nicht

»Warum siehst du denn so grün aus?«, fragt mich Frank bei einem seiner Besuche.
»Ich hab heute die Ziege gemolken. Und es dann probiert.« Ich wusste nicht, dass man da erst mal etwas abmelken muss und das Ganze vielleicht erst noch mal auf den Herd stellt und abkocht. Nein, ich habe es – neugierig, wie man manchmal so ist – einfach so probiert. Natur pur. Eine Stunde lang bin ich im Schatten der Bäume übers Grundstück gewankt. In der Hoffnung, dass mich da jetzt keiner sieht.
»Siehst du«, sagt Frank, »so geht's mir mit deinem Trockenfutter. Geraspelte Kaninchenköttel mit Milch – ›All Bran‹ heißt das, wenn es in einer bunten Packung steckt. Und Reformhauskekse! Das erinnert mich an früher, als mir mein Bruder im Sandkasten weismachen wollte, dass selbstgebackene Sandkekse groß und stark machen. So ähnlich schmecken die heute noch. Nur, dass sie aus dem Reformhaus kommen.«
Das ist natürlich ein Problem. Wir Diät-Nannys haben einen anderen Geschmack. Wir freuen uns über ein schönes Vollkornbrot mit Butter, mögen Joghurt mit Honig, Nüssen und Obst. Könnten in einer Salatschüssel baden … Obwohl ich durchaus Franks Meinung über das All-Bran-Zeugs teile. Ich würde so etwas nie essen. Aber ich brauche auch keine Cornflakes. Das Problem liegt ganz woanders.
Wer 40 Jahre lang Honigpops mit Milch gegessen hat, der steigt nicht so leicht um auf Müsli, mit Trockenfrüchten gesüßt. Wer Donuts liebt, dem ist ein Vollkornkeks kein Ersatz. Und Vollkornpizza mit Gemüse mag man nicht mal mit einem müden Lächeln quittieren, wenn man seit Jahrzehnten Pizza »con tutto« liebt. Wer morgens Toast mit Erdnussbutter und Marmelade isst, acht Scheiben, dem kann man viel erzählen über die gesunden Vorteile eines Vollkornbrots mit Quark und Fruchtaufstrich. Schmecken tut ihm das noch lange nicht.
Und wenn eine Diät nicht schmeckt, dann macht sie einem Stress. Und Stress verhindert den Fettabbau – und lässt den Körper wachsen.

Was der Bauer nicht kennt, frisst er nicht

… sagt der Volksmund. Und das trifft auf all die Franks dieser Welt zu.
»Wasser ist kein Ersatz für Cola light. Langweilig!«, hat er anfangs gesagt.
»Press eine frische Zitrone rein. Das macht Jennifer Aniston jeden Morgen. Die verbrennt Fett.«
»Wenn das ohne Zucker schmecken würde, gäbe es das überall zu kaufen.«
Ich presse ihm eine halbe Zitrone ins Glas. Er trinkt. Und sagt: »Das vermarkten wir jetzt unter ›Marionade‹.«

Fruchtaufstrich: »Nicht süß! Ess ich nicht.« Nach einem Monat schmeckte ihm die normale Marmelade nicht mehr. »Irgendwie künstlich.«
Dinkelnudeln: »Körnerfressernudeln ess ich nicht.« Zeitweise standen die dann viermal pro Woche auf dem Speiseplan (übertrieben häufig!).
Tintenfisch: »Ihh.« Wurde zum Pizza-Ersatz beim Italiener, wo sich seine Clique jeden Montag trifft.
Als wir seinen Geburtstag bei einem Sternekoch gefeiert haben, hat er höchstpersönlich gesagt: »Es schmeckt so gut. Und man fühlt sich nach dem siebten Gang noch leicht.«
Am nächsten Tag zeigte auch die Waage: Da war nichts drin, was auf die Hüften springt. Nicht mal die Schokocreme mit Mandeltarte. Sie war zu klein.

Das Geheimnis heißt: Etwas Neues ausprobieren

Man muss eine Liste erstellen mit all den Dingen, die einem gut schmecken. Die man liebt. Und dafür sucht man sich zunächst mal eine gesunde Alternative. Das heißt, man begibt sich auch auf eine kleine Geschmacksreise. Immer mal wieder. Etwas Neues ausprobieren. Zugegeben, Neues mag man oft am Anfang nicht so gerne. Man hängt nun mal an seinen Gewohnheiten. Allerdings eröffnen sich auch neue Welten. Neue Geschmackswelten. Und: Die frische Erdbeere im Joghurt (ent-)täuscht den Körper nicht. Aber die künstlichen Aromastoffe, hergestellt mithilfe von Sägespänen, im Industriejoghurt schon.

Es gibt für alles eine Alternative – man muss sie nur ausprobieren.

Es gibt für alles eine Alternative

Spaghetti carbonara. Kohlenhydrate plus Speck. Springt sofort auf die Hüften. Spaghetti mit Olivenöl und Gambas tun das nicht. Schokokeks. Gibt's auch als Vollkornvariante. Da muss man sich eben durch die Vielfalt mal durchprobieren.
Honigpops mit Milch. Sorry, aber auch ein Müsli mit Trockenfrüchten ist süß, vielleicht schmeckt es einem irgendwann so gut wie Frank, mit Joghurt und Honig. Schweinebraten mit Knödel und Soße. Ein Steak mit einer kleinen Folienkartoffel und Quark, einer Grilltomate und Bohnengemüse ist doch auch ganz fein.
Da muss jeder für sich experimentieren. Und wenn es dann doch mal der Big Mac ist, dann genießt man ihn – unbedingt ohne schlechtes Gewissen – und gleicht ihn am nächsten Tag wieder aus.
Als Infozept gab ich Frank eine Liste mit Alternativen mit. Daraus kann er sich seine Rosinen rauspicken (ab Seite 192).

Ab in die Selbstständigkeit ...

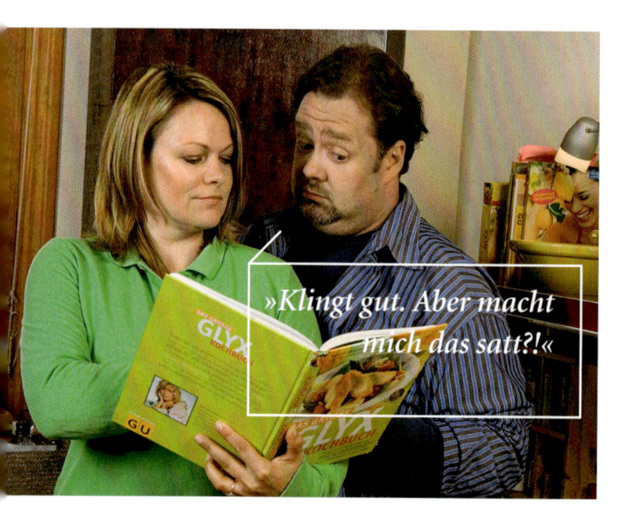

»Klingt gut. Aber macht mich das satt?!«

Am 28. Januar, also nach fünf Monaten Rundumbetreuung, nach überstandener Festzeit, nach 16 Kilo weniger, nach vier »Hallo Nanny, wann habe ich das letzte Mal Danke gesagt?«-E-Mails und 44 Moser-Anrufen, vier Kilo vor unserem Halbjahresziel, bekomme ich diese E-Mail:
»Alles Scheiße, ich hoffe, dass ich morgen früh, wenn wir uns treffen, noch genauso genervt bin wie jetzt gerade.
Das Essen ist Mist. Kirsa hat sich heute Abend sehr viel Mühe gegeben. Sie hat tollen Fisch in Knoblauch gekocht. Und tolles Gemüse in Kokosmilch. Wirklich sehr gute Küche – aus deinem Buch. ABER.
Ich habe zwei große Stücke Fisch gegessen und hatte nach dem Essen ein Loch im Bauch. Da hätte ich auch einen Liter Wasser trinken können, der macht mich genauso wenig satt.
Hier mal mein Tag: 11.00 Uhr Rührei mit drei Scheiben dunklem Brot. Langweilig. Ohne Butter, ohne Ketchup. Um 15.00 Uhr beim Supermarkt gebremst und eine Buttermilch geholt. Dann Abendessen um 20.00 Uhr wie oben beschrieben.
So ein sch… Tag. Es ist nicht lustig, so zu leben. So, jetzt hab ich meinen Frust runtergeschrieben. Keine Schokolade, kein Marzipan, kein Toast mit Butter und keine Banane, die wahrscheinlich schon helfen würde, aber die ist nicht GLYX-grün.«

Wer abnehmen will, muss loslassen

Loslassen – von dem Gefühl, es allein nicht zu schaffen. Von Regeln, die nicht ins eigene Leben passen. Von Zielen, die man nicht erreichen kann. Und von Unselbstständigkeit. Manchmal muss man da nachhelfen. Nun war es so weit, ich griff zum Telefon und rief Frank an:
»Ich glaube, Frank, du brauchst mich jetzt nicht mehr.«
»Das meinst du nicht ernst.«
»Doch. Du kennst jetzt alle Regeln. Und ich hab einfach keine Lust, sie ständig zu wiederholen. Ich habe nie gesagt: keine Kohlenhydrate. Ich habe nie gesagt: keine Banane. Es gibt keine Verbote – nur ein

paar einfache Regeln. Aber ich nehme an, die hast du schon wieder vergessen.«
»Natürlich nicht.«
»Dann zähl sie auf!«
»Wirklich? Okay: 1. Am Tisch sitzen, und alle essen Kuchen – und du selbst darfst nur dran riechen. 2. Wenn du Lust auf etwas Süßes hast: Beiß in eine getrocknete Pflaume. Das ist übrigens so, als ob auf einmal die Schlafzimmertür aufgeht und Heidi Klum kommt splitternackt mit ihren drei Freundinnen rein – und plötzlich klingelt der Wecker, und du wachst wieder auf.«
»Fraaank. Es reicht!«
»Ich wüsste aber schon noch ein paar …«
»Dann zähle ich dir auf, was du die letzten Monate gegessen hast, obwohl es dick macht. Da brauch ich bis übermorgen.«

Allein geht's auch ...

»Also pass auf: Ich möchte, dass du die nächsten vier Wochen deine vier Kilo abnimmst – ohne dass ich jeden Bissen kommentiere. Und vor allem ohne dass du mir Vorhaltungen machst, wenn grad mal nichts geht. Ich glaube, dafür ist jetzt Zeit. Du bist auch schon so weit.«
»Meinst du?«
»Ja. Meine ich.«
»Und was ist mit Sport?«
»Du gehst spazieren, aufs Trampolin, auf den Crosstrainer, aufs Fahrrad. Such dir was aus, was dir Spaß macht.«
»Nichts davon. Und wiegen?«
»Jeden Samstag.«

... mit kleiner Starthilfe

Am nächsten Vormittag klingelt es an der Tür. Draußen steht ein ungewöhnlich kleiner Frank mit drei großen Tüten.
»Warum ziehst du die Schultern so ein?«
»Ich hab was am Nacken.«
»Ein schlechtes Gewissen?«
»Nie. Ich war beim Einkaufen und hab drei Stunden lang die Verpackungen studiert. Ich brauche einfach noch ein paar Sachen zu Hause, die schnell gehen. Könntest du dir das noch anschauen, bevor du mich ins Nirwana schickst?«

Was ist das für ein Schachzug? *Da steckt doch was dahinter. Vier Wochen völlig allein Diät halten! Vielleicht hätte ich nicht so eine saure Mail schreiben dürfen. Aber ich hatte solchen Hunger, nichts zum Sündigen daheim, und auf der Waage tut sich nichts – und … Also, ich les die ganzen Regeln noch mal durch. Der zeig ich's. Ich brauch sie gar nicht.* ***Das kann ich auch allein.***

20 schlanke Spielregeln für das erste halbe Jahr

Nach den ersten vier Wochen wird alles lockerer. Man muss ein bisschen spielen, um für sich herauszufinden, wie einem das neue Leben am besten taugt.

01 Erst mal stellt man sich eine Liste von GLYX-niedrig-Rezepten zusammen, die ins Leben passen. Die einem selbst und auch der Familie schmecken. Zum Beispiel aus dem großen GLYX-Kochbuch (Seite 202).

02 Man kocht sich einen gesunden Vorrat für die Tage, wo es blitzschnell gehen muss. Vom Pesto im Glas bis zur Gemüsesuppe in der Tiefkühltruhe.

03 Gibt es das Lieblingslebensmittel nicht so zu kaufen, dass es ins gesunde Leben passt, macht man es sich selbst. Oder man lässt es von der Nachbarin kochen: zum Beispiel Ketchup, Nussmus, Zucchinichips (Rezepte ab Seite 188).

04 Man findet für sich heraus, ob man abends gut ohne Kohlenhydrate auskommt. So dreimal die Woche wäre ideal. Und wenn man das gar nicht schafft, dann wählt man die Beilage klein und GLYX-niedrig. Vollkorn eben.

05 Thema Snacken: Schafft man es locker, vier bis fünf Stunden nichts zu essen? Dann tut man das. Schafft man es nicht, dann hat man einen Snack parat, der kaum Insulin lockt (Seite 71).

06 Obst: Bei manchen Menschen blockiert schon eine Portion Obst die Fettverbrennung. Aber nicht bei allen. Wer zwischendurch gerne Obst essen will und trotzdem abnimmt, der kann das tun. Ein Apfel, eine Portion Beeren sind selten ein Problem, weil sie GKLYX-niedrig sind, kaum Zucker liefern.

07 Abwechslung ins Leben bringen: Im GLYX-Kompass warten 800 Lebensmittel mit den Ampelfarben. Dort sieht man auf einen Blick, ob der grüne Smiley einen zum Vielessen einlädt – weil das Lebensmittel rundum gesund ist. Oder der rote Smiley sagt: Von mir darfst du ein Stückchen genießen. (Eine Auswahl steht auf Seite 185 ff.)

08 Einmal ganz intensiv mit den eigenen Hungerhormonen beschäftigen: Wann rufen sie einen an den Kühlschrank? Wann sagen sie einem: Satt. Zufuhr einstellen. Wer auf den Körper hört, nimmt automatisch ab – ganz von allein.

09 Niemals über das ärgern, was man gegessen hat. Das fördert Stresshormone, und die machen dick. Nicht der Teller Grünkohl mit Speck.

Essen immer als das sehen, was es ist: wertvoller Treibstoff – und Genuss. Keine Diät funktioniert, wenn man nicht alles genießt.

10 Auszeiten einplanen. Wenn man weiß, dass in diesem Monat Abnehmen unmöglich ist, weil man sich dann zu sehr disziplinieren müsste – dann versucht man, das Gewicht nur zu halten.

11 Zwei-Kilo-Grenze: Man kann in einem Monat Auszeit 10 Kilo zulegen. Das sollte man tunlichst vermeiden. Zwei Kilo, die schnell drauf gehen, gehen dagegen auch schnell wieder runter.

12 Nach fest kommt locker ... Ein Festmenü-Kilo wird man locker wieder los, wenn man einen Gemüsesuppentag einlegt.

13 Nur mit Plan: Viele Menschen brauchen eine Unterstützungsdisziplin. Das heißt: Die Gemüsesuppe muss für den Ich-gleich-mal-wieder-aus-Tag schon in der Tiefkühltruhe liegen, der Termin mit dem Walking-Partner im Kalender stehen ...

14 Ein Croissant kann mit der nächsten Mahlzeit ausgeglichen werden. Einfach Kohlenhydrate weglassen.

15 Ein Junkfood-Ausflipper kann mit dem nächsten Tag ausgeglichen werden. Drei Mahlzeiten gesund essen, abends die Kohlenhydrate weglassen.

16 Ein Sieben-Gänge-Menü kann mit den nächsten beiden Tagen ausgeglichen werden. Drei Mahlzeiten gesund essen, einmal mittags, einmal abends die Kohlenhydrate weglassen.

17 Ein Ich-lass-mich-gehen-Wochenende kann in der Woche ausgeglichen werden. Mit einem Gemüsesuppen-Tag und vier GLYX-Tagen, zweimal abends ohne Beilage.

18 Natürlich sollte man in diesem halben Jahr viel Bewegung ins Leben einbauen – so viel, wie Spaß macht. Fett muss in den Muskeln verbrannt werden.

19 Wer sein Selbstwertgefühl vom Waagenzeiger abhängig macht, hat schon verloren. Jeder Mensch ist schön, vor allem, wenn er fröhlich ist. Und die richtigen Treibstoffe auf dem Teller liefern die Voraussetzung dafür.

20 Stress – das darf man nicht vergessen – macht Abnehmen unmöglich: wenn man zu den Menschen gehört, die Stress an den Kühlschrank treibt. Dazu noch mehr im nächsten Kapitel.

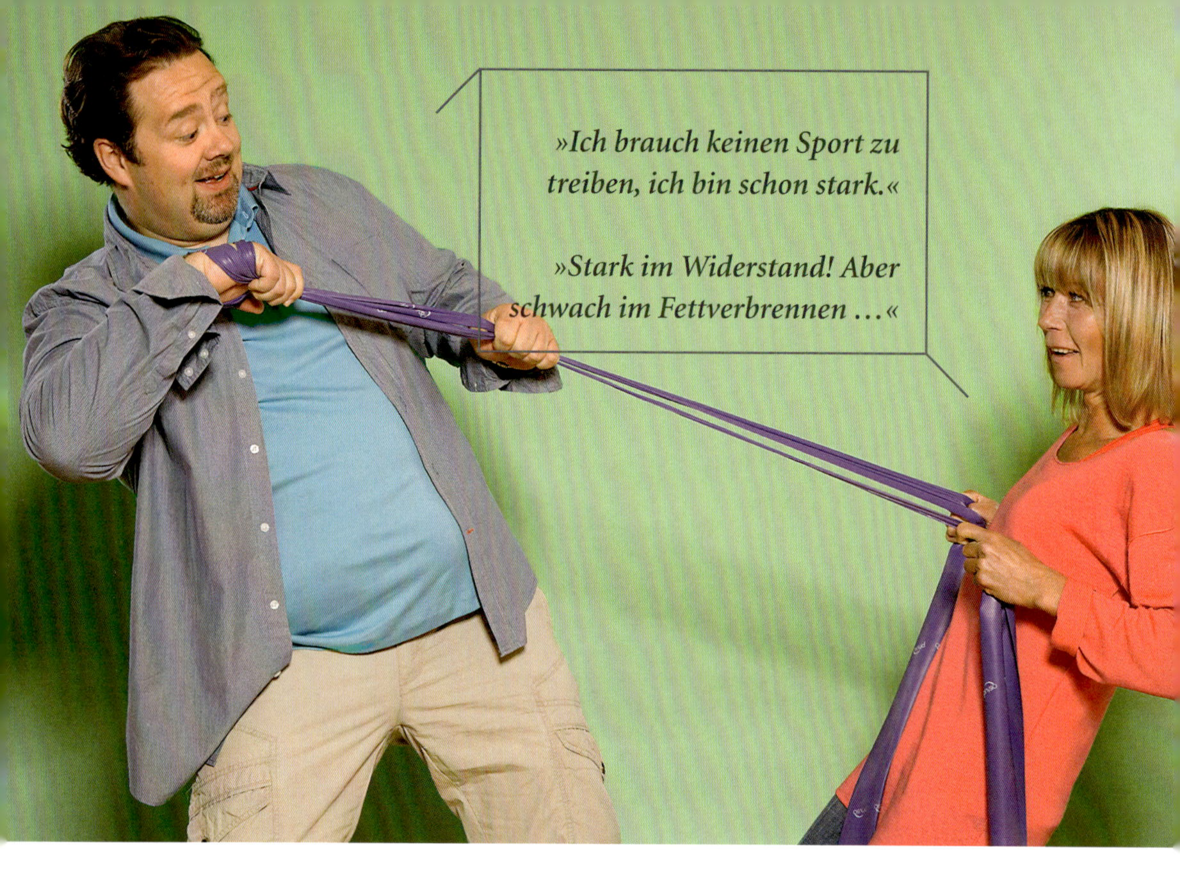
»Ich brauch keinen Sport zu treiben, ich bin schon stark.«
»Stark im Widerstand! Aber schwach im Fettverbrennen ...«

Endspurt: Mit Tricks über das Plateau

Stagniert das Gewicht? Entgiften, Muskeln züchten, Gehirn ernst nehmen ... Oder ein Neustart – hilft besser als eine Pille.

AM 1. APRIL FEIERTEN WIR mit Franks Freunden eine All-you-can-eat-Party. Im Blick eine Wand mit 60 Dosen Cola. Er hatte sein Halbjahresziel mehr als erreicht: 20 Kilo. Frank war auch mehr als glücklich: »Ich war im Jeansladen. Habe in eine 36er Jeans gepasst – und zwar ganz normal, ohne Luftanhalten. Das baut auf. Nur beim Gehen bin ich immer über ein Stück herunterhängendes Leder gestolpert. Das war mein Gürtel – viel zu lang. Deshalb habe ich mir auch gleich noch einen neuen Gürtel gegönnt. Und dann den Kleiderschrank ausgeräumt ...«

Ein Erfolg, der Muskeln kostete

Franks zu große Klamotten verschwanden in einer Kiste im Keller – auch das motiviert ungemein. Auf die Frage, was sonst noch anders sei, erzählte er:
»Alles. Toll ist zum Beispiel das Gefühl, dass ich bei unserem Italiener nicht mehr in den Stühlen mit diesen Armlehnen hängen bleibe. Das war immer ein Akt, da wieder herauszukommen. Tja, da flutsche ich jetzt nur so durch. Oder im Flugzeug: Wie peinlich war es immer, den Extragurt für Dicke zu bestellen. Jetzt kann ich sogar den Tisch voll runterklappen.«

Nannys große Krise

Frank hatte also sein Ziel erreicht. Ich war superstolz auf ihn. Nur ging auf einmal gar nichts mehr. Und er hatte wochenlang schlechte Laune. Alles Trösten, Motivieren, Wird-schon-wieder-Sagen half nichts. Ich wusste nicht, was plötzlich los war.
Bis ich, als ich bei ihm zu Besuch war, mal aufs Örtchen musste. Rechts neben Franks und Kirsas Zahnbürsten fand ich am Spiegel einen Zettel mit Kilo-Notizen vom März – und mit den zugehörigen Fettwerten. Frank berichtete mir immer: »So 35.«
Der Wert taucht auf dem Zettel nur zweimal auf. Ausrutscher. Tage, an denen ihm die Waage Nonsens erzählt hat. Die Fettwerte lagen im März meistens bei dicken 37 Prozent.

Muskeln weg, Stoffwechsel runter

Mit dem Zettel vom Spiegel gehe ich zu Frank: »Kannst du mir das erklären?«
»Was?«
»Deine Fettwerte liegen im März die meiste Zeit bei 37 Prozent. Und du erzählst mir was von 35 Prozent. Und ich freue mich so und feiere mit dir auch noch eine All-you-can-eat-Party.«
»Die 35 gibt's doch auch. Ich bin eben Optimist und du ein Pessimist.«
»Dass du Optimist bist, habe ich in den letzten drei Wochen gesehen – deine Laune war nicht zu ertragen. Ich habe dir gesagt: Wenn ich dir beim Abnehmen helfe, dann nach meinen Regeln – und die heißen ›gesund‹. Du hast aber gehungert, damit du endlich auf die 130 Kilo kommst. Das heißt: Du hast Muskeln abgebaut. Nur damit du einen Kilo-Erfolg auf der Waage siehst.
Du hast zu wenig Sport gemacht. Der hätte das verhindert. Du hast mir versprochen, nicht zu hungern und dass du richtig mit Sport anfängst, sobald bei dir die Muskeln schwinden!«

Hunger – Muskelverlust – nichts geht mehr

Wäre alles Abgenommene Fett, hätte er nur noch 44,5 Kilo Fett im Körper = 34 Prozent. 35 Prozent lägen noch im Rahmen. Aber 37 Prozent? Das ist Horror … Kein

Wunder, dass nichts mehr runtergeht, dass es seit drei Wochen stagniert, dass er schlechte Laune hat – und ich schuld bin. Wie kriegen wir jetzt die 3,5 Kilo Muskeln wieder drauf? Das dauert Wochen.
»Du kommst morgen um acht Uhr zum Nordic Walking. Und das tust du jetzt vier Wochen lang. Jeden Tag. Ohne Ausnahme – oder wir vergessen das Ganze.«

Er hatte nur im Kopf: Bitte endlich eine Zwei sehen

»Erklär mir mal, was in dir vorgegangen ist, damit ich das so richtig verstehe.«
»Ich habe mir ehrlich gesagt keine Gedanken über Muskeln oder Fett gemacht. Ich hatte nur im Kopf: Bitte, endlich eine Zwei sehen! 129,9 – da wollte ich hin. Und es ist so frustrierend: Im Februar waren es gerade mal zwei Kilos.«
»Ja, aber: pures Fett, keine Muskeln. Das habe ich dir doch so oft erklärt. Wie toll das ist. Welch ein Gewinn das ist.«
»Fahr du mal über mehrere Tage hinweg immer zwei Stunden Fahrrad, und stell dich erwartungsvoll morgens auf die Waage, und die zeigt kein Gramm weniger an – dann setzt auch du dich auf kein Fahrrad mehr. Da steigt Panik auf.«
»Und die trieb dich dann ständig auf die Waage …«
» Ja. Ich hab angefangen, mich jeden Tag zu wiegen. Aber das ist Folter. Man hat nichts anderes mehr im Kopf als Abnehmen, Abnehmen, Abnehmen. Und man möchte

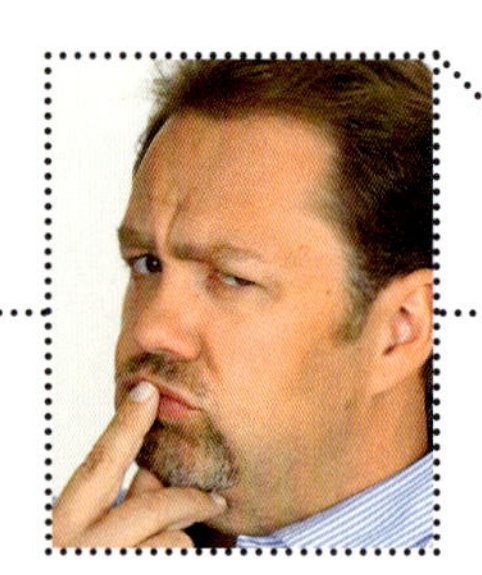

Soooo sauer hab ich Marion noch nie gesehen.** Wusste gar nicht, dass das Persönchen so ausflippen kann. Sonst ist sie doch nur am **Loben und Aufbauen und Trösten und …

Erfolge sehen. Ich brauche meine Erfolge. Ich bin Erfolge gewohnt! Und dann schleiche ich morgens um dieses dämliche Teil rum … Ich bin tatsächlich manchmal erst noch aufs Klo gegangen, noch mal ordentlich gedrückt, in der Hoffnung, tatsächlich noch 500 Gramm rauszupressen. Einmal habe ich, ohne nachzudenken, vorher geduscht. Dann fiel mir ein: Mensch, nasse Haare, die wiegen doch 300 Gramm mehr! Da bin ich dann vorsichtshalber gar nicht auf die Waage gestiegen.«
»Und Sport hast du auch keinen mehr gemacht, oder?«
»Nein.«

Die Waage ist des Abnehmers Feind

Das ist so. Das sehe ich auch im GLYX-Forum. Die Frauen haben lustige Diät-Ticker. Da laufen Füße eine Skala entlang, und auf der Skala steht das Gewicht – und am Ende das Zielgewicht. Es fliegen auch Schmetterlinge entlang dieser Skala oder es kriechen Schnecken … So ein Sichtbarmachen des Erfolges kann motivieren – und es kann bremsen. Je nachdem, wie oft man sich wiegt – und wie wichtig einem das Ergebnis ist.

Es gibt im Forum eine Gruppe von Montagswiegern. Die steigen alle jeden Montag auf die Waage und tragen das Gewicht dann auf ihre Diät-Ticker ein. Es gibt aber auch Frauen, die sich ständig wiegen – und dann sehr traurige Beiträge ins Forum stellen oder mir verzweifelte Briefe schreiben: »Was mache ich nur falsch?« Die Laune hängt direkt proportional vom Gewichtsverlust ab.

Man bedenkt nicht, wie eigenwillig der Körper ist. Mal speichert er mehr Wasser. Das kann zwei Kilo ausmachen. Mal baut er Muskeln auf – schön, wenn das ein Kilo ausmacht. Mal hält er aus Frustgründen am Gewicht fest. Dann deprimiert der Waagenbesuch noch mehr. Und man beginnt zu hungern, ruiniert den Stoffwechsel.

Was man daraus lernt: Sobald die Waage das Leben kontrolliert, das Gehirn, die Gedanken, geht gar nichts mehr. Genau das ist auch mit Frank passiert.

Er begann, sich ständig zu wiegen. Machte seine Laune vom Waagenzeiger abhängig. Ließ sich frustrieren. Badete in einer Flut von Stresshormonen. Das war ihm freilich nicht bewusst. Aber genau auf diese Weise machte sein Unterbewusstsein das Abnehmen unmöglich.

Nun: Die Waage verschwindet erst mal aus seinem Leben. Und dann kriegt er ein Gefühl der Leichtigkeit verordnet. Das geht nur mit Bewegung. Und die hat er ja bislang ziemlich vernachlässigt. Aus einem einfachen Grund: Er mag sie nicht. Wie kriege ich ihn nun dazu, Spaß daran zu finden? Ich muss ihn anstecken. Mit meiner Freude.

Wie geht man mit der Waage um?

- Wer mit dem Plateau kämpft, sollte die Waage erst einmal verbannen. Nur solange die Waage Erfolg meldet, motiviert sie.
- Sobald die Waage Misserfolg meldet, verhindert das Gehirn über negative Stresshormone weiteres Abnehmen.
- Stagniert das Gewicht über längere Zeit, ist es an der Zeit, seine sportlichen Aktivitäten auszubauen. Das bedeutet: Erst mal kann das Gewicht sogar steigen. Muskeln sind schwerer als Fett. Bitte nicht wiegen.
- Oder lernen, Fettprozente als Erfolg zu sehen. Das ist schwer. Das können die wenigsten. Immer sind es die Kilos, die wichtig sind. Fatal!
- Weniger Fettprozente heißt: mehr Muskeln. Die machen das Abnehmen bald wieder leicht. Solange man fröhlich bleibt.

Franks lange Reise zum bewegten Menschen

Erst mal ein kurzer Rückblick: Auf den Crosstrainer ging Frank die ersten Monate eher mäßig als regelmäßig. Eben nur, um mir zu beweisen, dass er etwas tut. Klingt doch gut, wenn man sagt: Ich war gestern auf dem Crosstrainer. Dass es nur sechs Minuten waren, man völlig fertig war, muss man ja nicht dazuerzählen. Das Trampolin guckte er nicht an. Nicht ein einziges Mal war er mit den Nordic-Walking-Stöcken unterwegs – obwohl Holle ihm sagte, dass er die Technik super beherrsche, er sei ein Naturtalent. Der Schrittzähler verschwand im Nirwana. Genauso wie die Flexbänder. Pünktlich zu Neujahr nahm Frank sich vor, dreimal die Woche ins Fitness-Studio zu gehen. Er war nicht ein einziges Mal dort.

Frank, das Fahrrad und die Ungeduld

Am 31.01.2008 rief Frank an: »Du, ich möchte mit Jacques Fahrrad fahren. Das geht doch auch – oder?«
»Wunderbar.«
1.2.2008, E-Mail: »Ich bin heute meine erste ganze Runde gefahren. War um 9.15 wieder zu Hause. Ich werde jetzt versuchen, zwei Runden am Tag zu fahren, morgens und abends – und dann irgendwann zwei hintereinander.«
Zwei Stunden später: »Fahre heute Nachmittag noch 'ne Runde mit Jacques, gegen 16.30 Uhr. Puh!«
Ich denke: »Typisch Frank. Das geht bestimmt nicht gut.«
Anruf nachmittags, glückliches Glucksen: »Hallo, hier ist Jan Ullrich!«
Ich sage: »Super! Kann ich gar nicht glauben!« Und denke: Morgen hat er Muskelkater oder Knieschmerzen oder Rückenweh – und nie mehr Lust aufs Fahrradfahren.
5.2.2008, E-Mail: »Habe vor 4 Tagen 134,5 gewogen. Bin dann jeden Tag Rad gefahren. Zweimal bis auf gestern, da nur einmal. Wiege heute 135,5. Nein, ich habe nichts Falsches gegessen! Das bringt keinen Spaß.«
30 Minuten später: »Ich hab noch mal 500 Gramm auf der Toilette verloren. 135 kg. Neun Radrunden für nichts! Der ganze Bewegungskram nervt.«
Nun: Frank ist ein Alpha-Tier. Alles muss bei solchen Menschen schnell und sofort gehen – und dafür strengt man sich dann auch gerne übermäßig an. So geht das aber nicht. Es dauert einfach drei Monate, bis man den Stoffwechsel eines bewegten Menschen kriegt, viel Fett verbrennt. Und man muss es langsam angehen. Ganz langsam. Und regelmäßig. Dann macht es auch irgendwann Spaß – sobald man Erfolge sieht.

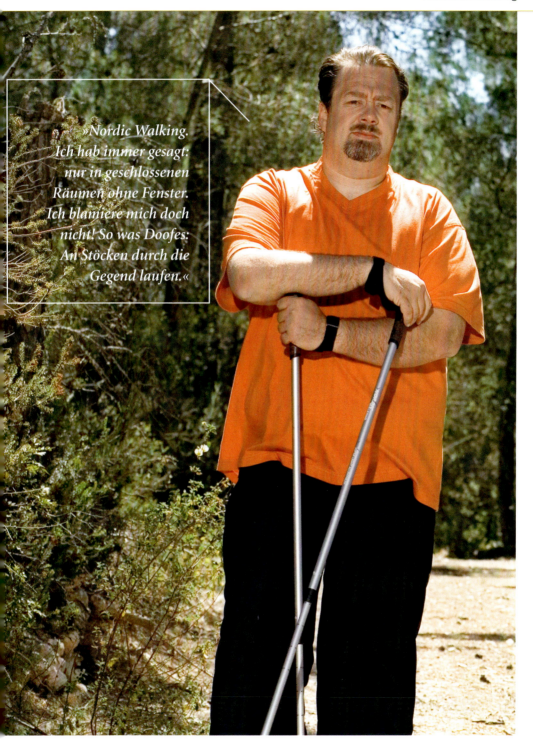

*»Nordic Walking.
Ich hab immer gesagt:
nur in geschlossenen
Räumen ohne Fenster.
Ich blamiere mich doch
nicht! So was Doofes:
An Stöcken durch die
Gegend laufen.«*

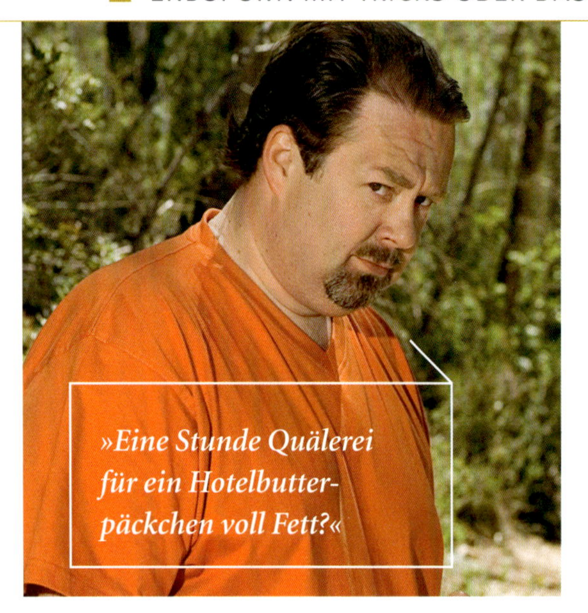
»Eine Stunde Quälerei
für ein Hotelbutter-
päckchen voll Fett?«

Aller Anfang ist schwer

22. April. Am Morgen nach unserem Fett-Prozente-Streit steht Frank vor meiner Tür – pünktlich um acht Uhr, mit seinen Nordic-Walking-Stöcken, einer Kappe und einer großen Sonnenbrille.
»Wie siehst du denn aus?«
»Ich will nicht, dass mich jemand erkennt.«
»Hast du heute Morgen deinen Ruhepuls gemessen?«
»Ja. 75.«
»Wir stellen jetzt erst mal die Pulsuhr ein: auf dein Gewicht, deine Größe und 60–70 Prozent deiner maximalen Herzfrequenz.«
»Was ist das schon wieder?«
»Wenn du vor einem Wildschwein um dein Leben davonrennst, schlägt dein Herz maximal schnell. Das nennt man maximale Herzfrequenz. Und wir nehmen davon 60 bis 70 Prozent. An dieser Pulsgrenze wirst du die nächsten Wochen laufen.«
»Wie weiß ich das?«
»Ganz einfach: Die Uhr piepst, wenn du zu schnell läufst. Und sie piepst, wenn du zu langsam bist.«
An der ersten kleinen Steigung piepst Franks Pulsuhr. Er hechelt. Wir schleichen weiter, bis der Puls wieder runter ist.
»Deine Stocktechnik ist perfekt. Andere schleifen die immer hinter sich her. Nur: Viel Kondition hast du ja nicht getankt in den letzten Monaten.« Stille.

Wo geht das Fett denn hin?

»Gerade halten, Kopf hängt an einem Seil am Universum da oben. Eins, zwei, drei vier, eins, zwei, drei, vier – vier Schritte einatmen, vier Schritte ausatmen.«
Wir legen etwas an Geschwindigkeit zu, bis die Uhr wieder piepst. Langsamer, bis er wieder reden kann: »Wo geht das Fett denn nun hin? Das setze ich doch nicht morgens in die Toilette – oder? Ich brauche ein Bild.«
»Nicht reden. Konzentrier dich auf deinen Atem.«
»Aber du kannst doch reden ...«
»Stell dir Fett einfach als kleine weiche Kohlestückchen vor. Die schwimmen im Blut. Sie kommen entweder vom Teller über den Darm oder von deinem Bauchspeck. Ein Muskel, der sich bewegt, muss ja irgendwoher seine Energie haben. Wie eine Dampflok. Die bewegt sich nur, weil die Räder angetrieben werden, wenn der Heizer Kohle in den Ofen schmeißt. Und im Muskel sind lauter kleine Öfchen, die Mitochondrien. Die erzeugen Energie, damit sich der Mus-

kel bewegen kann, damit du jetzt einen Schritt vorwärts machen kannst. Das tun sie mit deinen weichen Kohlestückchen von der Hüfte – aber nur, wenn genug Sauerstoff dazukommt, wenn du also nicht außer Puste gerätst. Fehlt der Blasebalg, weil es dir zu anstrengend ist, können diese Öfchen nur Zucker verbrennen: Immer, wenn die Uhr piepst, verbrennst du Zucker.«
»Die piepst ja dauernd.«
»Das ändert sich mit der Zeit.«
»Und dann verbrennen die Muskeln Fett?«
»Genau.«
»Wie lang dauert das?«
»Willst du das wirklich wissen?«
»Nein.«

Wann verbrennt der Hüftspeck?

»Die gute Nachricht zuerst: Du verbrennst schon Fett, wenn du spazieren gehst. Aber sobald du eine Treppe steigst, sobald eine kleine Steigung kommt oder du schneller gehst, verbrennst du kein Fett mehr, sondern Zucker. Wenn du nun drei bis vier Monate täglich trainierst, ist dein Muskel in der Lage, auch dann Fett abzubauen, wenn du dich mehr anstrengst, sprich, mehr Leistung bringst, wenn du also mit höherem Puls walkst, radelst oder läufst.«
»Dann machen wir eben langsam. Ich will kein Jogger werden, wollte ich noch nie.«
»Gut. Das dauert dann halt entsprechend länger. Du kannst in der einen Stunde, die du unterwegs bist, 20 Gramm Fett verbrennen – oder 80 Gramm.«
»20 oder 80? Wir können gleich umdrehen. Dafür streng ich mich nicht an.«
»Das gilt doch nur für die Aktiv-Stunde. Das Danach ist wichtig. Der Nachbrenneffekt. Wenn du Sport machst, hast du einen höheren Grundumsatz. Du verbrennst den ganzen Tag mehr Fett, auch wenn du auf der Couch liegst. Forscher der Yale-Universität in New Haven haben gerade herausgefunden: Ausdauersportler verbrennen um 54 Prozent mehr Energie!«
»Und ich krieg auch mehr Muskeln?«
»Durch Ausdauersport nur anfangs. Wir werden bald noch Muskeln aufbauen.«

Bewegung ist die Initialzündung für die Fettverbrennung – rund um die Uhr.

»Ich geh nicht ins Fitness-Studio.«
»Ich weiß. Ich hab etwas Besseres für dich. Aber erst gehen wir vier Wochen am Stück jeden Tag walken. Du wirst es lieben!«
Ich weiß genau: Wenn wir uns jeden Tag vornehmen, dann schaffen wir es fünfmal die Woche – und das will ich.
»Ist das nicht zu viel?«
»Nein, das ist nicht zu viel. Das empfiehlt auch die Weltgesundheitsorganisation: Tägliche Bewegung, mindestens 30 Minuten. Etwas mehr schadet nicht. Wir gehen ja nur spazieren.«

INFOZEPT

Mit Ausdauer an die Polster

Welche Ausdauersportarten sind fürs Abnehmen am besten?

Ideal ist das Trampolin. Weil es Ausdauer- und Krafttraining kombiniert, weil 20 Minuten so viel bringen wie 30 Minuten Joggen – und weil es die Gelenke schont. Besser als Walking ist Nordic Walking, weil das die Muskeln des Oberkörpers mit einbezieht. Es gibt auch Nordic-Walking-Hanteln, wenn man sich mit den Stöcken geniert. Walken ist viel besser als Joggen, wenn man viel Gewicht auf die Waage bringt. Radfahren schont ebenfalls die Gelenke, ist aber nicht so effektiv, wie laufend die Beinmuskulatur zu bemühen. Der Crosstrainer ist gut – aber für Anfänger meist viel zu anstrengend. Wichtig: Es sollte Spaß machen, damit man täglich Lust auf 30 Minuten Bewegung hat.

Was tut Ausdauertraining für die Muskeln?

Mit jedem Schritt Ausdauertraining verbessert man die Fettverbrennung. Man baut das Netz feiner Blutgefäße (Kapillaren) in den Muskeln aus, also die Straßen für den Sauerstofftransport. Die Muskeln röten sich durch mehr Myoglobin, das transportiert Sauerstoff. Und die Mitochondrien wachsen und vermehren sich. Das sind die kleinen Energiekraftwerke im Muskel. Mehr Mitochondrien, mehr Myoglobin und mehr Blutgefäße bedeuten, dass die Muskeln mehr Fett verbrennen. Denn das geht nur mithilfe von Sauerstoff. Also: Langsam trainieren.

Was bedeutet Laktat?

Verbrennt der Muskel Zucker ohne Sauerstoff, weil er hart arbeitet, entsteht als Abfallprodukt Milchsäure, auch Laktat genannt. Viel davon macht den Muskel so sauer, dass er nicht mehr arbeiten kann. Man bleibt mit schweren, dicken und schmerzenden Beinen stehen. Wie lange das dauert, wie schnell also die Übersäuerung fortschreitet, hängt von Lauftempo und Fitnesszustand ab. Je länger man Sport treibt, desto mehr kann man sich anstrengen, ohne dass der Körper zu viel Laktat produziert.

Was bedeutet anaerobe Schwelle?

Das ist der Puls, bei dem der Muskel das entstehende Laktat noch zur Energiegewinnung heranziehen kann. Man läuft zum Beispiel mit einem Puls von 120 – und das Laktat, das anfällt, verschwindet wieder, sodass man eine Stunde lang laufen kann. Ohne schwere Beine.

Warum ist diese anaerobe Schwelle für das Abnehmen so wichtig?

Unter dieser Schwelle verbrennt der Muskel Fett. Darüber nur noch Zucker – Laktat steigt schnell an. Man muss stehen bleiben. Mit einem Laktattest findet der Sportmediziner die Grenze zwischen dem aeroben und dem anaeroben Stoffwechsel: also den Puls, über dem man nicht laufen sollte. Denn pulst er noch schneller, dann ver-

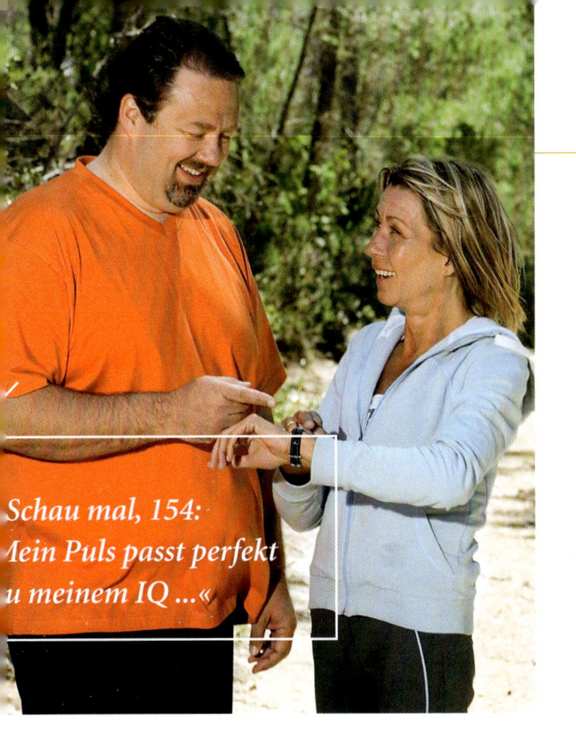

brennt man kein Fett, übersäuert, schadet dem Immunsystem.

Kann man diesen Puls berechnen?

Ja, allerdings ist es besser, zusätzlich auf den Körper zu hören. Jede Formel liefert nur Anhaltspunkte. Folgende Werte braucht man für die Berechnung:

- Morgens vor dem Aufstehen misst man liegend seinen **Ruhepuls.** Mit der Pulsuhr. Oder per Hand: 10 Sekunden lang die Pulsschläge am Handgelenk zählen und mit 6 multiplizieren. _____
- Man errechnet das **¾-Alter:**
Alter · 0,75 = ______
- Und man wählt seinen aktuellen **Fitness-Faktor:**

untrainiert: 0,6
mäßig trainiert: 0,65
ausdauertrainiert: 0,7
Leistungssportler: 0,75

Die Werte fügt man in diese Formel ein:
(220 – ¾ Alter – Ruhepuls) · Fitness-Faktor + Ruhepuls = Fettverbrennungspuls

Unterhalb dieser Pulsfrequenz sollte man beim Ausdauertraining bleiben, wenn man sein Fett verbrennen will.

Beispiel: ein 35-Jähriger mit einem Ruhepuls von 70, der untrainiert ist (0,6):

$(220 - 26{,}25 - 70) \cdot 0{,}6 + 70 = 144{,}25$

Wie lange dauert es, bis ein untrainierter Muskel Fett verbrennt?

Nach 12 Wochen Ausdauertraining verbrennt er statt 20 Gramm in einer Stunde 60 Gramm Fett.

Stimmt es, dass man erst nach einer halben Stunde Training Fett verbrennt?

Nonsens. Das tut man schon mit dem ersten Schritt – solange man sich nicht zu sehr anstrengt, also genug Sauerstoff zum Muskel kommt.

Stimmt das: Je langsamer man läuft, desto mehr Fett verbrennt man?

Immer noch hört man was von der heiligen Fettverbrennungszone. Man solle nicht schneller laufen als mit 50 Prozent der maximalen Herzfrequenz (ganz, ganz ungefähr: 220 minus Lebensalter) – weil man dann 90 Prozent Fett verbrenne, mit 75 Prozent der maximalen Herzfrequenz aber nur 60 Prozent Fett. Denkfehler: Bei einem intensiveren Lauf (75 Prozent) verbrennt man doppelt so viel Kalorien: statt 7 pro Minute 14. Wer sich mehr anstrengt (allerdings immer noch im aeroben Bereich), verbrennt 8,4 Fettkalorien pro Minute statt 6,3 durch lockeren Dauerlauf. Das klingt nicht nach viel. Macht aber über das Jahr gesehen 2,5 Kilo Fett weniger.

Hindernislauf: Mit Zipperlein zur Magerstufe

Am zweiten bewegten Tag sagt Frank:
»Frag mich bloß nicht wieder, ob ich mich wohl fühle. Nein, ich fühle mich nicht wohl … Meine Beine sind schwer wie Blei.«
»Dann müssen wir noch langsamer machen. Du produzierst zu viel Milchsäure, deine Muskeln sind sauer – das mögen die Beine gar nicht.«
»Noch langsamer?«
»Ja, du willst schließlich was von der Zeit haben, die du hier mit den Stöcken durch die Gegend läufst. Soll ja nicht umsonst sein – oder?«
Irgendwann nach zehn Schweigelaufminuten sagt Frank: »Ich sehe alles wie durch einen Tunnel. Und da ist nicht einmal ein Loch am Ende.«
»Hast du vorher Wasser getrunken?«
»Nein. Vergessen.«
»Was machen wir hier in der Pampa, wenn du umkippst? Ich krieg dich keinen Meter weit.«
»Ich kipp schon nicht um. Der Arzt hat gesagt, ich bin gesund.«
Wir kriechen nach Hause, ganz, ganz langsam … Ob wir jetzt noch eine Dehnrunde einlegen, traue ich mich natürlich nicht zu fragen.
Am dritten Tag tun Frank die Schienbeine so weh, dass er kaum aus dem Bett raus kommt. Er brüllt ins Telefon: »Das ist Körperverletzung, was du da machst.«
»Das haben viele Untrainierte. Überanstrengung. Ich habe dir gesagt, dass du bessere Schuhe brauchst.«

Am Anfang zwickt es immer. Ernst nehmen – aber nicht aufgeben.

Nach drei Tagen Pause (wegen seiner Hamburgreise) kommt Frank in einem neuen Paar Laufschuhe: »Das ist ja ’ne Wissenschaft für sich. Die haben Videos gedreht davon, wie ich gehe – ich hab mir gleich zwei Paar gekauft.«
»Wie geht es deinen Schienbeinen?«
»Gut. Aber mein rechtes Bein schläft dauernd ein. Ich meine, beim Liegen kann es schon mal einschlafen, aber doch nicht beim Laufen. «
»Oh. Könnte von der Bandscheibe kommen. Ich hab ja gesagt, du solltest vorher mal zu einem Osteopathen gehen und die Statik prüfen lassen.«
»Ich geh morgen zum Orthopäden und leg mich in den CT.«

Was für ein Hindernislauf zum ersten Ziel!

Zwei Tage später laufen wir wieder: »Was kam bei deiner Untersuchung raus?«
»Alles okay. Der Arzt meint, ich könne mich ruhig zum Marathon anmelden.«
»Wunderbar. Dann hängen wir heute gleich die erste Dehnrunde an. Die macht deine Muskeln leistungsfähiger, und sie beugt vor, sodass dir künftig nicht mehr so viel weh tut. Ich mal dir die fünf Übungen auf, dann kannst du sie auch ab und zu zwischendurch machen. Du kriegst das heute Abend per Mail.«
Es dauerte drei Wochen, bis sich alles etwas eingelaufen hatte. Die ganzen Zipperleins verschwanden, als wären sie nie dagewesen. Frank kam jeden Morgen. Und ich stellte jeden Tag die gleiche Frage:
»Wie fühlst du dich?«
»Soll ich ehrlich sein?«
»Natürlich.«
»Glaub nicht, dass ich jemals sage, dass mir das Spaß macht.«
»Aber du wirkst nicht so, als ob es dir keinen Spaß macht.«
Wir liefen jeden Tag die gleiche Strecke, fünf Kilometer, und notierten jeden Tag den Durchschnittspuls, die Zeit, die wir brauchten. Die Uhr piepste immer seltener, und nach sechs Wochen erreichten wir das erste Ziel: »Ich möchte, dass du diesen Berg raufkommst, ohne dass die Pulsuhr piepst.«
Frank war so stolz, als hätte er den Mount Everest bestiegen.

Sechs Wochen – nur: Kein Kilo weniger ...

Ich hatte echte Freude. Bei Frank veränderte sich so viel. Er lief mit Leichtigkeit, strahlte viel mehr Elan aus, bewegte sich jeden Tag müheloser – obwohl er nicht weniger Kilos wog. Immer noch wackelte alles rund um die 130.
Wir machten sogar eine professionelle Fettmessung beim Arzt. Die Futrex-6100-XL-Infrarotmessung zeigte: Frank wog nun offiziell 130,3 Kilo und hatte dank unseres ausgiebigen Lauftrainings 34,2 Prozent Fett, was einer Masse von 44,5 Kilo entspricht. Er hat also von seinen anfänglich 64,5 auf 44,5 Kilo Fett abgespeckt. Das sind glatte 20 Kilo. Ich bin superstolz.
Frank: »Es geht nichts runter.«
»Na, immerhin runde 3 Fettprozent.«
»Na, dann zähl ich bald zur Magerstufe.«
»Ich habe dir ja gesagt, dass wir jetzt deinen Ich-ess-nix-ich-tue-nix-Fehler wettmachen müssen – du hast dadurch Muskeln abgebaut, den Stoffwechsel gedrosselt. Und es dauert nun mal ein bisschen, bis das wieder im Lot ist.«
»Wie lange denn noch?«
»Das kann ich dir nicht sagen. Aber wir könnten es beschleunigen. Was hältst du davon, wenn wir jetzt mit ein bisschen Muskeltraining anfangen?«
»Was heißt ein bisschen?«
»10 Minuten, dreimal die Woche.«
»Ehrlich? Nur?«
»Ja, du kriegst meinen Galileo.«

Kleines Dehnprogramm

Wenn schnell was zwickt, braucht der Muskel besonders viel Liebe – und dazu gehört es, ihn zu dehnen. Das macht ihn elastisch, hält ihn jung. Dehnen heißt Wohlfühlen, heißt Körpergefühl pur. Das Ziehen in den Muskeln genießen, in die gedehnte Körperregion atmen – so lässt der Muskel locker, wird lang und geschmeidig.

Es braucht nur fünf clevere Übungen, die die Muskeln von Kopf bis Fuß in weniger als fünf Minuten sanft dehnen.

Die Übung, die besonders zieht, sollte zur Lieblingsübung werden. Der Muskel ist verkürzt und braucht ein wenig mehr ausgedehnte Zuwendung.

Dehnregeln

- Nach jedem Training dehnen.
- Langsam in die Dehnstellung gehen.
- In der Dehnstellung etwa 10 bis 15 Sekunden verharren.
- Langsam aus der Dehnstellung herausgehen.
- Diesen Vorgang 3-mal wiederholen.
- Im aufgewärmten Zustand darf das Spannungsgefühl stärker sein als im kalten Zustand.

Fünf clevere Übungen

... die ganz schnell gehen und ein kleines Wunder bewirken: Man fühlt sich jünger, frischer, geschmeidiger.

1. Wade

In Schrittstellung an einer Treppe oder Türschwelle die hintere Ferse über das Ende der Stufe stellen. Der Vorfuß steht noch auf der Stufe, während die Ferse in der Luft schwebt. Hinteres Bein durchstrecken und die Ferse absenken. Es zieht von der Ferse bis zur Kniekehle hinauf. Seitenwechsel. Stufenlose Variante: In Schrittstellung das hintere Knie beugen, das vordere Bein gestreckt auf die Ferse stellen und die Zehen anziehen – wie auf dem Foto unten links.

2. Oberschenkel hinten und innen

Im Stand die Beine grätschen und die Knie durchstrecken. Mit gerader Wirbelsäule

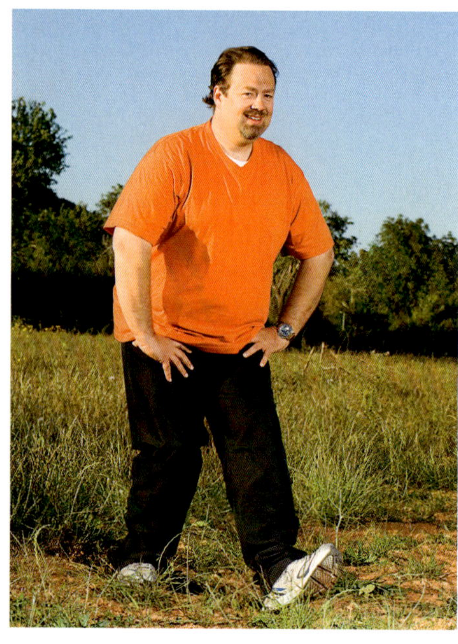

nach vorn beugen. Es zieht an der Oberschenkelrückseite und -innenseite.
Mit geschlossenen Beinen geübt, dehnt diese Haltung die Oberschenkelrückseiten.

3. Oberschenkel vorn

Im Stand den rechten Fuß mit der rechten Hand an den Po heranziehen. Die Hüfte nach vorn schieben. Den Bauch anspannen. Dann den Fuß Richtung Po drücken und die Knie zusammenführen (Foto ganz rechts). Es zieht von der Hüfte abwärts zum Knie runter. Seitenwechsel.

4. Körperseite

Das rechte Bein vor das linke kreuzen. Gewicht auf das rechte Bein verlagern, dieses leicht anbeugen. Das linke Bein strecken. Fußinnenkante des linken Beines nach oben ziehen, Fußaußenkante hält Kontakt zum Boden.
Linken Arm heben und im Bogen über den Kopf zur anderen Seite ziehen. Die rechte Hand dabei auf die Hüfte stützen. Hüfte leicht nach vorn schieben.
Es zieht an der linken Beinaußenseite und im linken seitlichen Rumpf.
Seitenwechsel.

5. Ganze Wirbelsäule

Schultern und Kopf nach vorn hängen lassen und sich in der Brust- und Halswirbelsäule einrollen.
Hüfte nach vorn schieben und so den ganzen Rücken runden.
Mit den Händen am Hinterkopf den Kopf sanft nach unten ziehen. Es zieht vom Nacken bis in den unteren Rücken.

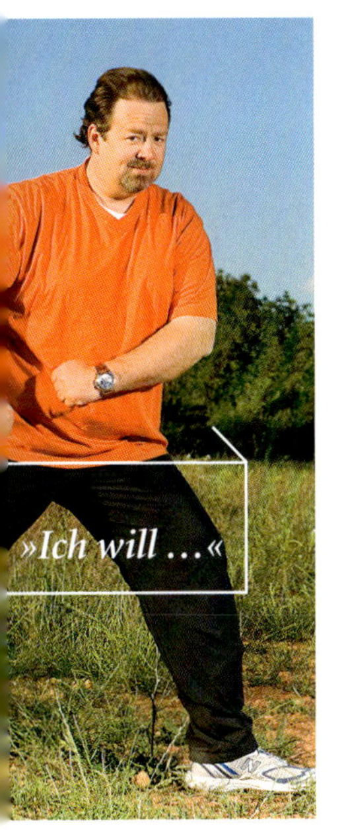

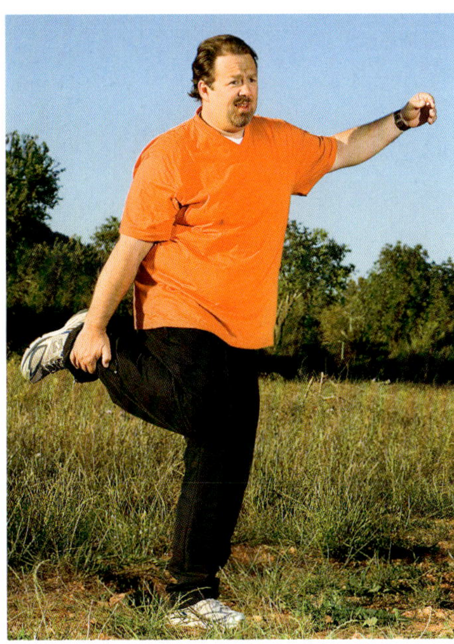

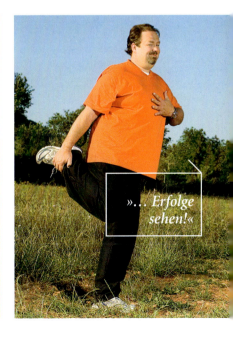

Die Zauberkraft der Vibration – und die der Personal Trainerin

Ausdauertraining reicht nicht aus, um die Muskelleistung und Knochendichte bis ins hohe Alter zu erhalten. Der schlanke, fitte und gesunde Körper braucht regelmäßiges Muskeltraining.
Ich habe mir vor zwei Jahren mit zwei befreundeten Nachbarinnen, die auch nicht gerne ins Fitness-Studio gehen, ein seitenalternierendes Vibrationsgerät gekauft. Etwas, womit Astronauten den Muskelschwund im All verhindern.
Von dieser vibrierenden Maschine wird man trainiert. Die Vibrationen kräftigen fühlbar in nur fünf bis zehn Minuten Trainingszeit die Muskeln in Bauch, Beckenboden, Beinen, Rücken und Po. Man stellt sich einfach drauf, hat ein paar Hanteln in der Hand, macht ein paar Übungen und wird durchgerüttelt. Dieses kleine Gerät erspart einem zwölf Maschinen im Fitnesscenter. Es erwischt fast jeden Muskel, auch die ganz tiefen im Rücken. Dreimal die Woche soll man es benutzen. Und die Muskeln wachsen. Und die verbrennen Fett. Genau das Richtige für Frank.

Mehr Muskelmasse beschleunigt die Fettverbrennung

»Geht es nicht auch ohne dieses blöde Muskeltraining?«
»Nein. Wenn du von dem Plateau runter willst, dann musst du dich anstrengen. Muskeln aufbauen. Jedes Gramm Muskeln mehr verbrennt auch mehr Fett. Und das Training wirkt sich auch noch positiv auf deinen Insulinhaushalt aus. Du verwandelst nicht mehr so viele Kohlenhydrate in Fett.«

Jedes Gramm mehr Muskeln verbrennt mehr Fett.

Frank steht vor dem Galileo und grinst: »Dieses Teil soll Muskeln aufbauen?«
»Stell dich drauf.«
Ich stell es auf eine Minute und 25 Hertz. Morgen hat er Muskelkater. Dann glaubt er mir vielleicht. Franks Mimik wechselt von Dir-glaub-ich-überhaupt-nichts in Hilfe-was-passiert-denn-da?
»Das kann nicht sein. Da brennen alle Muskeln.«
»Genau. Ich hab's ein bisschen hoch eingestellt. Morgen hast du Muskelkater.«
»Ich glaub's nicht.«
»Doch. Seitenalternierende Muskelstimulation trainiert alle Muskeln von den Beinen bis hinauf in den Oberkörper. Ungefähr

1500-mal pro Minute kontrahieren sich die Muskeln, so, als würdest du 1500 Kniebeugen machen. Fünf Minuten entsprechen der Effizienz eines 10-Kilometer-Laufs.«
»Wie oft darf ich das benutzen?«
»Dreimal die Woche. Langsam die Trainingsintensität steigern. Und, Frank, ganz wichtig: Viel hilft nicht viel. Du brauchst nicht zu meinen, dass es dir gut geht, wenn du länger als ein paar Minuten trainierst – und dann noch die Hertz hoch einstellst.«
»Tu ich schon nicht.«

Personal Trainer haben manchmal eine andere Meinung

Da bei Frank nun das wichtigste Ziel war, Muskelmasse aufzubauen, stellte ich ihm unsere Zaubermaschine nach Hause – und er bestellte sich auf meinen Rat hin eine Personal Trainerin.
Gut, weil sie Frank die Übungen auf dem Gerät schnell beibrachte. Für den Anfang reichen fünf Übungen für seine Problemzonen – für zehn Minuten auf dem Galileo.
Schlecht, weil sie ihm sagte: »Was, du machst jeden Tag Sport? Das ist doch viel zu viel. Das kann ja keinen Spaß machen. Glaub mir, das funktioniert nicht.«
Für Frank ein willkommenes, sofort wirkendes Virostatikum gegen meine mühsam eingeschleusten Bewegungsviren: Er rief mich an: »Ich komm jetzt nur noch Montag, Mittwoch, Freitag zum Laufen. Uli hat gesagt, alles andere wäre zu viel.« Und daraus wurden dann ein- bis zweimal …

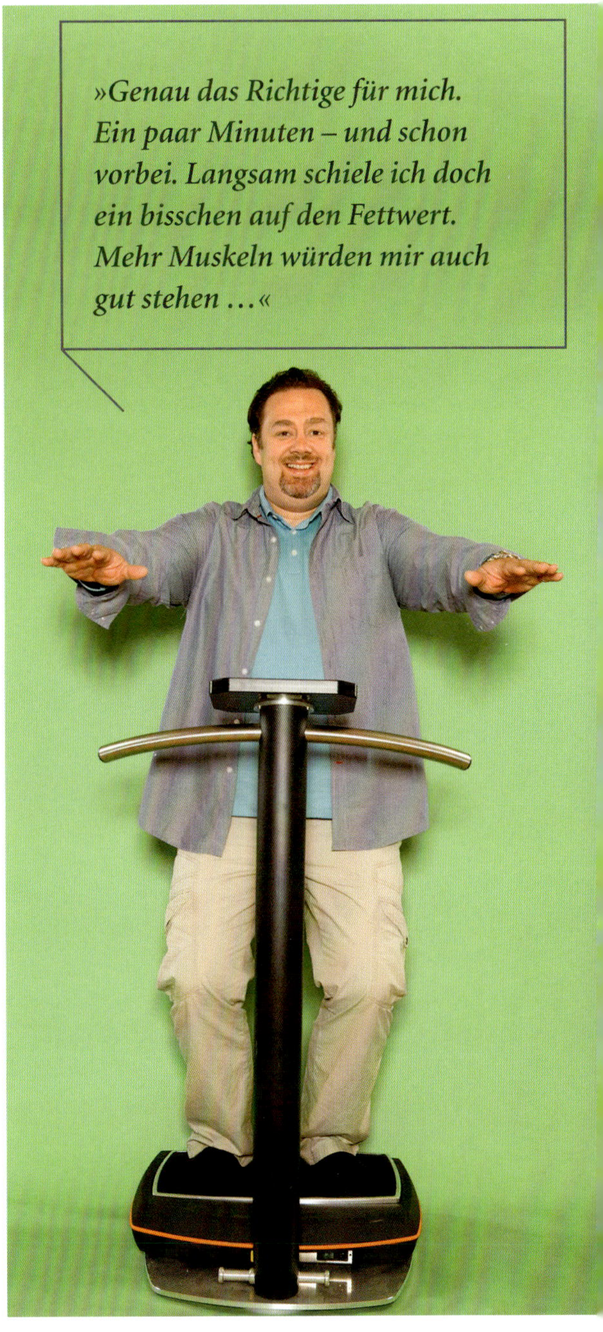

»Genau das Richtige für mich. Ein paar Minuten – und schon vorbei. Langsam schiele ich doch ein bisschen auf den Fettwert. Mehr Muskeln würden mir auch gut stehen …«

INFOZEPT

Warum man auch was für die Muskeln tun muss

Wie viel Muskelmasse ist normal?

Die Muskelmasse macht bei der Frau etwa 25 bis 35 Prozent des Körpergewichts aus, beim Mann 40 bis 50 Prozent. Ein gesunder, kraftvoller Körper besteht also nahezu zur Hälfte aus Muskelmasse. Und nicht zu 40 Prozent aus Fett.

Warum braucht man, um abzunehmen, auch Krafttraining?

Der Grundumsatz, also die Kalorien, die man in Ruhe verbrennt, steigt mit jedem Gramm Muskel, den man sich aufbaut. Denn der Muskel braucht Treibstoff, braucht Fett, auch auf der Couch. Was lässt Muskeln langfristig wachsen? Ein kurzes, intensives Krafttraining.

Wann sollte ich mit dem Krafttraining beginnen?

Idealerweise sofort. Dann geht das Abnehmen auch schneller. In der Realität macht das aber kaum jemand. Deswegen ist Ausdauertraining anfangs wichtiger. Wer lange nichts getan hat und wer viel Übergewicht hat, baut allein schon mit der halben Stunde Ausdauertraining täglich Muskeln auf. Anfangs geht das auch durch strammes Spazierengehen – Walken. Ideal ist das Trampolin, weil man darauf Ausdauer- und Krafttraining gleichzeitig macht.
Nur: Irgendwann muss man die Muskeln so richtig wachsen lassen. Ganz deutlich zeigt dies das Plateau.

Hilft Krafttraining über das Plateau?

Ja. Hier ist ganz wichtig: Nicht weniger essen, sondern mehr für die Muskeln tun. Wer nun weniger isst, baut Muskeln ab – den einzigen Ort, wo Fett verbrennt. Dann nimmt man schnell wieder zu. Jetzt ist ganz wichtig: Muskelmasse vermehren.

Stimmt es, dass man durch Krafttraining häufig erst mal zunimmt?

Ja. Weil Muskeln schwerer sind als Fett. Aber: Das ändert sich in der Regel nach wenigen Wochen. Dann nimmt man viel leichter ab, weil die neuen Muskeln den Grundumsatz erhöhen, mehr Fett verbrennen, auch wenn man schläft.

Stimmt es, dass beim Krafttraining nur Zucker verbrannt wird?

Ja. Man verbraucht viele Kalorien, verbrennt die Zuckervorräte im Muskel. Fett kann der Muskel bei dieser hohen Belastung gar nicht als Treibstoff verwenden. Trotzdem geht das Krafttraining intensiv an den Speck. Die leeren Zuckerspeicher müssen ja wieder aufgefüllt werden. Und dann gibt es noch den Nachbrenn-Effekt: Man verbraucht mehr Kalorien in Ruhe, weil der Grundumsatz steigt.

Was versteht man unter Nachbrenneffekt?

Krafttraining fügt der Muskelfaser winzig kleine Verletzungen zu. Das muss repariert werden, so wächst der Muskel. Und das

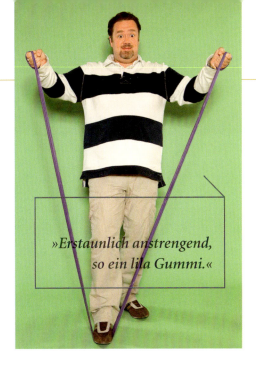

»Erstaunlich anstrengend, so ein lila Gummi.«

Reparieren kostet Energie. Die durch das Training geleerten Zuckerspeicher in Leber und Muskel müssen wieder aufgefüllt werden. Die regenerativen Prozesse laufen auf Hochtouren. Und: Regeneration findet im Fettstoffwechsel statt.

Kohlenhydrate bremsen den Fettabbau?

Ja. Der Muskel holt sich am liebsten das, was für ihn leicht zugänglich ist. Wer vor dem Training ein Brötchen isst, während des Trainings Sportdrinks trinkt oder nach dem Training einen Riegel isst, schickt Zucker ins Blut, das nimmt der Muskel, das bremst den Fettabbau. Besser: Eiweiß essen, das mögen die Muskeln.

Sport macht Hunger?

Nein, er erhöht sogar die Botenstoffe, die den Appetit zügeln, wenn man kurz vor dem Training eine kleine Portion Eiweiß isst. Quark, Tofu, Joghurt, körniger Frischkäse, Putensteak – oder einen Eiweiß-Shake. So haben die Muskeln auch gleich den Stoff, aus dem sie sich aufbauen.

Kann ich das Ausdauertraining ans Krafttraining anhängen?

Nach dem Gerätetraining aufs Laufband – das sollte man nicht. Denn Krafttraining heißt: Der Muskel produziert Lakat. Dann läuft man schon sauer los, kann gar kein Fett verbrennen. Besser getrennt trainieren.

Wie oft sollte man seine Kraft trainieren?

Anfangs reicht es sicher, dreimal die Woche ein Flexband 20 bis 30 Minuten einzusetzen. Dann sollte man dreimal die Woche 45 Minuten an die Kraftmaschinen. Oder 10 Minuten auf die neuen Vibrationsgeräte, die mittlerweile in vielen Fitness-Studios stehen. Ein Regenerationstag muss dazwischen liegen. Da baut sich der Muskel auf.

Was kostet so ein Galileo für zu Hause?

Leider viel Geld – ab 3600 Euro, weil da viel technisches und medizinisches Knowhow drinsteckt. Man setzt es zum Beispiel ein gegen Osteoporose, Inkontinenz, Glasknochenkrankheit, Rückenbeschwerden, Übergewicht. Und für schnelle Rehabilitation bei Verletzungen. Aber man findet es auch in immer mehr orthopädischen Praxen und Fitness-Studios. (Bezugsquelle Seite 203)

Braucht man professionelle Hilfe?

In jedem Fall. Muskelschwächen müssen aufgespürt werden. Darauf baut das Training auf. Die Übungen sollten so lange kontrolliert werden, bis sie in Fleisch und Blut übergehen. Falsches Training schadet der Gesundheit. Das Training muss man regelmäßig an den neuen Körper anpassen – an weniger Fett, mehr Muskeln, mehr Kraft.

Der Mensch will immer eine Pille

Gestern war es heiß. Sehr heiß. Und wie jeder normale Mensch kriege ich da eine unbändige Lust auf ein Eis – auf ein fruchtiges, zitroniges, das die Hitze einfach wegbeamt.
Schwupps, schon studiere ich am nächsten Kiosk die Eistafel. Magisch in Bann zog mich das gelbe »Sorbet de Limon«. Und wie ich so genauer hingucke, steht da in roter Schrift: »0 % Zucker + 0 % Fett«. Sieh mal einer an: Nix drin, was dick macht. Und auch nur 24 kcal. Eigentlich esse ich so was ja nicht, aber ich musste an Frank denken – und hab 2,90 Euro bezahlt und das Ich-mach-dich-schlank-Eis getestet. Es war zitronig frisch. Irgendwie lecker. Nur hinterließ die Mischung aus Laktit, Aspartam, Polydextrose, Carrageen, Aromen … so einen merkwürdigen Belag auf der Zunge. Als hätte ich Schießpulver gelutscht.
Und es fehlte etwas. Genau! Das tolle Gefühl: Du hast ein Eis gegessen.

Der Körper lässt sich nicht täuschen

Schwupps stand ich wieder an der Strandbude an der Eistafel und hab mir für 1,20 Euro noch ein Fruchteis gekauft. Mit Zucker drin. Und 54 kcal. 4,10 Euro und 78 kcal später ging's mir dann endlich gut. Das heißt meinem Körper. Der lässt sich nämlich nicht täuschen.

Diese Geschichte erzähle ich Frank im Cafe, bei einer Latte macchiato (ich) und einem Glas Wasser (er).
»Ich versteh das nicht. Das Zeug hat null Fett und null Zucker – und man nimmt trotzdem nicht ab?«
»Genau, denn der Körper lässt sich nicht täuschen. Der will halt seinen Zucker, sein Fett, seine Kalorien.«
Frank guckt irgendwie so, wie er normal nicht guckt. Resigniert.
»Was ist mit dir los?«
»Wenn das Gewicht wochenlang mal zwei Kilo rauf, mal zwei Kilo runter geht, ist es wirklich schwer, mental stark zu bleiben. Da fällst du einfach in die alten Gewohnheiten zurück. Wirst unglaublich träge. Hast keine Lust auf Bewegung, isst ständig etwas zwischendurch. Und möchtest jeden Montag neu durchstarten.«
»Das ist ganz normal. Du hast doch 22 Kilo, 66 Coladosen geschafft! Du kommst leichtfüßig Berge hoch. Du siehst toll aus. Kirsa kommt um deinen Bauch. Es sind nur noch 24 Dosen. Lass dir einfach Zeit. Ich verspreche dir: Das wird schon.«

Keine Pille macht schlank

»Man kann doch ständig in der Zeitung lesen, dass es neue Pillen gibt, die schlank machen. Warum gibst du mir da keine?«
»Weil es keine gibt, die funktioniert.«

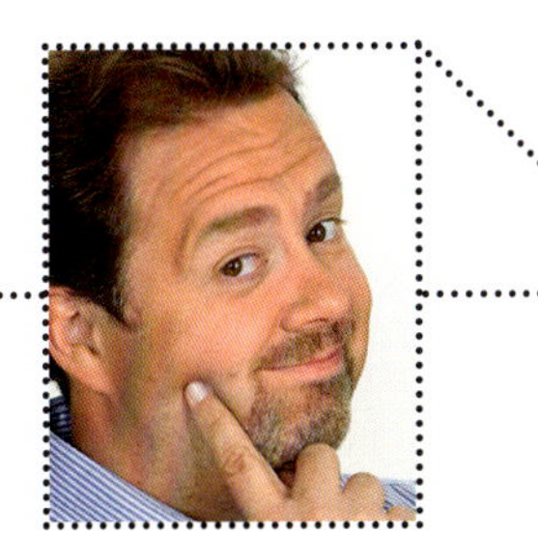

Das Leben könnte so schön sein! *Ich merke ja selbst, dass es immer nur der Kopf ist, der etwas essen will.* ***Wann hat man schon mal wirklich Hunger?!*** *Vielleicht zweimal am Tag, da kann man ja dann auch gerne etwas essen, aber die fünf anderen Male, die sind doch echt überflüssig.*

»Wir können zum Mond fahren, aber keinen Cocktail brauen, der schlank macht.«
»Doch, den trinkst du schließlich jeden Morgen.«
»Du weißt, was ich meine. So 'ne Pille eben, die dafür sorgt, dass wir all die Kohlenhydrate und das Fett essen können, aber es kommt nicht auf den Hüften an.«
»Das wollte man schon im 19. Jahrhundert. Und verkaufte Bandwurmeier. Als ersten Fettblocker sozusagen. So ein Wurm wird bis zu 10 Meter lang. Und frisst dir alles weg. Und du landest dann im Sarg.«
»Na ja, vielleicht doch lieber was Einfaches, Chemisches von der Pharmaindustrie.«
»Gibt's nicht. Unser Stoffwechsel ist viel zu kompliziert, als dass eine Pille uns schlank machen könnte.«
»Warum eigentlich?«

Zu viele reden mit

»Weil Essen so wichtig ist. Weil das Leben, ja Überleben ist. Und darum hat jeder der Beteiligten etwas mitzureden: der Magen, der Darm, die Leber, die Niere, das Auge, die Geschmackspapillen, die Nase, die Haut, die Muskeln … – und auch das Fettgewebe. Unterhalten tun sich all die Beteiligten über Hormone und Nervenbotenstoffe.«
»Wie machen die das?«
»Da sagt das Fettgewebe über das Hormon Leptin zum Hirn: Genug da. Hunger einstellen! Da sagt das Blut über das Hormon Insulin zur Leber: Habe zu viel Zucker. Kannst du was in Fett umwandeln? Da sagt die Geschmackspapille über die Nerven zum Gehirn: Du, da ist was Süßes. Wir brauchen gleich mal eine Portion Insulin. Da sagt das Auge zum Hirn: Mir fehlt Vitamin A. Und das Hirn sagt zum Auge, dann such dir mal ein paar Möhren. Das Blut sagt zum Hirn: Kein Zucker! Das Hirn sagt zum Bauch: Knurren. Der Darm sagt zum Hirn: Genug angekommen. Kann nicht mehr! Und das Hirn zieht die Essbremse. Also so ähnlich läuft das ab.«

Die Pille wäre so groß wie ein Fußball

»Ja – und warum gibt's dann keine Pille, wenn man das schon alles so genau weiß?« Ganz einfach: »Weil viel zu viele Organe und Botenstoffe und Hormone im Körper bei dem Vorgang Hunger-Essen-Verdauen-Verstauen beteiligt sind. Die Pille wäre so groß wie ein Fußball – und würde schon deshalb dick machen.«
»Also all das viele Zeugs, das es gibt, hilft nichts?«
»Das meiste. Manches hilft einfach deshalb, weil die Menschen daran glauben.«
»Siehst du. Genau so ein ›Manches‹ möchte ich auch. Mir hilft das.«
»Okay. Ich sprech mal mit dem Doc.«

Guter Rat von Dr. Selbsterfahrung

Stefan E. Breit, Facharzt für Allgemeinmedizin, hat mit der GLYX-Diät selbst 45 Kilo abgenommen – und er macht Abnehmkurse mit seinen Patienten. Der hat bestimmt eine Idee. Ich rufe ihn an.
»Sag mal, Stefan, gibt es irgendeine harmlose Pille, die übers Plateau hilft?«
»Von Pillen halte ich eigentlich wenig, weil man es nur mit einer Verhaltensänderung schafft, im Unterbewusstsein zu verankern: ›Gewicht halten.‹ Aber wer heilt, hat recht. Und wenn nur der Placeboeffekt hilft.«
»Kannst du was empfehlen?«
»Eine Krankenschwester hat mal rund 30 Kilo abgenommen, indem sie dreimal täglich vor den Mahlzeiten Apfelessig in warmem Wasser trank. Das muss man schon mögen, aber ihr hat es bis heute geholfen. Ein wissenschaftlicher Hintergrund ist mir dazu allerdings nicht bekannt. Und mir selbst hat Apfelessig bei meinen 45 Kilo nicht geholfen.«
»Das ist nix für Frank, bloß nichts zum Trinken!«

Manchmal versetzt Glaube Berge – der Grund, warum auch eine Pille helfen kann. Am besten eine Schlankhilfe aus der Naturmedizin.

»Was hältst du von Homöopathie?«
»Viel.«
»Also, recht gute Erfahrungen habe ich mit Calotropis gigantea in der Potenz D4 gemacht. Das gibt es als Tinktur oder Kügelchen (Globuli). Wirkt regulierend auf das Sättigungszentrum im Gehirn und dämpft die Esslust. Hilft nicht bei jedem, aber hat sich schon oft bewährt. Dreimal täglich und das vor den klassischen Mahlzeiten. Bitte dazu aber keinen Kaffee, weil der die Wirkung aufhebt.«
»Danke! Das isses ...!«

Drei Tage später – ein Deal

Ich bringe Frank zwei rezeptfreie Mittel aus der Apotheke mit – und ein Programm für seinen Computer.
»So, die kannst du nehmen. Aber nur, wenn du gleichzeitig Sport treibst – und gesund isst. Das musst du mir versprechen!«, locke ich mit je einer Packung Fettsäure-Kapseln und homöopathischer Calotropis-Globuli.
»Was tun die Pillen?«
»Die dämpfen die Esslust, regen den Stoffwechsel an. Du baust also Fett ab und Muskeln auf – aber wirklich nur, wenn du regelmäßig Sport machst. Wir machen mal wieder einen Deal: Du gehst jeden Tag aufs Trampolin und misst deine Leistungen mit diesem Sensor, den du ans Gerät machst. Dein Computer wertet das aus.«
»Was misst der?«
»Wie viele Schritte oder Sprünge du tust, welche Leistung du bringst, wie viele Kalorien du auf der Matte lässt …«
»Klingt gut!«
Ist gut. Weil ich dann weiß, was es real heißt, wenn Frank sagt: »Ja, ich war auf dem Trampolin.«

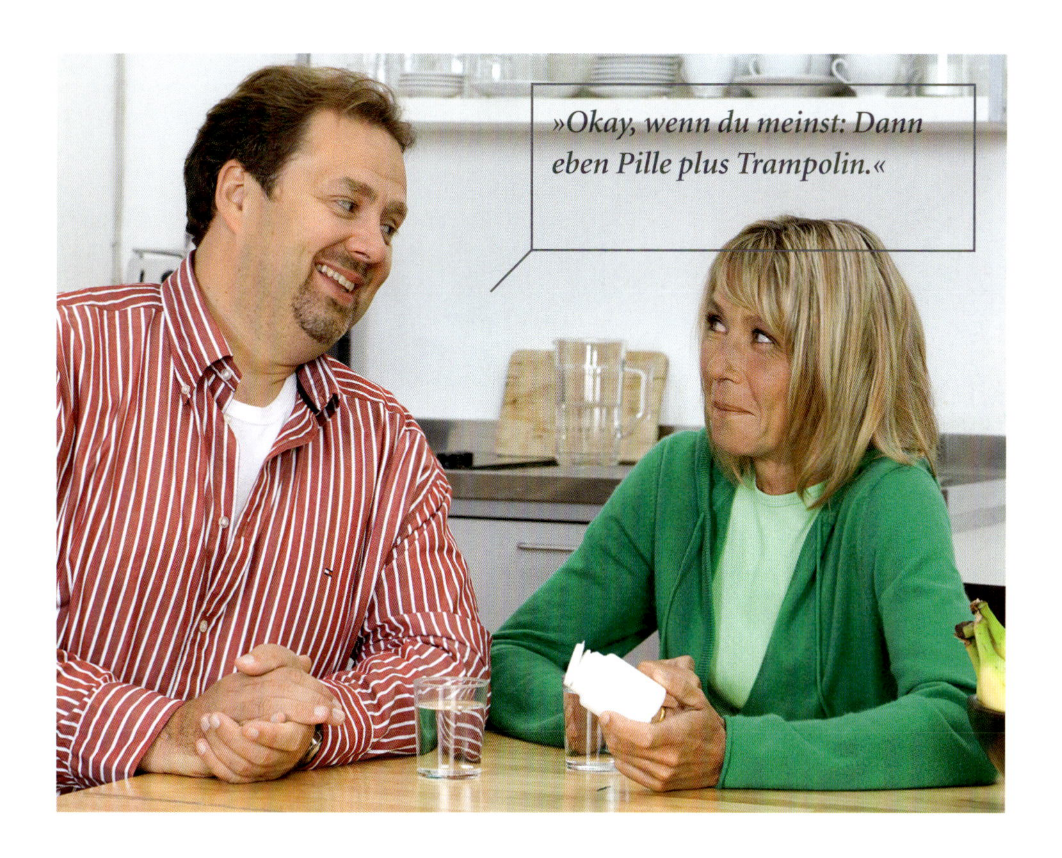
»Okay, wenn du meinst: Dann eben Pille plus Trampolin.«

INFOZEPT

Wie wirken Schlankpillen?

Was bewirkt das neue Rimonabant (Acomplia)?

Das Mittel für Risiko-Übergewichtige blockiert einen Rezeptor unseres körpereigenen »Rauschzentrums«, das glücklich, aber auch heißhungrig macht. Studien zeigen: Die Pille wirkt, wenn man zusätzlich Diät hält und Sport treibt. 9 Kilo weniger kosten im Jahr 1200 Euro – plus Glücksgefühle. Dänische Forscher fanden heraus: Durch die Blockade des Glücks- und Belohnungszentrums steigt auch das Risiko für Depressionen, Angstzustände, Selbstmorde. Während ich diese Zeilen schreibe, empfiehlt die europäische Arzneibehörde, das Medikament vom Markt zu nehmen.

Wie schwindet Fett mit Orlistat (Xenical)?

Der »Oldie« unter den modernen Abspeckhilfen für Adipöse hemmt fettspaltende Enzyme (Lipasen) lokal im Magen-Darm-Trakt, sorgt dafür, dass bis zu 35 Prozent des Nahrungsfetts unverdaut in die Kanalisation wandern. Gewinn: bis zu einem Kilo im Monat, für 80 Euro. Hilft nur bei einer fettarmen Diät (die ja ein alter Hut ist). Nebenwirkungen: Fettstühle mit Durchfall und Blähungen.

Was macht Sibutramin (Reductil)

Sibutramin verstärkt über Nervenbotenstoffe das Sättigungsgefühl und erhöht die Energiegewinnung im Körper (die Thermogenese). Der Grundumsatz steigt um 70 bis 100 kcal pro Tag. Man verliert etwa fünf Kilo pro Jahr. Als Nebenwirkungen können Bluthochdruck und Herzrhythmusstörungen auftreten, und für Herz-Kreislauf-Patienten steigt das Herzinfarktrisiko – selbst einige Todesfälle wurden bereits registriert. Deshalb wurde die Schlankpille in Italien vom Markt genommen.

In Bodybuilderkreisen grassieren Meerträubel-Präparate, die sollen rein pflanzlich sein ...

Schön schlank, schwer krank! Herzrasen, hoher Blutdruck, Schlafstörungen, Schweißausbrüche und ständige Unruhe, Krämpfe, Psychosen, Impotenz – das kann passieren, wenn man Extrakte der Meerträubel-Pflanze (Ephedra) zum Abnehmen einsetzt. Dahinter stecken pflanzliche Nervengifte. Reiner Selbstmord!

Models helfen oft nach mit L-Thyroxin. Gefährlich?

Ja. Gefährlich. Bei L-Thyroxin oder T4 handelt es sich um Schilddrüsenhormone. Die verschreibt der Arzt nur bei Unterfunktion der Schilddrüse. Darunter leiden dicke Menschen gar nicht so selten. Ist die Drüse aber nicht gestört, kurbelt das Medikament den Stoffwechsel unnatürlich an, auch den Fettabbau. Nebenwirkung: hervorquellende Augen, brüchige Knochen, schwache Abwehr, Schlaflosigkeit, Muskelschwäche, Herzprobleme bis hin zum Herzinfarkt.

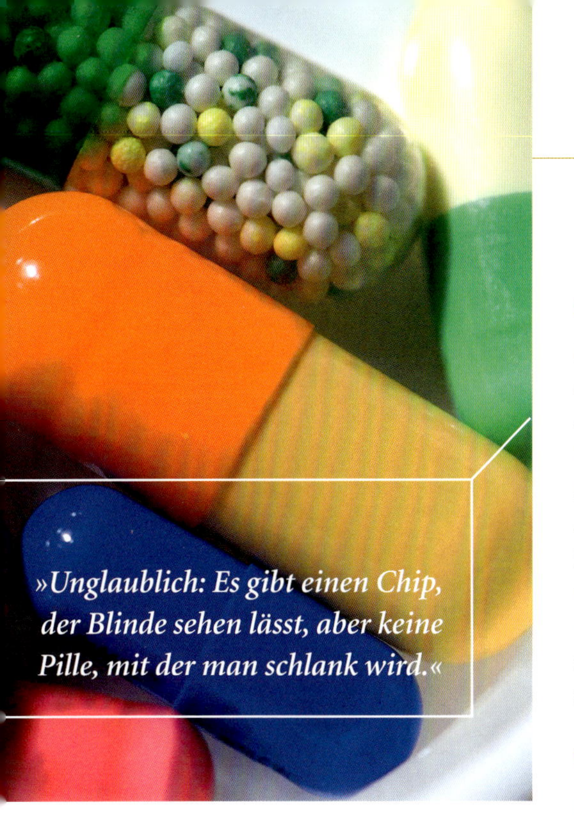

»Unglaublich: Es gibt einen Chip, der Blinde sehen lässt, aber keine Pille, mit der man schlank wird.«

Auch mit Clenbuterol dopen sich Models schlank?

Clenbuterol ist ein Wirkstoff, der in Asthmamitteln steckt. Er erhöht die Körpertemperatur, beschleunigt die Fettverbrennung und bremst den Muskelabbau. Mit Clenbuterol mästet man Kälber, dopt Sportler – illegal. Nebenwirkungen: Zittern, Erbrechen, Herzrasen, Kopfschmerzen, Schweißausbrüche, erhöhter Blutdruck und Muskelkrämpfe. Bei Langzeitgebrauch dauerhafte Herzschäden oder Herzinfarkt.

Ausgetrickste Fettrezeptoren

Spezielle Fettrezeptoren im Darm funken über Botenstoffe die »Ich bin satt«-Botschaft ans Gehirn. Forscher der Utah State University in Logan/USA wollen nun kleine fettige Nanopartikel in genau diese Ankerstellen schleusen – damit das Gehirn schon mit einer winzigen Portion satt ist. Ich würde das ganz ehrlich nicht testen wollen.

Nasenspray gegen Hüftgold

Ein Sprühstoß, und das Fett schmilzt? Lübecker Forscher verabreichten Testpersonen das Hormon alpha-MSH per Nasenspray. Ergebnis: Minus 1,68 Kilo in sechs Wochen. MSH (Melanozyten-stimulierendes Hormon alias Melanocortin) ist eigentlich unser Sommersprossenhormon – und nach neuen Erkenntnissen auch am Fettabbau beteiligt. Ist der Botenstoff aktiv, erhöht sich die Fettverbrennung. Das Mittel wird zurzeit noch weiter erprobt.

Was versteckt sich hinter HMB?

Hydroxymethylbuttersäure (HMB) ist ein natürliches Produkt unseres Fettstoffwechsels und fördert den Muskelaufbau sowie den Fettabbau, wie einige Untersuchungen belegen. Auch bei 70-Jährigen. Aber: In Deutschland wurde HMB als Arzneimittel eingestuft und darf deshalb nicht mehr rezeptfrei verkauft werden. Bio-HMB steckt in Lebensmitteln wie Alfalfasprossen und Avocados.

Kann man mit der Wüstenpflanze Hoodia gordonii das Hirn auf schlank trimmen?

Afrikas Buschmänner knabbern von jeher bei langen Jagdausflügen die leicht bitteren Spross-Stücke der Hoodia, um den Hunger zu betäuben. Dafür interessierte sich auch die Pharmaindustrie und isolierte schließlich den Wirkstoff P 57. Das ist eine Zuckerverbindung, die dem Gehirn stets einen hohen Blutzuckerspiegel vortäuscht und so Hungergefühle dämpft. Experten warnen vor Leberschäden. Also, ich selbst würde erst mal nicht …

Das kennt die Natur – ein kleiner Auszug

Ist Guggul, die Indische Myrrhe, hilfreich?

Seit 2500 Jahren wird das Harz des Mukulmyrrhebaums in der Ayurveda-Medizin vor allem gegen Übergewicht und Rheuma eingesetzt. Guggulsterone, die Wirkstoffe, verbessern den Cholesterinspiegel, fördern die Fettausscheidung und beschleunigen den Stoffwechsel. Menschen mit Schilddrüsenkrankheiten dürfen das nicht nehmen. Immer vorher den Arzt fragen.

Was bringt L-Carnitin?

Der körpereigene Eiweißstoff L-Carnitin schleust Fettsäuren zur Verbrennung in die Heizöfen der Muskelzellen. Der Name stammt vom lateinischen carnis = Fleisch – und genau darin steckt viel Carnitin. Studien bestätigen: L-Carnitin kann die Fettverbrennung steigern – aber nur wenn man sich gleichzeitig bewegt. Gibt's natürlich vom Teller oder als Kapseln in der Apotheke oder es steckt in einem guten Eiweißpulver.

Und wie hilft L-Tyrosin?

Auch ein Eiweißbaustein. Steckt überall im Essen, vor allem in Käse und Milch. Und unsere Leber kann ihn selbst herstellen. Tyrosin ist wichtiger Baustein für schlank machende Hormone und Nervenbotenstoffe. L-Tyrosin dämpft Heißhungerattacken und wirkt als milder Appetitzügler. Studien zeigen: Tyrosin wirkt stimmungsaufhellend bei leichten Depressionen. Wer Tyrosin aus Kapseln ausprobieren will, sollte es nicht tun, ohne vorher mit dem Arzt zu sprechen.

Hilft Taurin beim Fett-Wegschmelzen?

Taurin ist ein schwefelhaltiger Eiweißstoff, den auch unser Körper herstellen kann. Bodybuilder erhoffen sich von Taurin als Nahrungsergänzung mehr Muskeln, weniger Fett. Das ist umstritten. Abnehmern reicht das Taurin vom Teller: Es steckt in Muscheln, Thunfisch, Huhn …

Regt CLA den Fettstoffwechsel an?

CLA (konjungierte Linolsäure) nennt man eine Fettsäure, die sich in Milch und Fleisch findet, wenn die Spender viel Gras und wenig Getreide futtern (Bio!). Studien zeigen, dass CLA die Körperfettmasse reduziert und den Muskelaufbau fördert. Nicht geeignet für Typ-2-Diabetiker – CLA kann deren Blut- und Fettwerte ungünstig beeinflussen.

Was ist mit Chitosan?

Der Wirkstoff aus dem Chitinpanzer von Schalentieren (Krabben, Krebse) machte viel Wind und brachte viel Geld. Der Faser- und Ballaststoff soll im Magen aufquellen, Nahrungsfett binden und unverdaut aus dem Körper schleusen. Studien zeigen: Das tut er im Labor, aber nicht im Magen vom Menschen. Auch Austernpilze und Champignons enthalten Chitosan – und schmecken garantiert besser.

Muss ich auch für eine natürliche Abnehmhilfe zum Arzt?

Ja. Für alles, was stärker wirkt als eine Zitrone oder ein Spaziergang. Jede Pille, auch wenn sie als Nahrungsergänzung angeboten wird, sollte man immer erst mit dem Arzt besprechen. Und bitte niemals blind im Internet bestellen.

Noch mal entgiften!

Mittlerweile ist es Juli. Frank kam trotz Pillen nicht aus seinem Trott heraus. Kirsa erzählte mir, er sei ständig am Kühlschrank und unausstehlich. Wie kriege ich Frank wieder in die Spur? Erst mal muss er wieder mit mir laufen gehen. Jeden Tag. Und wenn er keine Zeit hat dafür, dann muss er aufs Trampolin. Freiwillig. Außerdem müssen wir dringend noch mal entgiften.

Zum Beispiel mit Ölziehen

Ich schicke ihm eine Mail: »Würdest du zu einem naturheilkundlich versierten Arzt gehen, der dich mal entgiftet?«
Zurück kommt ein deutliches: »Nein.«
Ich maile ihm: »Würdest du ein altes Rezept ausprobieren, das dich nur fünf Minuten Zeit kostet?«
Zurück kommt ein deutliches: »Kommt darauf an …«
»Du musst es nicht runterschlucken.«
Antwort: »Na dann!«
E-Mail von mir: »Kauf dir Sesamöl, nimm morgens einen Löffel in den Mund. Fünf Minuten damit den Mund spülen und durch die Zähne ziehen. Dann ausspucken.«
Er schickt diese E-Mail an seine Freunde weiter. »Schaut mal, was Frau Professor Körnchen jetzt von mir will …«
»Ölziehen ist eine alte Tradition, fettlösliche Gifte aus dem Körper zu holen«, erzähle ich ihm auf der nächsten Walking-Runde.
»Mir egal. Mir schmeckt das nicht. Warum muss man denn entgiften?«
»Wenn man abnimmt, schwimmen nicht nur die freien Fettsäuren von der Hüfte im Blut, sondern auch all das, was wir im Laufe des Lebens im Speckgürtel angesammelt haben. Pestizide. Schwermetalle. Medikamentenrückstände … Fett ist eine Sondermülldeponie. Normalerweise ist das kein Problem. Schließlich haben wir Leber und Niere, die das Ganze entsorgen.

Über das Plateau hilft Entgiften – mit dem Naturheilarzt, mit Kräutern.

Nur scheinen die beiden mit den 22 Kilo bei dir überfordert gewesen zu sein. Und deshalb stagniert jetzt dein Gewicht. Aus dem einfachen Grund: Der Körper ist klug. Er schützt sich selbst. Er will nicht noch mehr Gifte aus den Fettdepots in seinem Kreislauf aufnehmen. Er will der Leber und der Niere eine Verschnaufpause geben. Darum drosselt er den Fettabbau.«
Das erzähle ich Frank, während er seine Nordic-Walking-Stöcke in den Boden rammt, als könne er seinen Waagenfrust vom Morgen im Boden versenken.

Kräuter, der einfachste Weg

Das alles sage ich, bevor ich mit meinen Tränklein und Tütchen herausrücke: Kräuter zum Entgiften. Ich weiß natürlich, dass ich auf 128 Kilo Widerstand stoße. Aber Kräuter kriegt man in der Apotheke, sie sind einfach einzunehmen …

»Kräuter. Du glaubst doch nicht im Ernst, dass ich mir jetzt Kräutertränklein zubereite.«

»Du musst nur drei Wochen lang diesen Tee trinken, da sind zum Beispiel Brennnesseln drin, die helfen der Niere. Das spült den Körper durch.«

»Was heißt bei dir: Nur trinken? Wie das Wasser? Weißt du überhaupt, was das heißt, jede Stunde mal so ein Gläschen Wasser zu trinken? Und ab morgen fahr ich dann den ganzen Tag mit so einem Krankenhauswägelchen rum mit lauter Fläschchen drauf. Und sag zu meinem Kunden: ›Moment, es ist 13 Uhr 10. Ich muss da mal schnell meine Niere mit Brennnesseln versorgen.‹ Und um 13 Uhr 20 sag ich: ›Halt! Nicht weiterreden, meine Leber braucht erst einmal ihren Trank …«

Wo ein Wille ist, ist ein Weg

»Wie lange stagniert das Gewicht bei dir?«

»Zwei Monate.«

»Das ist normal. Möchtest du trotzdem, dass wieder mal was runter geht?«

»Was glaubst du?«

»Du willst.«

»Okay. Was muss ich machen?«

»Koch dir morgens den Kräutertee, füll ihn in eine Thermoskanne ab. Trink immer mal wieder eine Tasse.«

»Und was ist in diesem appetitlich aussehenden Fläschlein drin?«

»Kräuter für die Leber, ich schreib dir auf, welche.« (Sie stehen in »Franks Schatzkästchen« auf Seite 200.)

»Was tun die?«

»Die helfen dem Fettstoffwechsel auf die Sprünge. Vormittags und nachmittags nimmst du einen kleinen Becher voll.«

»Ich fliege nächste Woche nach Hamburg. Was erkläre ich an der Kontrolle, wenn ich mit meinem Wägelchen Flüssigkeiten anrolle?«

»Stell dich nicht so an, tu es halt in den Koffer.«

Ein Trank des Lebens zu viel

Abends kriege ich dann einen Anruf: »Mariooooon! Was ist denn das für ein esoterisches Päcklein – ich zitiere: ›Trank des Lebens. Uraltes Rezept der Bergvölker des Himalaja.‹ Du hast sie ja wohl nicht mehr alle! Das muss ich anrühren – und zwei Tage warten … und für was ist das überhaupt?«

»Mikroorganismen für den Darm. Der entsorgt ja auch. Den wollte ich am liebsten auch gleich unterstützen. Aber wenn dir das zu viel wird, dann kannst du das auch später machen.«

»Das darfst du annehmen, dass mir das zu viel wird.«

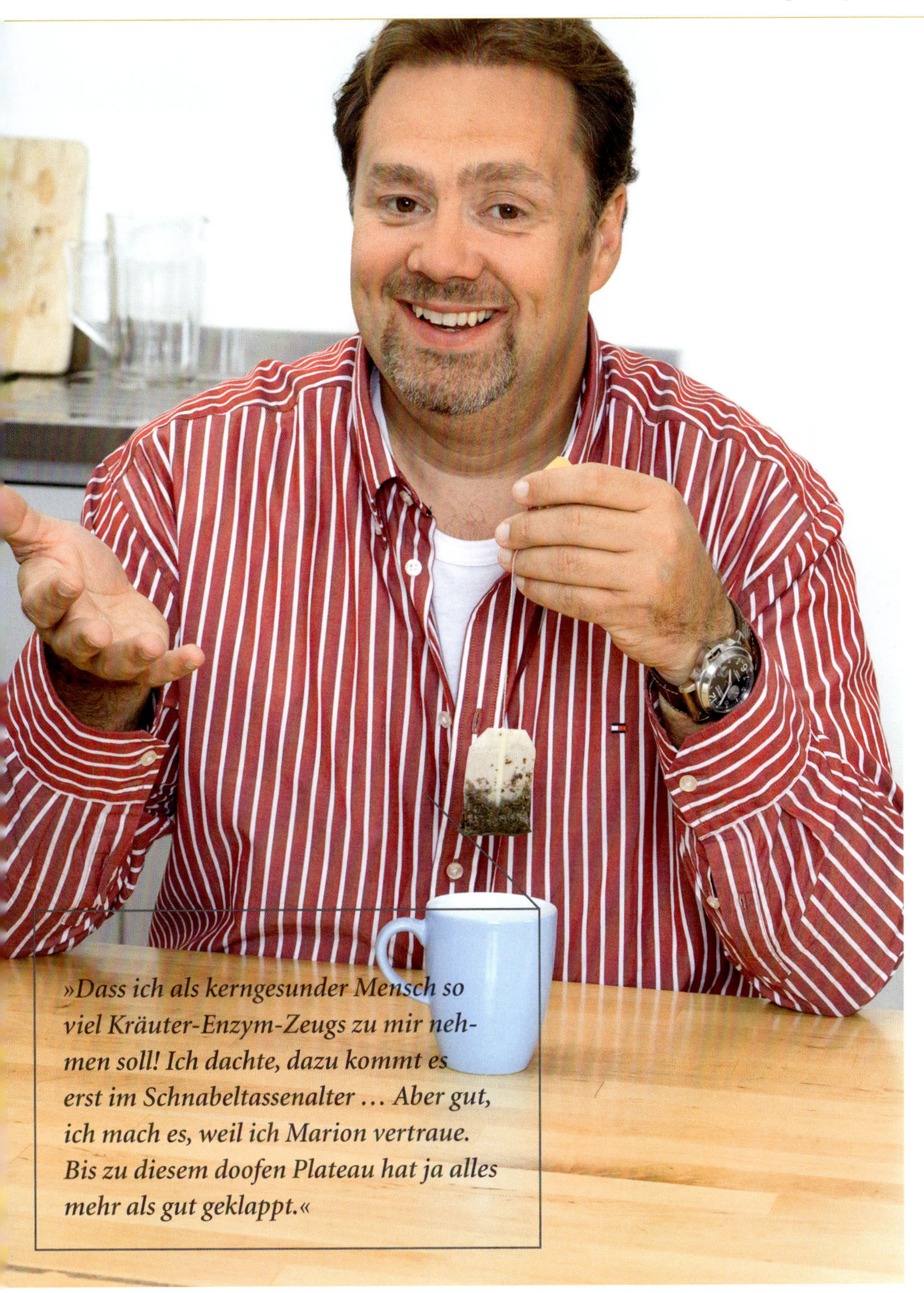

»Dass ich als kerngesunder Mensch so viel Kräuter-Enzym-Zeugs zu mir nehmen soll! Ich dachte, dazu kommt es erst im Schnabeltassenalter … Aber gut, ich mach es, weil ich Marion vertraue. Bis zu diesem doofen Plateau hat ja alles mehr als gut geklappt.«

Von starken Mandelhörnchen und schwachem Willen

Heute Morgen hat mir Frank mit einem dicken Grinsen Folgendes erzählt: »Im Café gestern hat mich, nachdem du gegangen bist, etwas gerufen. Das hat richtig mit mir gesprochen. Ein kleines Mandelhörnchen. Und das musste ich dann schon befreien.«
»Frank, du bist frustriert, weil nichts geht. Und du isst seit Wochen wieder Junkfood. Es ist nicht das eine Mandelhörnchen – es ist die Pizza gestern, das ständige Zwischendurch-zum-Kühlschrank …«
»Ich bin eben frustriert.«
»Ich weiß. Darum habe ich gestern Professor Achim Peters angerufen – eine Koryphäe, was Gefühle und Übergewicht betrifft. Vielleicht glaubst du ihm ja mehr als mir. Ich schick dir morgen eine Mitschrift von dem Gespräch.« Das Interview übers selbstsüchtige Gehirn beginnt auf Seite 160.
»Ich habe dir bislang alles geglaubt. Ich weiß gar nicht, was du hast. Ich hab 67 Coladosen verloren. Doch nicht, weil ich an den Weihnachtsmann glaub! Na ja, an den aus Schoko vielleicht schon …«
Den Vortrag, den ich Frank in der nächsten Stunde walkend hielt, fass ich hier jetzt einfach mal zusammen. Frank hat mich eh nur einmal unterbrochen, als er sagte: »Stimmt, Pizza macht mich wirklich glücklicher als Gurke.«

Die wahre Geschichte vom selbstsüchtigen Gehirn

Die einen nennen es Moppel-Ich (und schreiben Bestseller darüber), die anderen nennen es Unterbewusstsein und wieder andere »selfish brain«. Alle meinen nur eines: das Ding, das einen mit aller Macht nachts an den Kühlschrank treibt oder tagsüber in die Bäckerei. Das Mandelhörnchen dort ruft so lange, bis es im Mund ist. In jedem Fall ist dieses Moppel-Ich stark. Es ist unser Gehirn. Und das ist selbstsüchtig. Es denkt in erster Linie an sich – und lässt so den Körper dick und krank werden. Daraus entwickelte der Lübecker Forscher Prof. Achim Peters eine neue Theorie: die Selfish-brain-Theorie. Und die wird das Abnehmen revolutionieren.

Das Gehirn hat sehr viel Hunger – und teilt nicht

Zur Erinnerung: Jede Körperzelle braucht zum Leben Energie. Dafür haben wir zwei Tanks im Körper: mit Zucker oder Fett. Das Gehirn selbst wiegt mit 1500 Gramm nur etwa zwei Prozent unseres Körpergewichts. Aber: Es beansprucht 20 Prozent der Energie – und damit fast die Hälfte des Zuckers, den wir täglich aufnehmen – allein für sich. Das Gehirn mag in der Regel nur Zucker

(Glukose). Damit es auch immer gut versorgt ist, kann das Gehirn den anderen Organen, der Leber, dem Herz, den Muskeln, die Zuckerzufuhr einfach abdrehen. Das tut es über Stresshormone.
Wenn das Gehirn dann immer noch das Gefühl hat: »Die Reserven im Körper reichen mir nicht, ich brauche mehr Zucker!«, setzt es auch noch Hungerhormone frei. Und die treiben einen zum Kühlschrank oder meilenweit in die nächste Bäckerei zum Mandelhörnchen.
Essen ist überlebenswichtig. Deswegen haben die Hungerhormone so eine Kraft. Das hat die Natur schon ganz vernünftig so eingerichtet.

Fehler im Programm machen dick

Das Gehirn schätzt also ab: Was ist im Körper an Energie für mich vorhanden? Und wenn nicht genug da ist, zögert es nicht lange, sondern tritt noch mal das Gas voll durch, bis wir an der Tankstelle stehen und auffüllen. Das ist gut so. Man bleibt auch schlank, solange das Gehirn die Reserven im Körper richtig einschätzt. Nur: Genau das tut es bei einigen Menschen nicht. Deren Gehirn hat einen Fehler im Programm – und immer das Gefühl: »Es ist nicht genug für mich da.« Also zwingt es sie, weiter zu essen – und nimmt dafür Übergewicht in Kauf. Weil sie immer mehr essen, als das Gehirn gerade braucht. Mitunter den ganzen Tag. Und genau daraus entstehen dann Übergewicht und Diabetes Typ 2.

Jahrelange Gehirnwäsche

Was führt denn dazu, dass das Gehirn denkt, »Es ist nicht genug da«, obwohl wir gerade erst gut gefrühstückt haben? Obwohl die Zuckervorräte in Blut, Leber und Muskel voll sind. Obwohl sich ein Speckgürtel um die Hüften schlingt. Häufige Ursachen: Über Jahre erlernte falsche Verhaltensmuster wie »Schokolade tröstet oder entstresst mich« – und auch Chemikalien, Pestizide, Weichmacher, Glutamat, Süßstoff, die dem Gehirn falsche Signale senden, die Hunger machen – unter anderem über das Insulin.

Negative Gefühle darf man nicht unter Essen begraben.

Der Stress und der Zuckerhunger des Gehirns

Unter Stress braucht das Gehirn mehr Zucker. Genauso wie die Muskeln, wenn wir vor etwas davonlaufen müssen. Nun ist das Gehirn plastisch – und der Mensch ein seltsames Wesen. Er spürt, dass es ihm kurzfristig gut geht, wenn er das Gehirn unter Stress mit Zucker besänftigt. Der Chef brüllt. Sofort beruhigt der Schokoriegel, macht die Pizza glücklich. Ein bisschen davon nascht das Gehirn, der Rest wandert auf die Hüfte. Das Gutgehen hält zwar nicht lange an, aber das interessiert das seltsame Wesen erst einmal nicht. Das ist einmalig in der Natur. Unter Stress fressen weder Löwe noch Zebra noch Antilope. Aber irgendwann hat das seltsame Wesen das gelernt. Vielleicht als Kind. Als Mama ihm zum Trost für das kaputte Knie ein Eis kaufte.

Negative Gefühle = Stress

Langeweile, Einsamkeit, Neid, Wut, Trauer – alles negative Gefühle, die den Menschen, das Gehirn unter Stress setzen. Alles Gefühle, die Zucker verlangen. Alles Gefühle, die wir Menschen gerne unter Essen begraben. Das können auch Pizza, Nudeln, Kartoffeln, Wurstbrote, Cornflakes sein. Das alles enthält Zuckerbausteine.
Und genau das lernt das Gehirn. Es gräbt sich dort oben einen Informationspfad – der immer im selben Verhalten mündet: Negatives Gefühl sofort mit Essen kompensieren. Vergleichbar mit: Heiße Herdplatte – sofort Finger wegziehen. So macht chronischer Stress ganz schnell dick. Und nicht etwa über einen schwachen Willen, sondern über hormonellen Zwang.
Das Gehirn hat gelernt: Stress – ich krieg Essen. Und irgendwann wird daraus: Stress – ich brauch Essen. Und das fordert es auch ein. Nun muss das Gehirn lernen, wieder an die eigenen Körpervorräte zu gehen. Das heißt, der Besitzer dieses Gehirns muss den Informationspfad »Negative Gefühle verschwinden erst einmal durch Essen« verändern – mit einer Strategie.
»Frank – du brauchst noch mal eine Strategie. Ich schicke dir heute Abend die ›4 Programmiertricks‹ fürs Gehirn.«

Gesunde Mandelhörnchen … Nun soll ich mal wieder eine Liste schreiben. Was ich mir statt Mandelhörnchen vorstellen könnte, wenn da mein genervtes Moppel-Ich nach Süßem ruft, obwohl ich eigentlich satt sein müsste. ***Entweder gesundes Essen. Oder Ablenkung:*** *1. Heidi Klum anrufen. 2. Ich zieh mir Ahörnchen und Behörnchen und Micky Maus rein …*

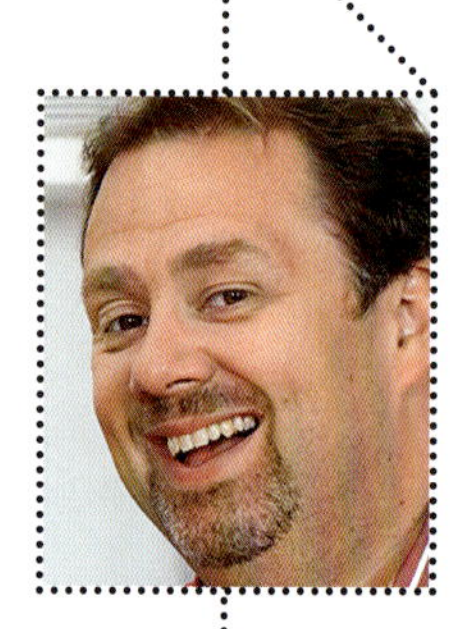

4 Programmiertricks: Marathon-Strategie II

Ich fühl mich nicht gut – ich esse. Diesen Pfad im Gehirn muss man mit etwas Neuem überschreiben.

01 Gehirn austricksen

Auf Stress folgt nicht das Mandelhörnchen, sondern Erdbeeren oder Paprikastreifen. Das ist einfach, wenn das Gehirn etwas Gesundes akzeptiert. Wer Erdbeeren oder Paprikastreifen liebt, kann sich so wunderbar durchs stressige Leben mogeln. Man muss etwas finden, was das Gehirn auch liebt.

02 Gehirn ablenken

Hektik, Trauer, Wut – man muss ja nicht essen, um sich besser zu fühlen. Essen ist ja nur ein bequemer Weg, den das Gehirn nimmt. Nur weiß es das nicht. Wir haben ein Leben lang Gehirnwäsche betrieben. Wir können diesen Pfad aber umschreiben, indem wir unser Verhalten ändern. Auf Stress folgt nicht Essen. Sondern: Ablenkung. Etwas, das wir als positiv empfinden. Weil nur positive Gefühle die Kraft haben, dort oben im Kopf die Pfade zu überschreiben. Ideal wäre natürlich ein bisschen Bewegung. Ein paar Sprünge auf dem Trampolin. Ein kleiner Rundgang ums Haus. Der Körper ist intelligent. Er merkt schnell, dass auch das gut tut – und berichtet das dem Gehirn. Vielleicht muss man aber auch noch etwas Überzeugungsarbeit leisten. Heißt, eine kleine Belohnung dranhängen. Einen Euro ins Sparschwein der Träume … Auch ein Anruf bei einem lieben Menschen, etwas lesen, kann das Gehirn dazu bringen, erst einmal den richtigen, den vorgesehenen Pfad zu beschreiten: von den Körpervorräten zu naschen. Irgendwann vergisst es den alten Pfad, sofort nach Schokolade zu rufen.

03 Ursachen finden und angehen

Welches negative Gefühl treibt einen denn zum Kühlschrank? Das gilt es immer zu überprüfen. Und wenn man dieses Gefühl erkannt hat, sollte man es direkt angehen. Nicht mit Nussnougatcreme. Sondern mit einem Gespräch, mit einer Entschuldigung, mit einem »Nein!«. Mit Freundetreffen gegen die Einsamkeit. Manchmal muss man sich auch die Frage stellen: Muss man das denn aushalten? Streitsüchtige Partner, mobbende Kollegen, boshafte Chefs, einsame Abende, Termindruck … Oder kann man etwas ändern? Oft schafft man das nicht allein, man braucht eine (Verhaltens-)Therapie.

04 Stressresistenz hochfahren

Wer regelmäßig Sport treibt, erhöht messbar seine Stressresistenz. Natürlich hilft auch jede Form der Entspannung. Von Atemtechnik über Yoga bis zu Meditation. Man muss es nur tun. Irgendwann wird ein »Wollen« daraus.

INTERVIEW

Das selbstsüchtige Gehirn.

Ein Gespräch mit Professor Achim Peters

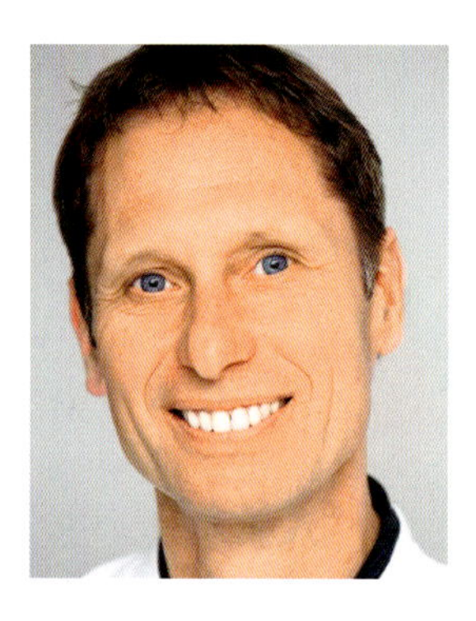

Prof. Dr. med. Achim Peters lehrt an der Universität Lübeck, ist Endokrinologe und Diabetologe und Leiter der Klinischen Forschergruppe »Selfish Brain«. Er entwickelte die weltweit anerkannte Selfish-Brain-Theorie: die Theorie vom selbstsüchtigen Gehirn, das den Menschen dick macht, wenn wir es falsch programmieren oder mit falschen Signalen füttern.

Ein Mensch ist nicht dick, weil es ihm einfach so gut schmeckt und er sich nicht am Riemen reißen kann?

Nein. Mit Sicherheit nicht. Er ist nur dick, weil seine Programme im Gehirn nicht richtig arbeiten. Die Selfish-Brain-Theorie zeigt, dass Übergewicht im Kopf entsteht. Und über den Kopf sollte man es wegtrainieren.

Warum ist das Gehirn selbstsüchtig?

Das Gehirn organisiert die gesamte Energieversorgung des Körpers – über die Lieferkette Teller-Körper-Gehirn. Wir müssen ja essen, um zu leben. Das Gehirn organisiert dies so, dass es seine eigenen Bedürfnisse an Zucker befriedigen kann. Es ist eigensüchtig. Und das ist wichtig – weil es unser wichtigstes Organ ist. Es weist allen Organen ihre Energie zu, guckt aber, dass es erst einmal selbst genug hat. Das gesunde Gehirn versorgt sich also ständig aus dem Körper, lässt sich von den Organen wie Leber, Bauchspeicheldrüse, Fettdepot, Muskeln und Nieren seine Energie bereitstellen.

Und was hat das selbstsüchtige Gehirn mit vollen Fettzellen zu tun?

Bei vielen Menschen ist heutzutage das Gehirn nicht mehr Herr im eigenen Haus. Die Organe, die Speicherdepots bedienen das Gehirn nicht mehr richtig und nehmen selbst viel Energie auf. Stellt das Gehirn fest, dass die Zufuhr knapp wird, gibt es den Notbefehl aus, mehr zu essen. Und dann laufen die Speicherdepots voll. Die Zellen im Körper fressen sich alle fett, und das Gehirn bekommt letztlich doch noch den Anteil, der ihm gerade reicht. Teller, Körper, Hirn – in dieser Lieferkette entsteht ein Stau, der den Körper wachsen und wachsen lässt.

Und wo liegt die Ursache?

Entweder stimmt etwas mit der Hardware nicht oder mit der Software. Ist die Hardware kaputt, ist etwas am Gehirn kaputt. Durch einen Unfall oder Tumor zerstörte Zellverbände in Großhirn oder Hypothalamus führen dazu, dass die Kommunikation über den Energiebedarf mit den Organen nicht mehr funktioniert.

Hardware-Fehler sind aber eher selten – häufiger hat man doch Fehler in der Software ...

Genau. Und die kann man sich schon ganz früh einhandeln. Weltweit zeigen Forschergruppen: Wenn Kinder im Mutterleib oder kurz nach der Geburt zu vielen Stresshormonen ausgesetzt sind, speichern sie dieses Ereignis – und das Körpergewicht entwickelt sich ganz anders im Laufe des Lebens. Sie werden mitunter auch dick.

Normalerweise macht Stress doch dünn!

Genau. Aktivierung des Stresssystems führt normalerweise zu Gewichtsabnahme. Wenn er aufgeregt oder traurig ist, denkt der Mensch an alles, nur nicht an Essen. Man sagt ja auch: Mir hat es den Appetit verschlagen. Im Stress verschwindet sofort jeder Appetit. Das ist eine ganz gesunde Reaktion. Hat der gesunde Mensch eine Woche Stress, nimmt er ab.

Das Aktivieren der Stressachse ist ja etwas ganz Unangenehmes für uns Menschen ...

Ja, unter Stress braucht das Gehirn mehr Zucker. Es drosselt allen Organen die Zuckerzufuhr. Greift die Körperspeicher, die Fettzellen, die Leber an, das ist unangenehm. Das weiß jeder, der lange Hunger leidet oder eine weite Strecke laufen muss. Das geht nämlich nur über den Sympathikus und das Adrenalin, über die Stressachse. Je größer die Belastung und je größer der Bedarf des Gehirns, desto unangenehmer ist das dem Menschen.

Und wann macht Stress dick?

Wenn die Software, das Programm im Kopf, nicht stimmt. Nehmen wir als Beispiel ein Kind, das früher mal von der Mutter mit Süßigkeiten getröstet worden ist, wenn es eine Verletzung am Knie hatte oder in der Seele, als sein Meerschweinchen gestorben ist. Dieses Kind hat früh erfahren, dass Zucker einen lindernden Effekt auf seine negativen Gefühle hat. Ein gesunder Mensch kommt da von sich aus nicht drauf.
Die Amerikanerin Mary Dallman, First Lady der Stressforschung, machte dazu Experimente mit Ratten. Sie setzte die Tiere unter Stress und gab ihnen Zucker. Und sie konnte dann messen, dass die ganzen Stresshormon-Veränderungen rückläufig waren. Zucker hat also einen beruhigenden Effekt. Tiere kann man nicht fragen, ob die sich dann besser fühlen. Aber wir kennen das: Essen hat einen lindernden Effekt auf negative Gefühle.
Wenn ein Kind lernt, »Essen tröstet mich«, dann weicht das natürliche Programm Stress-verschlägt-mir-den-Appetit einem neuen Programm. Man lernt: »Aha, Schokolade dämpft mein scheußliches Gefühl – und ich kann mein Hirn auf einem einfacheren Weg, ohne Aktivierung der Stressachse, versorgen: indem ich esse.«

Und das lernt das Gehirn: Schokolade erspart mir unangenehme Gefühle.

Wird das über Jahrzehnte immer wieder im Kopf festgeschrieben, ist das ein gelerntes Programm. Das wird immer aktiviert, wenn der Energiebedarf des Gehirns steigt, und das ist in einem Streit, in einem Konflikt, in einer anderen Stresssituation der Fall. Diese Menschen, die das so gelernt haben, neigen dann dazu, Zucker zu essen, statt an die Lebervorräte zu gehen. Die Autobahn ins Übergewicht.

Und wenn man diesen Menschen dann den Kalorienhahn zudreht, tut man genau das Verkehrte – oder?

Wenn ich einem Übergewichtigen sage, er soll nur noch die Hälfte essen, dann ist auch das Gehirn nur noch zur Hälfte versorgt. Nun muss dieser Mensch wohl oder übel sein Stresssystem aktivieren und sich Energie aus den Speichern holen. Dann nimmt er ab. Nur: Das Aktivieren des Stresssystems geht mit schlechten Gefühlen einher. Man fühlt sich nervös, angespannt, aufgeregt, unruhig, überreizt. Die Stimmung sinkt mit der Zahl der weggenommenen Kalorien. Man kann messen, wie durch Diäten die Stresshormone hochgehen.

Und das hält keiner lange aus ...

Ja, das ist die Frage. Es kann sein, dass das Gefühl nach 2 Kilo weniger schon unerträglich wird – oder nach 20 Kilo. In dem Moment, wo man wieder normal isst, stellt sich das alte Gleichgewicht wieder her – und das schlechte Gefühl geht weg.

Darum ist es wichtig, dass man mit einer Diät – das heißt ja Lebensweise – positive Gefühle weckt.

Ja, denn sie spielen eine wichtige Rolle. Wenn Sie es schaffen, mit der Diät positive Gefühle zu wecken, funktioniert sie auch.

Und es ist wichtig, sich negativen Gefühlen zu stellen ...

Man muss auf seine Gefühle hören. Was macht mir ein schlechtes Gefühl? Und statt es mit der monotonen Verhaltensweise »Essen« zuzudecken, sollte man ihm auf den Grund gehen. Wenn ich mich nach einem Streit entschuldige, ernte ich Erleichterung. Dann stellt sich überhaupt nicht mehr die Frage, ob ich etwas esse. Einsamkeit ist ein negatives Gefühl. Das kann man durch eine riesige Pizza lindern. Aber ich kann mir sagen: »Mensch, ich bin allein, ich könnte es gut gebrauchen, mit jemandem zu reden, ich rufe jemanden an. Vielleicht trifft der sich ja sogar mit mir.« Wer sein Gehirn umprogrammieren will, muss seine Gefühle angehen, sie sagen einem die wahren Bedürfnisse. Und geht man die Probleme an der Wurzel an, erntet man positive Gefühle. Dann stellt sich nicht mehr die Frage, ob man das negative Gefühl nun mit Essen dämpfen will oder nicht.

Das heißt, wenn man das Gehirn zufrieden stimmt, dann kann man das neue Gewicht auch langfristig halten?

Ja. Wer drastisch Kalorien reduziert, belastet den Gehirnstoffwechsel. Das stimmt unzufrieden. Darum nimmt man über kurz oder lang wieder zu.

Wir reden immer von Zucker. Wie verhält es sich denn mit all den anderen wichtigen Stoffen, die im Essen sind. Fehlt nur einer, schickt uns das Gehirn dann nicht auch zum Kühlschrank?

Ja. Zucker, Eiweiß, Fett, Vitamine, Mineralstoffe. Die Aufnahme dieser Nahrungsanteile wird genau nach Bedarf geregelt. Schon wenn man Tieren im Futter das Verhältnis aus Zucker und Fett festschreibt, sind diese Tiere enorm gestresst. Unsere freie Wahl ist ganz wichtig!

Das heißt: Man kann nur abnehmen, wenn all die Stoffe, die der Körper braucht, auch auf dem Teller liegen?

Die echten Bedürfnisse des Körpers sollten wir unbedingt erst nehmen. Je ausgewogener die Kost, desto besser. Natürlicherweise spüren wir genau, was uns gerade fehlt (zum Beispiel Lust auf Gemüse). Es sieht aber leider so aus, dass man dieses natürliche Gespür verlieren oder verlernen kann.

Zu einer guten Diät gehört auch Sport. Was macht Sport mit unserem selbstsüchtigen Gehirn?

Viele erzählen heute noch, man würde abnehmen, weil man durch Sport Kalorien verbrenne. Sport hat einen guten Effekt, er reduziert das Gewicht – aber auf eine andere Art und Weise. Sport trainiert im Gehirn die Zentren, die für die Energiebereitstellung aus körpereigenen Energiedepots zuständig sind. Diese Hirnteile müssen beim Sport besonders gut arbeiten, damit während des Sports das Gehirn ausreichend versorgt ist.

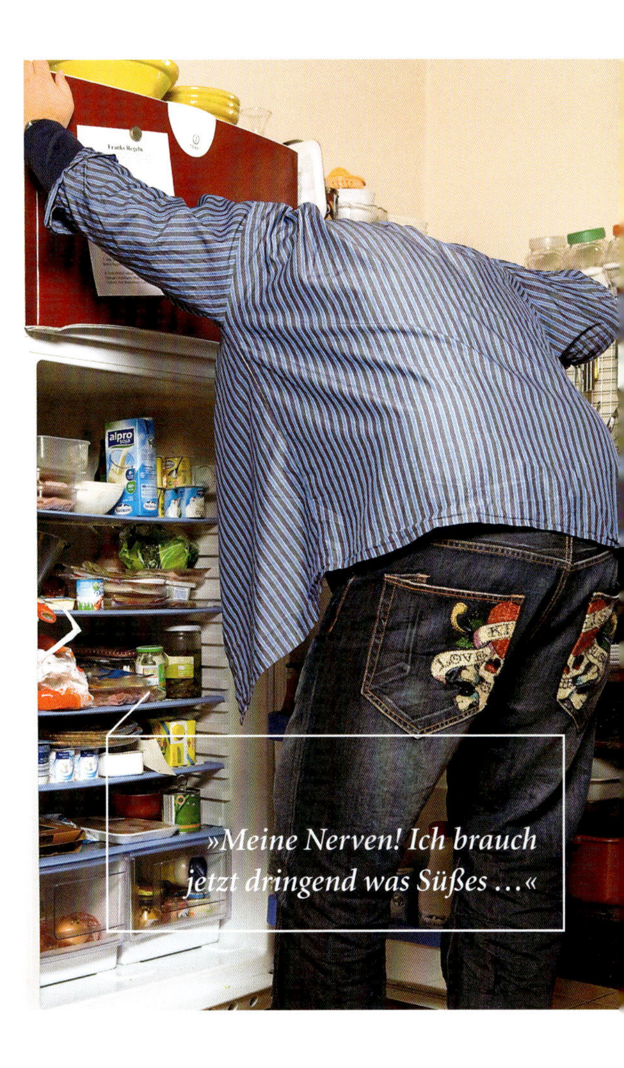

»Meine Nerven! Ich brauch jetzt dringend was Süßes …«

Sport holt einen aus der Ich-muss-für-mein-Gehirn-mehr-essen-Falle raus?

Ja, man kann im Blut messen, dass durch ein Sportprogramm das Nüchterninsulin sinkt. Das zeigt: Das Gehirn kann die Körperspeicher endlich wieder schließen – es kann sich seine Portion Brennstoff sichern, ohne dass wir doppelt so viel essen. Wenn wir was essen, wandert das nicht in die Speicher, sondern gleich ins Gehirn, und dann braucht man nicht so viel zu essen.

Aber: Frank mag keinen Sport. Das stresst ihn. Macht ihm negative Gefühle – und die sind doch kontraproduktiv.

Da kann man das Gehirn mit der Zeit ebenfalls reprogrammieren. Sport bringt nämlich eines mit sich: das schöne Gefühl, wenn man es geschafft hat. Und da muss man sich reinfühlen. Es dauert nicht allzu lange, dann muss man sich nicht mehr überwinden. Man bewegt sich gerne, weil man spürt, wie gut es einem tut. Natürlich darf man sich nicht total verausgaben. Man muss es langsam angehen.

Nun zu den anderen Dingen, die über das Gehirn dick machen. Der Geschmacksverstärker Glutamat zum Beispiel.

Hier fragen Sie den Wissenschaftler in mir. Ich kann mir vorstellen, dass Glutamat bei der Entstehung von Übergewicht eine Rolle spielt. Genauso wie Viren. Auch Viren sind Kandidaten. Die Kandidaten sind verdächtig. Aber das müssten gute Leute mehr erforschen.

Und was ist mit Süßstoffen?

Da haben wir eindeutige, neuere Befunde. Süßstoff ist ein chemisches Molekül und hat keinen Energiegehalt. Die Information »süß« wird über die Zunge aufgenommen und geht über die Nerven an den Hirnstamm. Das Gehirn nimmt die Information auf und erwartet für den Organismus und am liebsten für sich selbst: Energie, Zucker. Und dann stellt es fest: Der kommt nicht.

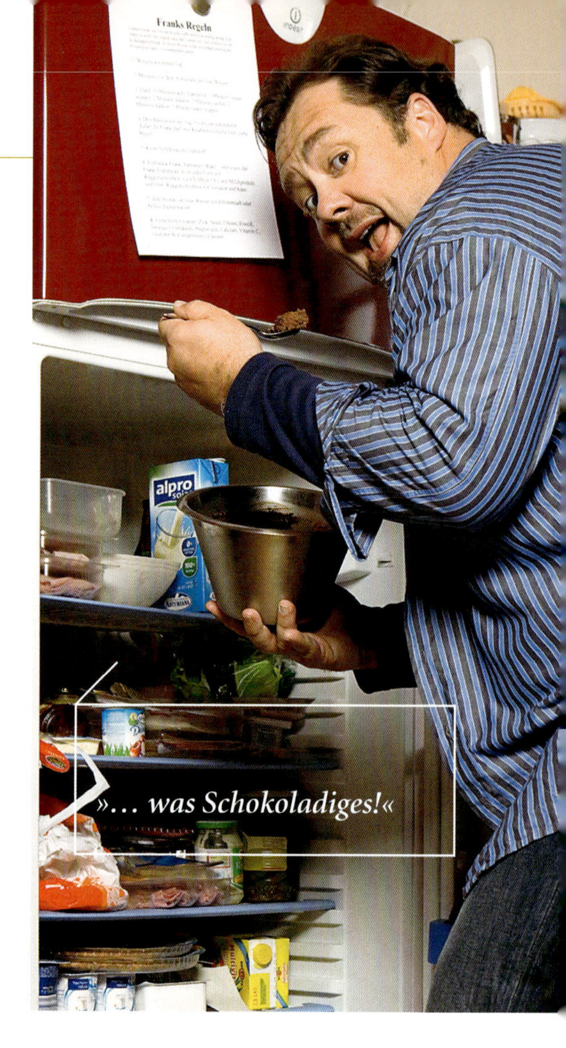

Es hat mittlerweile schon mal mit seinem Zellschlüssel namens Insulin die ganzen Energiespeicher geöffnet. Und dann stellt sich heraus: Die Glukose kommt überhaupt nicht.

Und wie geht das Gehirn mit dieser Verunsicherung um?

Die Vorinformation »süß« hat es im Stich gelassen. Es ist keine Energie angekommen, es ist anders gekommen als erwartet. Und eine Möglichkeit, mit dieser Verunsicherung umzugehen, ist: mehr essen. Das erhöht die Chance, doch noch genug zu bekommen. In Tierexperimenten sind die mit Süßstoff gefütterten Tiere dick geworden.

Auch Pestizide und Plastikweichmacher stehen in Verdacht, dick zu machen.

In China hat man in einer Studie herausgefunden, dass bei Menschen, die mit Pestiziden belastet sind, eine höhere Wahrscheinlichkeit besteht, an Diabetes zu erkranken. In einem Experiment hat man trächtige Tiere mit dem Weichmacher Bisphenol A gefüttert. Die Nachkommen waren übergewichtig, schwerer als die Kontrolltiere. Ob das nun auf den Menschen zutrifft, wissen wir nicht hundertprozentig.

Welche Konsequenzen ziehen Sie selbst?

Ich nehme lieber den Bio-Apfel und die Wasserflasche aus Glas. Ich gehe lieber auf Nummer sicher, als dass ich 50 Jahre weitermache, bis eine Studie sagt: War tatsächlich gefährlich.

In Lübeck an der Uni verordnen Sie und Ihre Kollegen Übergewichtigen eine Diät ohne Kalorienzählen. Wie sieht die aus?

Wir drehen nicht den Kalorienhahn ab, sondern vermitteln Strategien, wie man sein Verhalten ändert, wie man schlechte Essgewohnheiten abbaut und auf Gefühle achtet. Wir setzen auf soziales Kompetenztraining mit Rollenspielen, man lernt, sich auseinanderzusetzen mit Vorgesetzten, mit Familienmitgliedern. Man lernt, über Konflikte zu reden und sie mit anderen Strategien als Schokolade anzugehen.

Wenn Sie selbst 150 Kilo wiegen würden, wie würden Sie abnehmen?

Ich würde versuchen, die eigenen negativen Gefühle sehr genau wahrzunehmen, und versuchen, sie zu deuten. Manchmal sind sie schwach da, manchmal sind das Mischgefühle. Welches wahre Bedürfnis leitet sich aus meinen Gefühlen ab? Dieses muss man befriedigen – und nicht die daraus entstandenen Gefühle durch Essen abklemmen. Ich würde mir einen Coach suchen, der mir dabei hilft.

Was würden Sie am Essen verändern?

In jedem Fall: nicht die Kalorien zählen. Das belastet. Und: Ich würde nur drei Hauptmahlzeiten einnehmen, nicht mehrere kleine. Dann geht man nicht in die Falle – wie die Schale mit Süßigkeiten neben dem Telefon. Es ruft jemand an, man regt sich auf, das Gespräch dauert ein paar Minuten. Und wenn der auflegt, ist wie durch Geisterhand diese Schüssel leer. Es weiß auch hinterher niemand, wie die wieder voll geworden ist. Also: Nichts zwischendurch und nichts auf der Straße essen. Gemütlich am Tisch sitzen, am besten mit Freunden. Da wird man auch seine Sorgen los – nach dem Essen, durch ein gutes Gespräch.

Sind Sie auch der Meinung, dass viereckiges Essen die Menschen kugelrund macht?

Natürlich sind frische Dinge, frisch zubereitet, die bessere Wahl. Ich würde auch Produkte meiden, die Falschsignale senden: mit Aromastoffen, Süßstoffen, Geschmacksverstärkern. Die Natur täuscht nicht. Ein Apfel hat viele Aromen – und er hält auch das, was er verspricht ... Und das Gehirn muss nicht unnötig für Nachschub sorgen.

Mehr Infos unter www.selfish-brain.org

Der Switch in ein zweites neues Leben ...

7. Juli. Ein paar Tage später. Das Telefon klingelt: »Ich habe zwei Kohlsuppen-Tage gemacht.«
»Gibt's nicht.«
»Stell dir vor: Am ersten Tag hat die sogar super geschmeckt.«
»Sag bloß.«
»Ich war auch zweimal auf dem Trampolin. Und jetzt wieg ich 126 Kilo. Da war ich noch nie. Ich komm morgen wieder zum Laufen.«
Das gibt's doch gar nicht. Was ging da bloß in seinem Kopf vor?

Er war wieder Junkfood-abhängig

»Ich weiß jetzt, ich hatte einen Rückfall. Zurück in die Falle. Die Junkfood-Falle. Durch Frust, durch die Hamburgreise, durch die Fußball-EM. Die Kohlenhydrate hatten mich wieder im Griff. Über das Gehirn. Und merkwürdigerweise war dieser Rückfall genau richtig.«
»Wieso?«
»Er war ein Erfolg. Weil ich nämlich gelernt habe, weniger zu essen. Nur so viel, wie ich wirklich Hunger habe. Dadurch hab ich selbst durch das Junkfood nicht mehr zugenommen. Nur: Ich wusste nicht, wie es weitergehen soll.«
»Und wie kam der Wandel?«
»Plötzlich kam mir die Idee: Ich fang noch mal von vorn an. Alle Infozepte noch mal lesen – und Kohlsuppe. Na ja, und deine Kräutertränklein.«

... und er konnte spüren, wie gut ihm ein Wechsel tut

»Ich glaub's nicht.«
»Doch. Am Wochenende habe ich mir einen großen Pott von der scharfen Kohlsuppe gekocht. Wow: zwei Kilo in zwei Tagen. Das motiviert. Habe mir dann am Montagabend einen leckeren Salat mit Huhn gemacht. Am nächsten Mittag Spaghetti mit Scampi. Und plötzlich war ich wieder satt. Auch im Kopf. Ich brauche nichts mehr zwischendurch.«

Man verändert nur etwas im Leben, wenn man wirklich spürt, dass es einem guttut. Dann hat man gute Laune – die Voraussetzung für Erfolg. Auch beim Abnehmen.

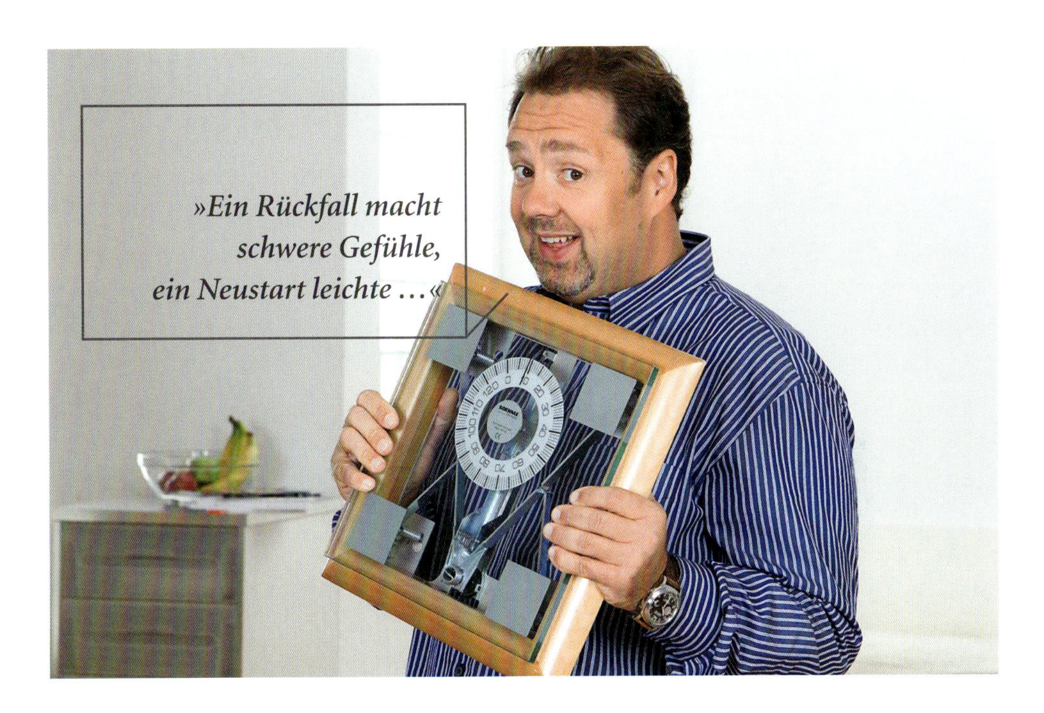
»Ein Rückfall macht schwere Gefühle, ein Neustart leichte …«

»Das klingt ja richtig nach Erleuchtung.«
»Und das Beste ist: Ich habe sofort gemerkt, wie gut es mir wieder geht. In den Junkfood-Wochen war ich viel träger, langsamer, lustloser. Ehrlich gesagt: Ich fühl mich zum zweiten Mal in diesem Jahr wie neu geboren. Vielleicht sollte ich das öfter machen.«
»Wow. Ich bin sprachlos.«
»Ich hätte nie gedacht, dass ich das mal zugebe. Weil es mir doch immer so gut geschmeckt hat. Nun schmeckt mir der Salat besser – und er tut auch noch besser, ich fühle mich wieder fit und freue mich auf den Tag, auf den Galileo, sogar auf das Laufen mit dir, und auf die nächste Mahlzeit.«
Gott sei Dank. Endlich. Lange hätten das meine abgeschliffenen Drahtseile nicht mehr durchgehalten. Den Wandel muss man gleich nutzen …
»Frank, bevor ich es vergesse: Du musst mal wieder deine Blutwerte checken lassen.«
»Ich hab schon einen Termin ausgemacht. In vier Wochen. Jetzt möchte ich die lieber nicht wissen.«
»….«

Die letzen Monate

… vergingen wie im Flug. Wir gingen fünfmal die Woche laufen. Und ich bin sicher: Wir hatten beide richtig viel Spaß daran. Auch wenn Frank lange Zeit lieber Trockenpflaumen gegessen hätte, als das zuzugeben. Sicher, Frank hatte kleine Durchhänger. Zum Beispiel so: »Du wirst dich freuen. Der

Fettwert liegt bei 32. Ich wiege aber 127 Kilo. Was mich nicht freut.« Diesen und ähnliche Durchhänger überbrückte ich mit vielen, vielen guten Worten, manchmal einem Keks (für mich!) und er mit seinem sonnigen Wesen oder einer üppigen Pizza. Aber er fand immer wieder in seine neue »Normalität« zurück. Klar war die Bewegung wichtig. Nur durch Gesundessen wäre kein Gramm Fett mehr verbrannt.
Einen richtigen Motivationsschub bekam Frank im August, als ich sagte: »So, heute fangen wir mit dem Joggen an.« Immer mal wieder eine Minute, mit kleinen Schritten, nach der Ultraleicht-Laufmethode von Dr. Ulrich Strunz, damit die Gelenke nicht so belastet werden. Er konnte – und musste – mehr Leistung bringen, um sein Fett zu verbrennen. Aber genau das hat ihn ziemlich zufrieden gemacht. (Buchtipp Seite 202.)
Ende September rief er an: »Du glaubst es nicht, aber ich bin gestern 30 Minuten am Stück gejoggt. Jetzt kann ich endlich all die verstehen, die morgens aufstehen und walken oder laufen – das ist ein tolles Gefühl. Danach ist man leicht und voller Glück. Nicht nur, weil man sein Ziel geschafft hat.«

30 Kilo in einem Jahr – 15 Prozent Fett

1. Oktober. Ende der Nanny-Zeit. 30 Kilo weniger. Frank lud uns zu einem Blind Dinner ein. Essen im Dunklen. Er hat drei Gänge gekocht. Ein Wahn-sinns-erlebnis. Ich nehme die Augenbinde runter:
»Gut siehst du aus. Soll ich dich jetzt mal auf den Arm nehmen?«
»Mach doch ...«
»Du möchtest dein Gewicht halten, oder?«
»Meine Tochter hat gestern zu mir gesagt: ›Papa, du musst das dann aber auch halten.‹ Das hat mir gezeigt, wie wichtig ihr das ist – und deshalb setze ich auch alles dran, dass es so bleibt.«
»Pass die nächsten neun Monate auf. Dann hat sich der Körper dran gewöhnt. Und es bleibt so. Vergiss nicht: Je mehr du dich bewegst, desto mehr kannst du essen.«
»Eines ist sicher, auch wenn du dich jetzt verabschiedest – ich laufe weiter. Ja. Und ich trinke die Marionade, ess auch Gemüse. Nur diese Trockenpflaumen ... Nein, die wirklich nicht.«

*Na ja, »**Halten!**« – das sage ich meiner Diät-Nanny. Ich möchte schon ein bisschen mehr.* ***So zehn Kilo noch.*** *Schaun wir mal ...*

11 Tipps: So nimmt man es mit dem Plateau auf

Die erste Kilostrecke ist leicht. Irgendwann stellt sich ein Plateau ein – und der Körper hält eine Weile stur an seinem Gewicht fest.

01 Mancher legt hier einfach eine Pause ein. Das regelt sich über ein paar Wochen, manchmal auch Monate, von selbst, wenn man weiterhin gesund lebt.

02 Nun muss man mit weniger Gewichtsverlust zufrieden sein. Auch zwei bis vier Kilo im Monat sind ein Gewinn.

03 Wichtig ist, den Körper zu entgiften. Gewichtsstagnation zeigt: Der Körper schafft den Sondermüll nicht weg. Vor allem, wenn man in alte Essgewohnheiten zurückfällt.

04 Idealerweise berät man sich da mit einem Naturheilmediziner und fragt ihn, was man für Leber, Niere, Darm und Immunsystem tun kann.

05 Man verbannt die Waage, denn sie frustriert nur. Und negative Gefühle verhindern das Abnehmen.

06 Man tut aktiv etwas gegen die Frustration. Am besten, man bewegt sich wieder mehr, trifft sich viel mit Freunden.

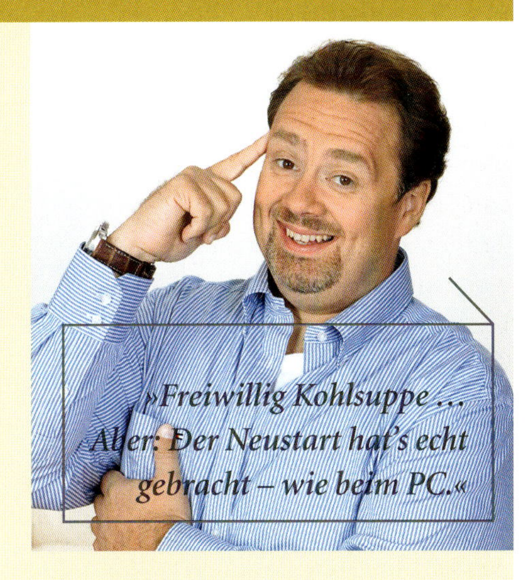
»Freiwillig Kohlsuppe ...
Aber: Der Neustart hat's echt
gebracht – wie beim PC.«

07 Man baut mehr Muskeln auf. Denn das Plateau zeigt: Der neue Stoffwechsel braucht mehr Muskeln.

08 Bewegung wird mit jedem Monat wichtiger.

09 Nun muss man das Gehirn besonders ernst nehmen. Denn negative Gefühle machen jedes weitere Abnehmen unmöglich.

10 Freunde und Familie haben sich bislang über die Erfolge gefreut – aber oft wenig aktiv dazu beigetragen. Nun sollten sie Gesundheit mitleben.

11 Und manchem hilft ein Neustart – besser als jede Pille.

Die anderen – und die neue Lebensweise

Manchmal ist man auf seinem Gewichtsmarathon ganz schön allein. Zum Beispiel, wenn alle Freunde Pizza bestellen – und danach noch ein Eis mit Sahne. Wenn der Sohn seine Fußballerportion Gyros mit Pommes isst, wenn die Frau ihr halbes Honigbrötchen liegen lässt, wenn Mutter deftig aufkocht, Jacques seine Bonbons kaut …
Sicher: Man darf ja mal Pizza essen, mal Eis, mal Pommes, mal Mamas Braten. Aber wenn diese Evas mit ihren paradiesischen Genüssen das Leben täglich kreuzen, ist das schon sehr, sehr schwer. Hier kann man nur versuchen, in seinem Umfeld Regeln durchzusetzen:

- Bitte lasst eure halben Brötchen und Gummibärchentüten nicht herumliegen.
- Bestellt euch ruhig ein Dessert, aber gebt mir einen Löffel ab.
- Geht mit mir doch lieber in ein gutes italienisches Restaurant als in die einfache Pizzeria.
- Mama, kannst du, wenn ich komme, deinen Gemüseauflauf machen statt Schweinebraten mit Knödel …?!
- Schatz, bitte stell doch keine vollen Schüsseln auf den Tisch. Ich will nicht mehr essen, nur weil es da ist.
- Kommentiert das Croissant jetzt bitte nicht, ich hab gerade diätfrei.

Frank, was hat dich eigentlich am meisten genervt an diesem Jahr?

»Die Kommentare zu meinem Teller. Immer war ein Blockwart da, der kontrolliert. Immer, wenn ich etwas in den Mund geschoben habe, sagte irgendeiner:
›Ich dachte, du machst Diät.‹
›Ja, wieso?‹
›Du isst doch Spaghetti.‹
›Die darf ich essen.‹
›Die machen aber dick.‹
›Nein. Nicht in meiner Diät.‹
Und dann kommen Vorträge. Das ist das Schlimmste: Die anderen wissen immer alles besser. Und jeder weiß was anderes besser. Ich sage dann immer:
›Bin *ich* ein Jahr mit Frau Professor GLYX unterwegs und höre mir Vorträge an – oder du?‹ Oder: ›Was meinst du, wie es zu 15, 20, 30 Kilos weniger kommt?!‹
Eigentlich müsste man ein T-Shirt anziehen, auf dem steht: ›Ja, ich mache Diät. Nein, ich rede nicht drüber.‹ «

Herr Mansfeld, was sagen Sie zu der Diät Ihres Sohnes?

»Wir, die ganze Familie, sind Genießer. Was wäre das Leben ohne gute Küche? Ich bewundere Franks Disziplin. Und finde es toll, das er das geschafft hat.«

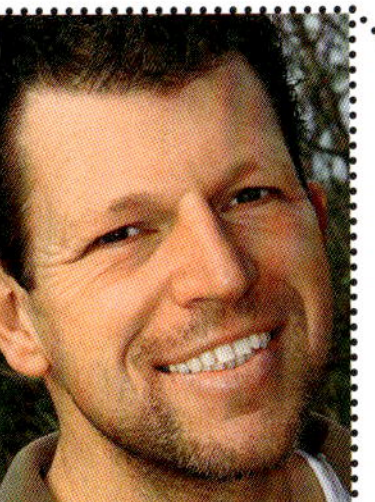

Harry, was hältst du vom Erfolg deines besten Freundes?

Harry, 40, Beachclub-Inhaber: »Ich habe selbst gute 20 Kilo abgeworfen und weiß, wie schwer das ist. Für mich war interessant, dass Frank keine strenge Diät gehalten hat. Immer, wenn ich ihn für ein paar Tage besucht habe und mich seiner neuen Essweise anpasste, fand ich das nicht anstrengend – und trat die Heimreise trotz toller Abendessen mit weniger Pfunden an. Unglaublich ist, wie er mit dem leichten, aber regelmäßigen Training an Fitness gewonnen hat. Und der Diät-Nanny zolle ich Respekt, weil ich weiß, was er für ein Sturkopf ist.«

Frau Mansfeld, freut es Sie, dass Frank 30 Kilo leichter ist?

Heidi Mansfeld, Mama: »Natürlich. Ich freue mich sehr für meinen Sohn. Auch, weil er es mal wieder geschafft hat, der ganzen Welt zu zeigen: Nichts ist unmöglich.«

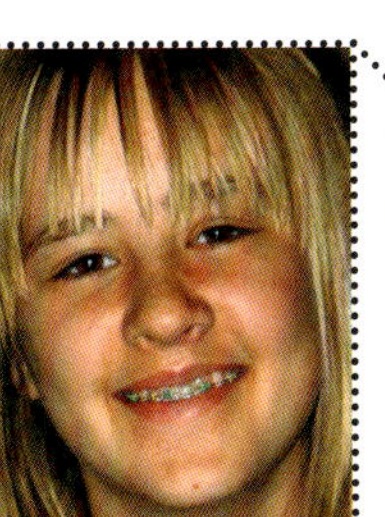

Marie, wie findest du deinen neuen Daddy?

Marie Mansfeld, 13, Tochter: »Dass Papa der Größte ist, war mir schon immer klar. Dass er jetzt nicht mehr der Breiteste ist, gefällt mir ausgesprochen gut. Ich hab ihn aber immer lieb!«

Andreas, was hältst du von Franks Leistung?

Andreas, 50, Zahntechniker: »Eigentlich muss man sehen, dass Frank 60 Kilo abgenommen hat – wenn er so weitergemacht hätte wie vorher, hätte er nämlich 30 Kilo zugenommen in diesem Jahr. Und das ist eine Superleistung. Ich finde: Wenn die Freunde einen unterstützen, ist das toll. Wir haben immer extra gekocht, wenn er kam. Wenn er sich neue Hosen kauft, weil die alte runterfällt, dann sag ich ihm immer, wie gut er aussieht. Auch Männer brauchen Komplimente.«

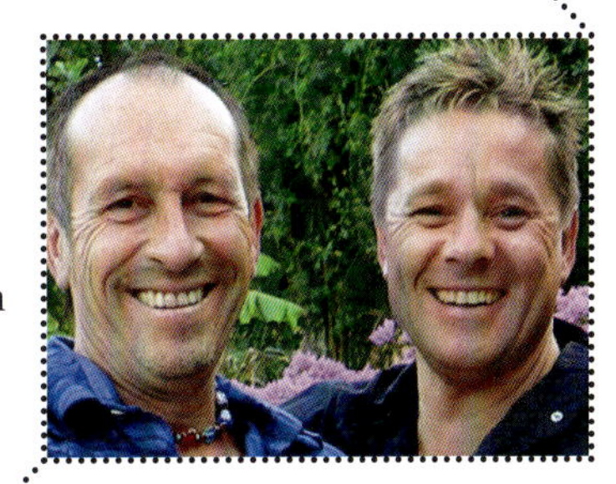

Heiner, du hast doch eigentlich nicht daran geglaubt, dass Frank das schafft?

Heiner, 53, Schnittdirektrice: »Stimmt. Darum habe ich ihn auch immer wieder ermutigt, dranzubleiben. Nicht weil ich fand, dass er zu dick aussah, sondern weil ich mir Sorgen gemacht habe um seine Gesundheit. Gerade wenn man zusammen essen geht, sollte man als Freund darauf achten, wo man essen geht, was man sich bestellt. Schon mal auf die Süßspeise danach verzichten. Ich kann mir vorstellen, dass Frank erst einmal rückfällig wird. Er wird aber nach kurzer Zeit merken, dass er sich so nicht wohl fühlt …«

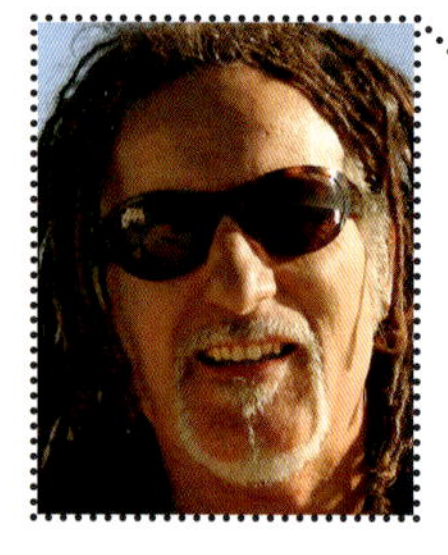

Jacques, wie war das letzte Jahr mit Frank?

Jacques, 53, Boutique-Inhaber: »Das letzte Jahr war anders. Frank beschwerte sich ständig, aber nicht frustriert, sondern lustig. Der Erfolg ist süüpeer! Er sieht besser aus. Ich merke, wenn wir laufen, er muss nicht mehr schnaufen wie ein Walross. Wenn jemand 150 Kilo wiegt und dann 120, kann das nur gut sein. Freunde sollten schon mithelfen: Wenn wir Eis gegessen haben und er hat traurig geguckt, habe ich ihm einen Apfel bestellt. Darüber hat er sich gefreut. In Italien fragt man im Restaurant: Wollt ihr Früchte? Hier ist das nicht so. Die Menschen würden mehr Früchte essen, wenn es sie im Angebot gäbe.
Ich glaube, dass Frank sein Gewicht hält. Außer er geht nach Amerika, dann wird er bald 180 Kilo wiegen.«

Helga, hast du geglaubt, dass Frank das schafft?

Helga, 54, Boutique-Inhaberin: »Ja. Frank ist ein sensibler, lieber Mensch – und auf eine gesunde Art und Weise ehrgeizig. Wenn er sich zu etwas entschließt, zieht er es durch. Mal mehr, mal weniger diszipliniert. Er weiß ganz genau, wie er sich all die Dinge in seinem Leben einteilt, damit er sein Ziel erreicht. So auch den Sport und das Essen. Vor der Diät-Nanny-Zeit wusste er gar nicht, wie man gesund isst. Jetzt ist ihm bewusst, wenn er einen Fehler macht – und das ist wahnsinnig viel wert. So kann er ruhig mal sündigen und am nächsten Tag dann eben wieder ein bisschen Disziplin walten lassen. Und ich darf jetzt endlich wieder meine berüchtigten Kuchen backen.«

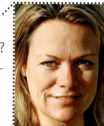

Kirsa, würdest du dieses Jahr noch mal mitmachen?

Kirsa, 40, Franks Lebenspartnerin: »Leicht war's nicht immer. In seinen völlig unnötigen Ich-muss-jetzt-hungern-damit-was-passiert-Phasen hat er sich zu Recht den Spitznamen Tyrannosaurus erworben. Aber: Ja. Jederzeit wieder. Denn das hat ihm, seiner Gesundheit, seiner Fitness richtig gut getan. Und nun kann ich ihn auf unserer Hochzeit nächste Woche richtig umarmen. Ich hab übrigens ganz nebenbei auch einige Kilos verloren.«

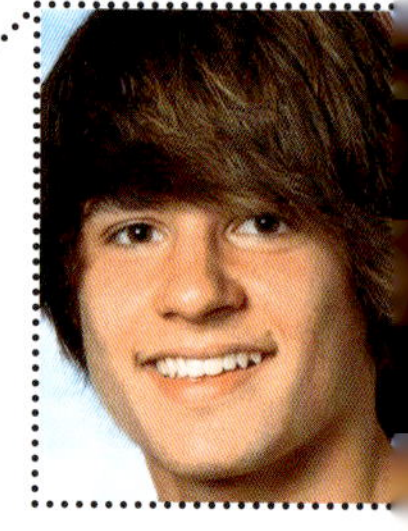

Dennis, wie kamst du mit den Diätlaunen deines Vaters zurecht?

Dennis Mansfeld, 15, Sohn: »In den ersten beiden Monaten hat er wohl mehr gelitten, als ich dachte. Aber dann wurde er immer geselliger und war nicht mehr so muffelig. Ich finde es toll, dass er die Diät gemacht hat. Und bin stolz darauf, dass er mein Vater ist.«

Was habe ich gelernt?

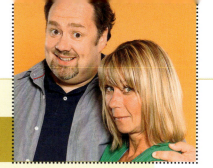

Nanny

- 30 Kilo abzunehmen ist mehr als eine Höchstleistung. Das verdient ganz viel Anerkennung und Bewunderung.
- Ich wusste zwar: Es gibt nicht eine Diät für alle. Aber ich wusste nicht, dass es Monate dauern kann, eine passende Lebensweise zu finden.
- Das Gehirn spielt eine viel größere Rolle, als man gemeinhin denkt. Und Stress, negative Gefühle machen es uns zum Abnehmfeind.
- Das Plateau muss man besonders ernst nehmen. Es treibt einen ganz leicht zurück ins alte Leben.
- Man darf nie aufhören, die Fettwerte sehr, sehr ernst zu nehmen. Wer Muskeln verliert, braucht Wochen bis Monate, um über das Plateau zu kommen.
- Wer viel abnehmen will, braucht von allen Seiten Unterstützung. Man darf nie aufhören, beim Abnehmer die Hoffnungsfunken zu schüren, das Selbstbewusstsein zu stärken.
- Man braucht einen Menschen, mit dem man über seine neue Lebensweise sprechen kann. So gut wie täglich. Über den Frust, über die Erfolge. Persönlich, per E-Mail, am Telefon ... Reden hilft über viele Hürden hinweg. Idealerweise packt man die Kilos gemeinsam an.
- Wenn man es geschafft hat, einen Frank auf »gesund leben« umzuswitchen, dann kann nur eines schlimmer sein: zwei Franks.

Frank

- Irgendwann kann man auch Gemüse etwas abgewinnen. Wenn auch anfangs nur mit einem Klecks Ketchup.
- Abends auf Kohlenhydrate verzichten geht nur zu Hause. Bei mir zumindest.
- Je mehr man sich bewegt, desto leichter fühlt man sich.
- Wenn man aufhört, sich zu bewegen, kommt sofort die Trägheit zurück – und mit ihr die Lust auf Junkfood.
- Nie hungern, nur damit die Waage was zeigt! Dann verliert man Muskeln – und muss monatelang dafür büßen.
- Niemals von der Waage frustrieren lassen – dann geht gar nichts mehr.
- Man muss den Partner bitten, nicht sein Junkfood herumliegen zu lassen. Landet unweigerlich im eigenen Bauch.
- Menschen, die jeden Bissen kommentieren, weil man Diät macht, sollte man tunlichst aus dem Weg gehen.
- Es sollte immer etwas Gesundes zu Hause sein, das man mag – und das man sich ganz schnell zubereiten kann.
- Bunte Packungen tun nur dem Auge und den Geschmacksnerven gut. Am besten einfach ein bisschen seltener.
- Man sollte sich niemals zu 100 Prozent an Regeln halten.
- Man darf nicht aufgeben, wenn es hart wird. Bald ist alles wieder leicht.
- Menschen wie ich brauchen eine Diät-Nanny. Und die braucht einen großen Keksvorrat.

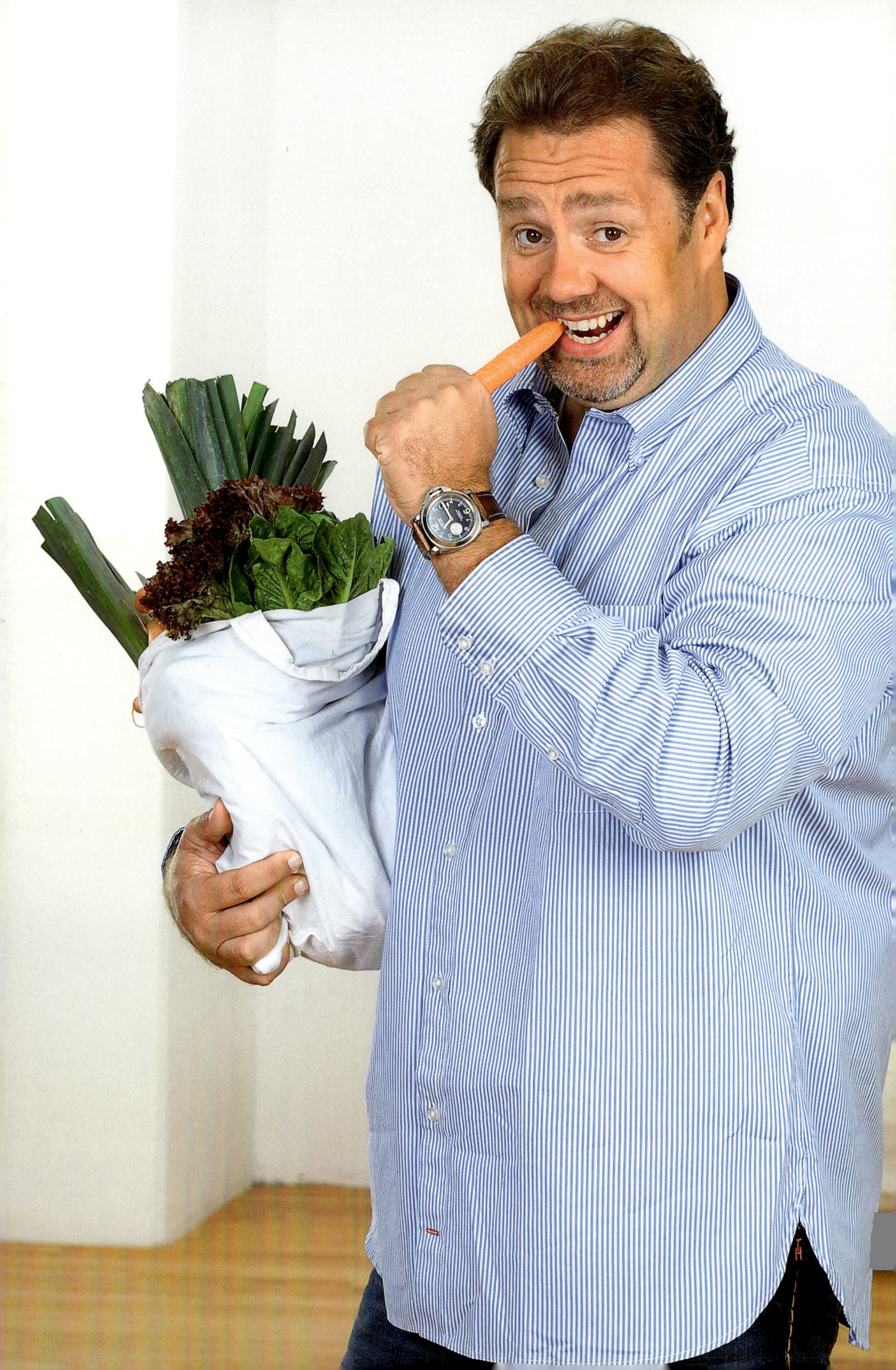

»Also das mach ich nur fürs Foto … Trotzdem wurde ich schließlich doch noch 30 Kilo leichter. Natürlich mit ein paar Tricks meiner Nanny. Die stehen auf den nächsten Seiten.«

LAUTER REZEPTE FÜR EIN LEICHTES LEBEN

Man nehme: einen Fitness-Check, die Kohlsuppe, Franks Survival-Rezepte, clevere Listen und Tabellen. Und: viele kleine Helfer für den Abnehmer …

INFOZEPT

Was gehört zum Fitness-Check?

Wer viel abnehmen will, sollte das nicht ohne Hilfe des Doktors tun. Es wäre gut, die folgenden Werte zu überprüfen, bevor es losgeht. Der Hausarzt überweist zum Kardiologen, Endokrinologen oder zum Sportmediziner. Und natürlich sollte der Arzt die Werte immer mal wieder kontrollieren. Nicht nur aus Sicherheitsgründen – sondern weil es sehr motivierend ist, wenn man auch noch schwarz auf weiß kriegt, dass es einem besser geht.

Die Fitness-Werte

Wie steht es um Fettanteil, Kondition, Herzvitalität und Lungenfunktion?

- **Bioimpedanz-Analyse:** Bestimmung von Muskelmasse und Körperfett mit Leichtstrom. Oder alternativ mit einer Hautfalten-dicke-Messung.
- **Belastungs-EKG:** Es misst, wie vital das Herz schlägt, untersucht das Herz, wie es reagiert, wenn es immer mehr leisten muss, wenn die Beine gegen einen immer höheren Widerstand strampeln.
- **Laktattest:** Man strampelt auf dem Fahrrad, läuft auf dem Laufband – und bei steigender Belastung misst der Arzt den Puls, und er nimmt immer wieder ein Tröpfchen Blut aus dem Ohr und bestimmt den Laktatgehalt, also die Milchsäurekonzentration im Blut. Der Puls bei einem Laktatwert von 2 bis 2,5 ist der richtige Trainingspuls. Mehr ab Seite 136.
- **Spiroergometrie:** Misst die Leistungsfähigkeit der Lunge – und man kann auf die Fettverbrennung schließen. Wie viel Sauerstoff kann ich bei einer bestimmten Belastung pro Atemstoß aufnehmen, wie viel Kohlendioxid stoße ich aus?
- **Muskelfunktionsdiagnostik:** Der sportmedizinisch ausgebildete Arzt testet einzelne Muskeln auf Kraft und Dehnfähigkeit – und spürt muskuläre Dysbalancen auf, also zu schwache und verkürzte Muskeln.
- **Blutbild:** Im Blut kann der Arzt lesen, ob die Entgiftungs-Organe Leber und Niere funktionieren, ob man unter Fettstoffwechselstörungen leidet, wie das Immunsystem funktioniert. Er kann auch Eiweiß, Vitamine und Mineralien messen. Übergewichtigen fehlt es häufig an: Eiweiß, B-Vitaminen, Vitamin C, Magnesium, Eisen, Zink, Chrom, Selen. Sprechen Sie mit Ihrem Arzt, was nötig ist und was das kostet, was man also selbst bezahlen müsste. Nicht alles steht im Leistungskatalog der Kassen, nicht alles ist wirklich nötig.

Die Gesundheitsparameter

Übergewicht macht Entzündungen, und Entzündungen machen dick. Das sollte man auch mal messen lassen.

- **hs-CRP:** Dieser Wert zeigt eine Entzündungsreaktion an. Er ist kurzfristig erhöht bei einem Infekt – und chronisch erhöht, wenn man Übergewicht hat und auf den

Herzinfarkt zusteuert. Der Normalwert: ‹ 1 mg/l. Liegt er darüber, sollte man dringend etwas tun – das heißt: gesund essen, sich bewegen.

- **Homocystein:** Dieser Eiweißstoff ist viel gefährlicher als Cholesterin. Und weist indirekt auf einen Mangel an den Vitaminen B_{12}, B_6 und Folsäure hin. Er gilt als Risikofaktor für Schlaganfall, Herzinfarkt, Krebs, Diabetes, Depressionen, Alzheimer, Augenerkrankungen, Osteoporose und Impotenz. Der Homocystein-Wert sollte unter 10 Mikromol/l liegen.
- **Antioxidative Kapazität:** Wie fit ist Ihr körpereigenes Abwehrsystem gegen oxidativen Stress, gegen den Angriff freier Radikale, die Zellen zerstören, die alt, krank und auch dick machen? Nur wenn genug antioxidative Kräfte im Blut walten, kann man auch abnehmen. Und wenn man abnimmt, muss auch dieses Entgiftungssystem des Körpers gestärkt werden.

Die Blutzuckerwerte

Jeder vierte Deutsche produziert viel zu viel Insulin – ein Hauptgrund für Übergewicht. Die Folge: Diabetes.

- Liegt der **Nüchternblutzucker** über 100 mg/dl, hören die Zellen nicht mehr auf das Insulin, zu viel Zucker bleibt im Blut. Der Anfang von Diabetes. Hier sollte man genauer nachgucken – mit dem **oralen Glukosetoleranz-Test:** Nach der Bestimmung des Nüchternblutzuckers muss man innerhalb von fünf Minuten eine Lösung aus 75 g Glucose und 250 ml Wasser trinken. Nach ein und zwei Stunden wird erneut der Blutzucker bestimmt. Bei Werten unter 140 mg/dl ist alles in Ordnung, darüber spricht man von gestörter Glucosetoleranz (Insulinresistenz).

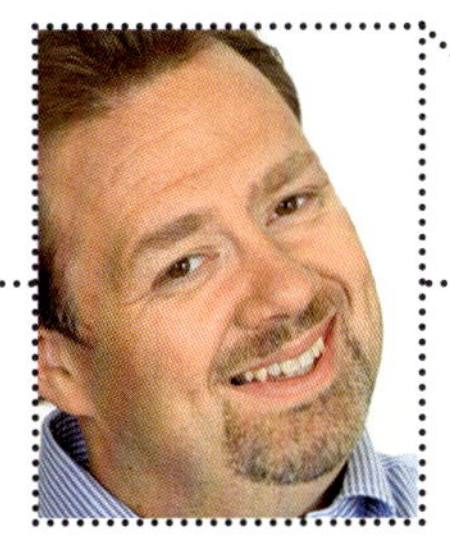

Ich wusste gar nicht, wie viel Spaß es macht, seinen Arzt immer mal wieder mit neuen Werten zu verblüffen. ***Doktorfopping sozusagen.***

- **HbA1C-Wert:** Das Blutzuckergedächtnis gibt Auskunft über den Blutzucker der letzten drei Monate. Sollte unter 6,1 % liegen.
- Ein neuer Test kann Pro-Insulin und seine Spaltprodukte messen. Liegt der **Wert für »Intaktes Pro-Insulin«** unter 11 pmol/l, hören die Zellen noch auf das Insulin.

Die Fettwerte

Übergewicht geht fast immer mit Fettstoffwechselstörungen einher – und die mag das Herz gar nicht.

- **Triglyceride:** Das Fett im Blut. Sollte unter 100 mg/dl sein. Darüber steigt das Risiko für Herz-Kreislauf-Erkrankungen an. Hohe

Werte zeigen: Der Körper wandelt zu viel Zucker/Stärke in Fett um.

- **Cholesterin:** Das arterienverstopfende LDL-Cholesterin sollte unter 130 mg/dl liegen. Das Herzschutz-Cholesterin namens HDL sollte über 60 mg/dl liegen. Viel wichtiger: Achten Sie darauf, dass LDL nicht zu dem gefährlichen Gefäßzerstörer oxidiert wird. Davor schützen Antioxidanzien wie Vitamin E, C, Beta-Carotin und Selen.
- **Lipoprotein A1** heißt der Risikofaktor für Arteriosklerose, Herzinfarkt und Schlaganfall. Der Wert sollte unter 300 mg/l liegen. Der Stoff im Blut ist gefährlicher als Cholesterin.

Funktionieren Niere & Leber?

Auch diese beiden Entgiftungsorgane leiden bei Übergewicht und schlechtem Essen. Das wird in der Regel immer vom Arzt gemessen:

- **Gamma-GT:** Zeigt, wie Sie Ihre Leber behandeln. Erhöhte Werte, über 10 U/l, zeigen: belastete Leber. Mit Fett, mit Alkohol.
- **Kreatinin:** Zeigt, ob Ihre Niere optimal arbeitet. Erhöhte Werte (> 1,2 mg/dl) weisen auf eine Nierenstörung hin. Das Organ entgiftet nicht optimal.
- **Harnsäure:** Auch Gichtparameter genannt. Liegt er über 7 mg/dl (Männer) bzw. über 5,7 mg/dl (Frauen), steigt das Risiko für Gicht und Nierensteine.

Die Schlank-Hormone

Häufig macht ein Mangel an Hormonen oder ein Zuviel an Stresshormonen dick.

- **Schilddrüsenhormone, freies T3, T4 und TSH:** Niedrige Schilddrüsenhormonwerte sind gar nicht so selten Ursache für Übergewicht. Sie sollten auf jeden Fall alle drei Hormone messen lassen. Der Zündfunke für die Fettverbrennung, das aktive FT3, besteht aus einem Eiweißanteil plus Jod, und es wird aktiviert durch Selen. Aktives Schilddrüsenhormon haben Dicke in der Regel wenig.
- **Testosteron:** Das Hormon der geistig und körperlich Wachen. Versiegt es, wird man müde und antriebslos – im Kopf, im Penis, in den Beinen. Es wird auch im weiblichen Körper gebildet, wenn auch weniger. Testosteron fördert Muskelwachstum und Fettverbrennung. Je mehr, desto schlanker. Das Hormon steigt an durch Bewegung – und durch Entspannung.
- **Östradiol:** Das wichtigste Östrogen. Baut Knochen auf, schützt das Herz. Die Produktion nimmt leider mit den Wechseljahren auf einen Schlag ab. Das macht auch das Abnehmen schwieriger.
- **IGF-1:** Zeigt die Menge an Wachstumshormon an, die über den ganzen Tag pulsierend ausgeschüttet wird. Wachstumshormon ist die stärkste fettverbrennende Substanz im menschlichen Körper. Der sogenannte Jungbrunnen. Wachstumshormon können Sie stimulieren durch genug Schlaf, viel Bewegung – und indem Sie dreimal die Woche abends die Kohlenhydrate weglassen.
- **Kortisol:** Das Stresshormon misst man mithilfe eines Wattetupfers morgens vor dem Zähneputzen im Speichel. Werte über 100 ng/ml zeigen: Stress macht den Menschen dick, zerstört sein Immunsystem und greift auch das Gehirn an. Was hilft? Bewegung, Entspannung, gesund essen.

Survival-Rezepte für die erste Woche

Einen großen Pott Kohlsuppe aufkochen, so viel essen, wie man Lust hat – und die ersten Pfunde fliehen. Die Suppe ist auch die ideale Entschuldigung an strapazierte Fettzellen, an die überforderte Leber, nach Schlemmertagen. Einfach einen Entgiftungstag mit Kohlsuppe einlegen, und das Festtagskilo setzt sich nicht fest.

Tipp: Es ist gut, wenn man eine Notration in der Tiefkühltruhe hat.

Magische Kohlsuppe

Grundrezept für 1 Tag – für 4 Portionen

300 g Weißkohl | 150 g Möhren | 3 Stangen Staudensellerie | 2 große Frühlingszwiebeln | 1 kleine grüne Paprikaschote | 2–3 TL glutamatfreie Gemüsebrühe (Instant) | 1 kleine Dose Tomaten (240 g Abtropfgewicht) | schwarzer Pfeffer

Zubereitung: 45 Minuten

1 Den Kohl putzen, vierteln, vom Strunk befreien und in Streifen schneiden. Möhren schälen, Sellerie putzen und beides schräg in Scheiben schneiden. Frühlingszwiebeln putzen, waschen und in feine Ringe schneiden. Paprikaschote waschen, halbieren, putzen und klein würfeln.

2 In einem großen Topf 750 ml Wasser mit der Brühe aufkochen lassen, das Gemüse und die Tomaten samt Saft dazugeben. Aufkochen lassen, pfeffern, Gewürze nach Belieben dazugeben (siehe Varianten Seite 180). Das Gemüse zugedeckt bei schwacher Hitze in 20 Minuten garen.

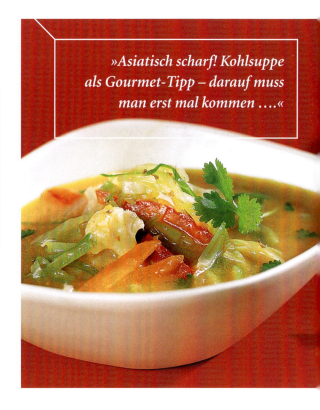

»Asiatisch scharf! Kohlsuppe als Gourmet-Tipp – darauf muss man erst mal kommen ....«

Kohlsuppen-Varianten

So können Sie das Grundrezept abwandeln:

- *Kräuterwürzig:* 1 Bund gemischte Kräuter (wie Basilikum, Schnittlauch, Petersilie) hacken und nach dem Kochen unterrühren.
- *Herzhaft:* 1 Lorbeerblatt, 5 Wacholderbeeren und 1 TL Kümmel bei milder Hitze mitkochen lassen.
- *Mediterran:* Blätter von 1 Zweig Rosmarin und ½ Bund Thymian hacken, 2 Knoblauchzehen würfeln, alles mitgaren.
- *Asiatisch:* 1 walnussgroßes Stück Ingwer und 1 kleine rote Thai-Chilischote klein gewürfeln, mitgaren. 1 Bund Koriandergrün hacken, vor dem Servieren unterrühren.
- *Vorbeugend gegen Blähungen:* kräftig mit Kümmel oder Kreuzkümmel würzen.

Basic-Energie-Drink

Der ideale Start in den Morgen: Eine Lebensversicherung für alle Körperzellen – nur die Fettzellen rümpfen die Nase. Da soll der Partner ruhig mittrinken.

Für 2 Drinks à ca. ¼ l

80 g GLYX-niedriges Obst (Beeren, frische Feigen, Sauerkirschen, Nektarine oder Pfirsich) | 1 Orange | 1 rosa Grapefruit – siehe Hinweis Seite 199! | ½ Zitrone | 2 gehäufte EL Eiweißpulver (ca. 20 g) bei Bedarf – siehe Seite 54/55 | 2 TL flüssiger Akazienhonig | 125 g Naturjoghurt | 250 ml Kefir, Buttermilch, Molke oder Sojadrink | 4 TL Hefeflocken | 1 TL Leinöl

Zubereitung: 5–10 Minuten
Pro Portion 10,2 g Eiweiß plus Eiweiß nach Bedarf aus Eiweißpulver

1 Das Obst waschen, putzen und entsteinen. Die Orange und die Grapefruit schälen, in Spalten teilen und klein schneiden. Zitrone auspressen.

2 Alle Früchte, gegebenenfalls das Eiweißpulver, dazu Akazienhonig und Milchprodukte in den Aufsatz des Standmixers oder in eine hohe schmale Schüssel geben und mit dem Mixer oder dem Pürierstab kräftig durchmixen. Die Hefeflocken und das Leinöl unterrühren.
Eine Hälfte zum Frühstück genießen, die andere Hälfte bei Bedarf.

Hier verschwindet Eiweißpulver

Stark übergewichtige Menschen, vor allem Vegetarier, können ihren Eiweißbedarf mit einem Pflanzenpulver aufstocken (pro 10 Kilo Übergewicht 2 EL pro Tag, siehe Seite 54/55). Hier verschwindet es:

- *Joghurthäubchen:* 100 g Naturjoghurt mit 1 EL Eiweißpulver und 1 TL Honig verrühren, als Topping auf 250 g klein geschnittenes Obst geben.
- *Herzhafter Käseaufstrich:* 100 g körnigen Frischkäse mit 1 EL Eiweißpulver und 1 TL Leinöl vermischen, salzen und pfeffern. Auf die Hälften eines Vollkornbrötchens streichen. Mit Tomatenscheiben belegen.
- *Süßer Quarkaufstrich:* 100 g Magerquark mit 1 EL Eiweißpulver und 1–2 TL Honig

verrühren, auf eine Scheibe Roggenbrot oder -brötchen verteilen. Mit Apfel- oder Birnenspalten belegen.

- *Tofu-Fruchtaufstrich:* 50 g pürierte Früchte, etwa Erdbeeren, mit 1 TL Ahornsirup und 1 EL Eiweißpulver mischen. Mit 100 g zerkrümeltem Tofu verrühren.
- *Müsli-Mix:* 3 EL Müslimischung mit 2 EL Eiweißpulver mischen, je 75 ml Milch und Wasser darübergießen.
- *Pikanter Dip:* 100 g Dickmilch mit 1 EL Eiweißpulver, 1–2 TL Zitronensaft, 1 TL scharfem Senf, Salz und Pfeffer verrühren. Als Dip zu Gemüsesticks verwenden.

Hitliste der natürlichen Eiweißquellen

Lebensmittel	Eiweiß
1 Portion Bückling (300 g*/180 g**)	40 g
1 Heilbuttfilet (200 g)	40 g
1 Zanderfilet (200 g)	40 g
1 kleine Forelle (350 g*/180 g**)	35 g
1 Rotbarschfilet (150 g)	30 g
1 Lachssteak (200 g*/150 g**)	30 g
1 Portion Lachs, geräuchert (70 g)	20 g
1 Portion Garnelen, ausgelöst (100 g)	20 g
1 Portion Ölsardinen (75 g)	20 g
1 Portion Schillerlocken (75 g)	15 g
1 Portion Thunfisch, naturell (Dose, 60 g)	12 g
1 Portion Hähnchenbrustfilet (150 g)	35 g
1 Putenschnitzel (150 g)	35 g
1 Portion Lammfilet (180 g)	35 g
1 Portion Rehrücken (150 g)	35 g
1 Kalbsschnitzel (150 g)	30 g
1 Portion Rinderfilet (120 g)	25 g
1 Portion Kochschinken (60 g)	15 g
2 kleine Rollen Harzer Käse (60 g)	20 g
1 Portion Camembert, 30 % Fett i.Tr. (60 g)	15 g
1 Portion Hartkäse, 40 % Fett i.Tr. (60 g)	15 g
1 Portion Mozzarella (60 g)	10 g
1 Portion Fetakäse, 40 % Fett i.Tr. (60 g)	10 g
1 EL Parmesan, 35 % Fett i.Tr. (10 g)	5 g
1 Portion Quark, 20 % Fett i.Tr. (125 g)	15 g
1 Glas Kuhmilch, 3,5 % Fett (250 ml)	10 g
1 Glas Buttermilch (250 ml)	10 g
1 Glas Schafmilch (200 ml)	10 g
1 Becher Dickmilch, 3,5 % Fett (200 g)	7 g
1 Becher Naturjoghurt, 3,5 % Fett (150 g)	5 g
1 Portion Linsen, getr. (40 g)	10 g
1 Portion Mungobohnen, getr. (40 g)	10 g
1 Portion Erbsen, gegart (125 g)	7 g
1 Portion Tempeh (100 g)	20 g
1 Portion Sojabohnen, getr. (40 g)	15 g
1 Portion Tofu (100 g)	10 g
1 Portion Sojafleisch, trocken (25 g)	10 g
1 Glas Sojamilch (200 ml)	6 g
1 Ei (58 g)	7 g
1 Portion Steinpilze (125 g)	7 g

* Gesamtgewicht ** Verzehrbarer Anteil

Die Survival-Liste

	Das ist alles erlaubt	Weglassen – oder in kleinen Portionen genießen
Obst	Äpfel, Beeren, Birnen, Granatäpfel, Guaven, Kaktusfeigen, Nektarinen, Passionsfrüchte, Pfirsiche, Pflaumen, Quitten, Rhabarber, Sauerkirschen, Trockenfrüchte, Zitrusfrüchte, Zwetschgen	Ananas, Aprikosen, Bananen, Cherimoyas, Datteln und Feigen (getrocknet), Hagebutten, Honigmelonen, Kaki, Kiwis, Mangos, Mirabellen, Papayas, Reineclauden, Rosinen, Süßkirschen, Wassermelonen, Weintrauben; Obstkonserven
Gemüse und Pilze	Algen, Artischocken, Auberginen, Avocados, Fenchel, Gurken, Ingwer, Kapern, Knoblauch, Kohl, Kräuter, Lauch, Mangold, Meerrettich, rohe Möhren, Okraschoten, Oliven, Palmenherzen, Paprika, Petersilienwurzeln, Pilze, Radieschen, Rettiche, Salat, Sellerie, Spargel, Spinat, Tomaten, Zucchini, Zwiebeln	Kürbis, Mais, Maniok, Möhren (gekocht), Pastinaken, Rote Beten, Steckrüben, Süßkartoffeln, Yamswurzeln. Kartoffeln siehe »Teigwaren und Kartoffeln«
Pflanzliche Fette und Öle	Erdnussöl, Haselnussöl, Kürbiskernöl, Leinöl, Mandelöl, Olivenöl, Rapsöl, Sesamöl, Walnussöl	Backfett, Frittierfett, Kokosfett, Margarine, Palmkernfett; Distelöl, Maiskeimöl, Palmöl, Sojaöl, Sonnenblumenöl, Traubenkernöl, Weizenkeimöl
Hülsenfrüchte	Grüne Bohnen, Kichererbsen, Kidney-Bohnen, Lima-Bohnen, Linsen, Mungobohnen, Sojabohnen, Sprossen, weiße Bohnen (Konserve)	Erbsen, Saubohnen, Zuckererbsen
Sojaprodukte	Misopaste, Sojadrink natur, Sojajoghurt natur, Sojamehl (vollfett), Sojasoße, Sojaschnetzel, Sojaschrot, Tempeh, Tofu, Tofu-Aufstriche	Sojacreme mit Sonnenblumenöl, Sojadesserts, Sojajoghurt mit Früchten
Nüsse und Samen	Bucheckern, Cashewkerne, Erdnüsse, Haselnüsse, Kokosmilch (ungesüßt), Kokosnuss, Kürbiskerne, Leinsamen, Macadamianüsse, Mandeln, Mohn, Paranüsse, Pecannüsse, Pinienkerne, Pistazienkerne, Sesam, Sonnenblumenkerne, Walnüsse, Wasserkastanien	Edelkastanien, Studentenfutter

	Das ist alles erlaubt	Weglassen – oder in kleinen Portionen genießen
ilch, Milch-rodukte	Buttermilch, Dickmilch (3,5 %), Naturjoghurt (3,5 %), Kefir, Milch (3,5 %), Molke, Quark (20 %), Milchprodukt mit Beeren (selbst gemacht), saure Sahne, Schwedenmilch, Käse < 40 % Fett i. Tr.	Low-fat-Milchprodukte mit 0,1 % oder 0,2 % Fett; Milchprodukte mit Aroma-, Konservierungs-, Farbstoffen, Emulgatoren, Stabilisatoren, Geschmacksverstärkern; Käse > 40 % Fett i. Tr.; Sahne, Crème double & Co.
isch und eeresfrüchte	Fischfilets, ganze Fische, Meeresfrüchte, Räucherfisch, Thunfisch (Konserve)	Aal, Fischkonserven, Kaviarersatz, panierter Fisch, Schillerlocken, Sushi mit Reis
eflügel und ild	Fasan, Hase, Hirsch, Hühnerbrust ohne Haut, Kaninchen, Putenbrust ohne Haut, Putenschenkel, Rebhuhn, Rehkeule, Rehrücken, Wachteln, Wildschwein	Ente, Gans, Brathähnchen mit Haut, panierte Hühnerbrust, Chicken McNuggets, Chicken Wings
eisch und urst	Filets, Schnitzel natur, Bündner Fleisch, Geflügelwurst (mager), Kochschinken, Lachsschinken, Tatar	Burger, fette Wurst (Bratwurst, Hartwurst, Leberkäse, Leberwurst, Mettwurst, Salami), Hackfleisch, Hachsen, Nackensteaks, panierte Schnitzel (rotes Fleisch von Schwein und Rind minimieren)
üsli, ocken & Co.	Getreideflocken, Frischkornbrei, Kleie, Müslimischungen ohne Zuckerzusatz	Schokoladen-Crispies, Flakes, gezuckerte Müslimischungen, Pops, Schokomüsli
etreide und ehl	Getreidekörner, Vollkornmehle, Vollkornschrot (Roggen ist besser als Weizen!), auch Amaranth, Buchweizen, Bulgur, Quinoa	Couscous, Graupen, Grieß, Hirse, Maisgrieß, Maismehl, Maisstärke, Paniermehl, Tapiokastärke, Weißmehl, Weizenstärke
rot und rötchen	Vollkornbrot/-brötchen (gerne mit Nüssen und Samen), möglichst mit geringem Weizenanteil, ideal ist Roggensauerteigbrot mit hohem Korn- und Schrotanteil	Weißmehlbrot/-brötchen (Bagel, Baguette, Croissant, Toast, Laugenbrezel), Mischbrot

Die Survival-Liste ... Fortsetzung

	Das ist alles erlaubt	Weglassen – oder in kleinen Portionen genießen
Teigwaren und Kartoffeln	Buchweizennudeln, Dinkelnudeln, Glasnudeln, Sojateigwaren, (Vollkorn-)Pasta (al dente gekocht); 2 Pell- oder Salzkartöffelchen (ca. 80 g)	Eier-Teigwaren, Gnocchi, Tortellini, Pasta (weich gekocht), Schupfnudeln, Spätzle; Kartoffelbrei, Knödel, Kroketten, Pommes
Reis	Naturreis, parboiled Reis, Wildreis	Basmatireis, Jasmin-Duftreis, Klebreis, polierter Reis, Milchreis, Reismehl, Risottoreis
Süßes	Bratapfel mit Nussfüllung, Fruchteis/-sorbet ohne Zucker, Kaugummi, Rote Grütze, Bitterschokolade (mind. 70 % Kakao)	Bonbons, Cremes, Eis, Gummibärchen, Kekse, Kuchen, Lebkuchen, Pudding, Reiswaffeln, Schokolade, Torten
Süßmittel und süße Aufstriche	Honig (vor allem Akazienhonig), Dicksäfte, Erdnussmus, Fruchtaufstriche mit Honig, Melasse, Vollrohrzucker	Erdnussbutter, Konfitüre, Kunsthonig, Malzzucker, Nussnougatcreme, Süßstoff, Traubenzucker, aber auch Fruchtzucker in größeren Mengen
Tierische Fette	Butter	Butterschmalz, Gänseschmalz, Schweineschmalz
Würzmittel	Essig, selbst gemachte Soßen (Pesto, Tsatsiki, Salatdressings), Meerrettich, Paprikamark, Sambal oelek, Senf, Tomatenmark, Worcestersoße	Fertigsoßen, Mayonnaise (80 % Fett), Soßenpulver, Tomatenketchup, glutamat- oder hefehaltige Instant-Gemüsebrühe
Getränke	Gemüsesaft, frisch gepresste Obstsäfte, Direktsaft (ohne Zuckerzusatz) am besten als Saftschorle, Kaffee/Tee ohne Zucker, Sojadrink natur, Wasser (Mineralwasser oder aus der Leitung, gerne mit Zitronen- oder Ingwerscheiben), 1 Glas trockener Wein oder Sekt	Cola- und Limonadengetränke, Fruchtnektare, Rote-Beten-Saft, Energydrinks, Sportgetränke; Alkopops, Bier und Bier-Mixgetränke, Cocktails, Liköre, Schnaps, süßer Wein

Die GLYX-Tabelle

Lebensmittel (Portion)	Eiweiß in g	GLYX	Schlank- & Fit-Faktor
› Süße und saure Früchte			
Ananas, Dose, gezuckert (100 g)	0	🔴	🔴
Ananas, frisch (125 g)	1	🟡	🟡
1 kleiner Apfel (100 g)	0	🟢	🟢
5 getrocknete Apfelringe (25 g)	0	🟢	🟢
2 Aprikosen (50 g)	0	🟡	🟡
3 getrocknete Aprikosen (25 g)	1	🟢	🟢
1 Avocado (200 g)	4	🟢	🟢
1 reife Banane (100 g)	1	🟡	🟡
1 etwas grüne Banane (100 g)	1	🟢	🟢
Beeren (125 g)	1	🟢	🟢
1 kleine Birne (100 g)	1	🟢	🟢
3 getrocknete Datteln (25 g)	1	🔴	🔴
2 Feigen (100 g)	1	🟢	🟢
2 getrocknete Feigen (40 g)	2	🟡	🟡
Honigmelone (125 g)	1	🟡	🟡
Kirschen, sauer (125 g)	1	🟢	🟢
Kirschen, süß (125 g)	1	🟡	🟡
1 Kiwi (100 g)	1	🟡	🟡
½ Mango (125 g)	1	🟡	🟡
1 Nektarine (125 g)	1	🟢	🟢
½ Papaya (125 g)	1	🟡	🟡
10 Pflaumen (100 g)	1	🟢	🟢
4 getrocknete Pflaumen (25 g)	1	🟢	🟢
2 TL Rosinen (15 g)	0	🟡	🟡
Wassermelone (125 g)	1	🔴	🟡
Weintrauben (125 g)	1	🟢	🟡
Zitrusfrüchte (125 g)	1	🟢	🟢

🟢 = davon dürfen Sie viel essen

🟡 = nicht zu viel davon essen

🔴 = bitte aufpassen, nur wenig davon genießen

Lebensmittel (Portion)	Eiweiß in g	GLYX	Schlank- & Fit-Faktor
› Gemüse und Hülsenfrüchte			
Algen, frisch (30 g)	2	🟢	🟢
1 große Artischocke (150 g)	4	🟢	🟢
1 Aubergine (150 g)	2	🟢	🟢
1 Batate (150 g)	2	🟡	🟡
Blattsalate (150 g)	2	🟢	🟢
Edelkastanien (125 g)	3	🟡	🟡
Erbsen, tiefgekühlt (150 g)	8	🟢	🟡
2 Karotten, gekocht (150 g)	1	🟡	🟡
2 Karotten, roh (150 g)	1	🟢	🟢
Kichererbsen, gegart (150 g)	9	🟢	🟢
Kohlgemüse (150 g)	3	🟢	🟢
Kürbis (200 g)	3	🔴	🟡
Linsen, gegart (150 g)	13	🟢	🟢
Maiskörner (125 g)	4	🟡	🟡
3 Oliven (30 g)	0	🟢	🟢
1 Paprika (150 g)	2	🟢	🟢
1 Pastinake (200 g)	3	🔴	🟡
Pilze, frisch (150 g)	4	🟢	🟢
Rote Beten, gekocht (150 g)	2	🟡	🟡
Saubohnen, trocken (40 g)	9	🔴	🟡
Sauerkraut (150 g)	2	🟢	🟢
Spargel (150 g)	3	🟢	🟢
Spinat (150 g)	4	🟢	🟢
Sprossen (50 g)	3	🟢	🟢
Stangenbohnen (125 g)	3	🟢	🟢
1 Salatgurke (150 g)	1	🟢	🟢
Staudensellerie (150 g)	2	🟢	🟢
2 Tomaten (150 g)	1	🟢	🟢
Weiße Bohnen, gekocht (125 g)	11	🟢	🟢
1 Zucchini, klein (150 g)	2	🟢	🟢
1 Zwiebel (50 g)	1	🟢	🟢

Die GLYX-Tabelle ... Fortsetzung

Lebensmittel (Portion)	Eiweiß in g	GLYX	Schlank- & Fit-Faktor
› Eier, Milch- & Sojaprodukte			
1 Ei (60 g)	8	🟢	🟡
Feta, 40 % Fett i. Tr. (30 g)	6	🟢	🟢
Käse bis 30 % Fett i. Tr. (30 g)	9	🟢	🟢
körniger Frischkäse (30 g)	4	🟢	🟢
Käsevollkornbrot (80 g)	10	🟡	🟡
Milchprodukte, naturbelassen, 3,5 % Fett (150 g)	6	🟢	🟢
Milchprodukte mit Fruchtzubereitung, 3,5 % Fett (150 g)	4	🟡	🟡
Mozzarella (50 g)	10	🟢	🟢
Quarkcreme, 0,2 % Fett (125 g)	10	🟢	🟢
Sauermilchkäse, Harzer (30 g)	9	🟢	🟢
1 EL Schlagsahne, 30 % Fett (10 g)	0	🟢	🟡
Sojadrink natur (0,2 l)	7	🟢	🟢
Sojajoghurt, natur (125 g)	6	🟢	🟢
Tofu (125 g)	20	🟢	🟢
Vollmilch, 3,5 % Fett (100 ml)	3	🟢	🟡
› Fisch & Meeresfrüchte			
Fisch, geräuchert (50 g)	11	🟢	🟢
5 Fischstäbchen, paniert (150 g)	21	🟡	🔴
Seefisch (150 g)	27	🟢	🟢
Süßwasserfisch (150 g)	27	🟢	🟢
Meeresfrüchte (100 g)	20	🟢	🟢
Thunfisch (Dose, 60 g)	12	🟢	🟢
› Geflügel, Fleisch & Wurst			
Geflügelwurst, mager (30 g)	6	🟢	🟢
1 Hamburger (105 g)	13	🟡	🔴
Hühner-, Putenbrust o. Haut (150 g)	35	🟢	🟢
Kalb-, Rindfleisch, mager (150 g)	32	🟢	🟡
Lachsschinken (30 g)	5	🟢	🟢

Lebensmittel (Portion)	Eiweiß in g	GLYX	Schlank- & Fit-Faktor
Rauchfleisch, Bündner (30 g)	11	🟢	🟢
Salamibrot (80 g)	8	🟡	🔴
Schinken, gekocht (30 g)	7	🟢	🟢
Schweinefleisch, mager (150 g)	32	🟢	🟡
Wild, z. B. Rehkeule (150 g)	32	🟢	🟢
› Müslis, Flocken & Getreide			
1 EL Buchweizen (15 g)	2	🟡	🟡
Bulgur (40 g)	5	🟢	🟢
5 EL Cornflakes (30 g)	2	🔴	🔴
1 EL Dinkelschrot (15 g)	2	🟢	🟢
Getreideflocken, Vollkorn (30 g)	3	🟢	🟢
2 EL Haferkleie mit Keim (20 g)	4	🟢	🟢
Hirse (40 g)	4	🔴	🟡
1 EL Leinsamen (15 g)	4	🟢	🟢
3 EL Müsli ohne Zucker (30 g)	4	🟢	🟢
1 Müsliriegel, gezuckert (25 g)	2	🟡	🔴
1 EL Roggenvollkornmehl (15 g)	2	🟢	🟢
1 EL Weizenmehl (15 g)	2	🔴	🔴
1 EL Weizenvollkornmehl (15 g)	2	🟢	🟢
› Brot & Gebäck			
Baguette, 1 Scheibe (30 g)	2	🔴	🔴
1 Blaubeer-Muffin (57 g)	2	🟡	🟡
1 Laugenbrezel (100 g)	10	🔴	🔴
1 Croissant (70 g)	5	🔴	🔴
Mischbrot, 1 Scheibe (40 g)	2	🟡	🟡
Pumpernickel, 1 Scheibe (40 g)	3	🟢	🟢
Roggensauerteigbrot, 1 Scheibe (40 g)	2	🟢	🟢
½ Roggenvollkornbrötchen (30 g)	2	🟢	🟢
Sahnetorte, 1 Stück (120 g)	5	🟡	🔴

Lebensmittel (Portion)	Eiweiß in g	GLYX	Schlank- & Fit-Faktor
Vollkornbrot, 1 Scheibe (40 g)	2	grün	grün
3 Vollkornkekse (30 g)	3	gelb	gelb
Vollkornknäcke, 2 Scheiben (26 g)	3	gelb	gelb
Vollkorntoast, 1 Scheibe (30 g)	2	gelb	gelb
1 Weizenbrötchen (45 g)	4	rot	rot
› Beilagen			
Bratkartoffeln (150 g)	4	rot	rot
Kartoffelpüree (200 g)	5	rot	rot
Langkornreis, weiß, roh (40 g)	3	gelb	gelb
Naturreis, roh, parboiled (40 g)	3	grün	grün
1 Ofenkartoffel (150 g)	2	rot	rot
Pasta al dente, roh (40 g)	5	grün	grün
Pasta weich gekocht, roh (40 g)	5	gelb	gelb
2 kleine Pellkartoffeln (80 g)	1	gelb	gelb
1 kleine Tüte Pommes (80 g)	14	rot	rot
Risottoreis, roh (40 g)	3	rot	rot
Vollkornnudeln, roh (40 g)	5	grün	grün
Wildreis, roh (40 g)	5	grün	grün
› Süßmittel & süße Aufstriche			
1 TL Ahornsirup, Apfel-, Birnendicksaft (7 g)	0	gelb	gelb
1 TL Akazienhonig (7 g)	0	grün	grün
1 TL Fruchtaufstrich ohne Zucker (15 g)	0	grün	grün
1 TL Fruchtzucker (5 g)	0	grün	gelb
1 TL Haushaltszucker (5 g)	0	gelb	rot
1 gehäufter TL Konfitüre (15 g)	0	gelb	rot
1 TL Erdnussmus (15 g)	4	grün	grün
1 TL Nussnougatcreme (15 g)	1	grün	rot
1 TL Traubenzucker (5 g)	0	rot	rot
› Knabbern, Naschen			
1 Rippe Bitterschokolade, 85 % Kakaoanteil (20 g)	2	grün	grün
Eiscreme, 1 große Kugel (75 g)	2	gelb	rot
Fruchteis ohne Zucker (75 g)	3	grün	grün
Chips, Mais-/Kartoffel- (50 g)	3	rot	rot
Nüsse (30 g)	5	grün	grün
Nüsse im Schokomantel (30 g)	3	gelb	rot
Praline (10 g)	1	gelb	rot
Popcorn, salzig (20 g)	2	rot	rot
3 Reiswaffeln (20 g)	2	rot	rot
1 Schoko-Karamell-Riegel (60 g)	3	rot	rot
Studentenfutter (30 g)	4	gelb	gelb
› Getränke			
Apfelsaftschorle, 1:3 (0,2 l)	0	grün	grün
Apfelsaft, ungesüßt (0,2 l)	0	grün	gelb
1 Bier, Maltose (0,5 l)	2	rot	rot
Cola-, Limogetränke (0,2 l)	0	rot	rot
Energy-Drink (0,25 l)	0	rot	rot
Fruchtsaft, frisch gepresst (0,2 l)	0	grün	gelb
Fruchtsaft, gezuckert (0,2 l)	0	rot	rot
Grapefruitsaft, frisch gepr. (0,2 l)	0	grün	grün
Kakao, ungezuckert (0,2 l)	2	grün	grün
Karottensaft (0,2 l)	0	grün	gelb
Multivitamin-Nektar (0,2 l)	0	rot	rot
Rote-Beten-Saft (0,2 l)	3	gelb	gelb
Rotwein, trocken (0,2 l)	0	grün	gelb
Sauerkrautsaft (0,2 l)	2	grün	grün
Tomatensaft (0,2 l)	2	grün	grün
Wasser, Tee, Kaffee (0,2 l)	0	grün	grün
Weißwein, lieblich (0,2 l)	0	gelb	rot
Weißwein, trocken (0,2 l)	0	grün	gelb

Franks Survival-Rezepte für den Alltag

Zucchinichips

Ergibt ca. 2 Portionen
2 Zucchini | Salz | Cayennepfeffer

Zubereitung: 10 Minuten
Backzeit: ca. 25–35 Minuten

1 Den Backofen auf 200° (Umluft 180°) vorheizen. Zucchini waschen und in sehr dünne Scheiben hobeln oder schneiden.
2 Die Zucchinischeiben auf einem mit Backpapier ausgelegten Backblech verteilen und mit Salz und Cayennepfeffer würzen. In den heißen Ofen schieben und 20–30 Minuten backen, bis sie sich leicht wellen, dann wenden. Noch etwa 5 Minuten weiterbacken. In Cellophantütchen aufbewahren.

10-Minuten-Brot

Für 1 Kastenform (ca. 30 cm lang):
1 Würfel Hefe (oder 1 Päckchen Trockenhefe) | 500 ml lauwarmes Wasser | 200 g Roggenschrot | 300 g Dinkelvollkornmehl | 50 g Kürbiskerne | 50 g Sesam | 50 g Leinsamen | 2 TL Salz | 1 EL Obstessig | Öl für die Form

Zubereitung: 10 Minuten
Backzeit: ca. 50–60 Minuten

1 Alle Zutaten miteinander verrühren. Der Teig ist ziemlich flüssig.
2 Den Teig, ohne ihn gehen zu lassen, in eine gefettete Kastenform geben und in den kalten Backofen schieben. Bei 180° (Mitte, Umluft 160°) 50–60 Minuten backen, bis die Kruste goldbraun ist.

Pesto

für 1 Glas (ca. 300 ml Inhalt)
4 EL Pinienkerne | 2 Knoblauchzehen | 3 Bund gemischte Kräuter (z. B. Basilikum, Rucola, Petersilie, Bärlauch) | 100 ml Olivenöl | 50 g geriebener Parmesan | Meersalz | Pfeffer

Zubereitung: 10 Minuten

1 Pinienkerne in einer Pfanne ohne Fett rösten, bis sie duften. Knoblauch schälen und grob hacken. Kräuter waschen, trocken schütteln und Blättchen abzupfen.
2 Alle vorbereiteten Zutaten, Olivenöl und Parmesan im Standmixer oder mit dem Pürierstab in einem hohen Rührbecher glatt pürieren. Ist das Pesto zu tro-

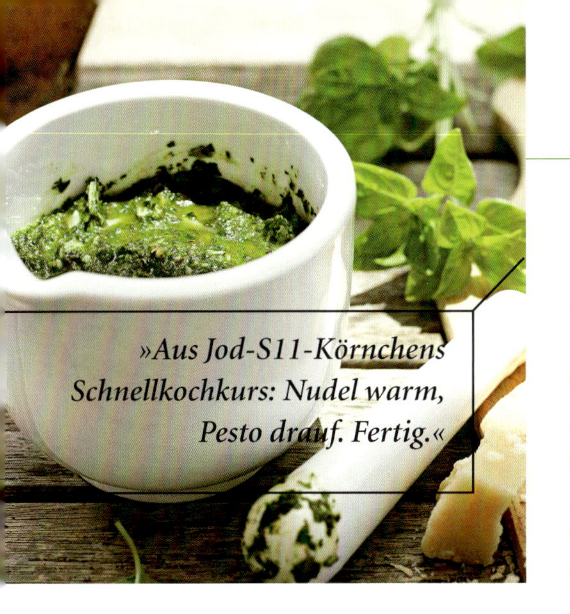
»Aus Jod-S11-Körnchens
Schnellkochkurs: Nudel warm,
Pesto drauf. Fertig.«

cken, noch etwas Olivenöl dazugeben. Salzen und pfeffern.

3 Das Pesto in ein sauberes Schraubglas füllen und mit einer Schicht aus Olivenöl bedecken. So konserviert, hält es sich im Kühlschrank 3–4 Wochen.

Tipp: Schmeckt toll zu Pasta oder als Würzpaste in Soßen und Brotaufstrichen.

Tomatenketchup

Ergibt ca. 400 g – für 8 Portionen à 50 g
500 g Eiertomaten | ½ säuerlicher Apfel (z. B. Boskoop) | 1 kleine Zwiebel | 1 EL Olivenöl | 50 ml Apfelessig | Salz | Pfeffer | 2 Pimentkörner | 1 Lorbeerblatt | 1 Gewürznelke | 2 TL brauner Rohrzucker 1 TL Tomatenmark | Öl zum Bedecken

Zubereitung: 30 Minuten
Garzeit: 40–45 Minuten

1 Die Tomaten kurz in kochendes Wasser legen, mit kaltem Wasser abschrecken, häuten und vierteln. Die Apfelhälfte waschen, entkernen und in kleine Würfel schneiden. Zwiebel abziehen und fein hacken.

2 Das Öl in einem Topf erhitzen. Zwiebel darin glasig dünsten. Die Tomaten und Apfelwürfel dazugeben, mit dem Essig auffüllen. Mit 1 TL Salz sowie Pfeffer, Piment, Lorbeer, Nelke und Zucker würzen. Tomatenmark einrühren. Alles aufkochen und bei mittlerer Hitze im offenen Topf 40–45 Minuten kochen lassen, dabei öfter umrühren. Die Flüssigkeit soll verdampfen, sodass ein dicklicher Tomatenbrei entsteht.

3 Die Tomatenmasse durch ein Sieb streichen, noch mal mit Salz und Pfeffer abschmecken, einmal aufkochen lassen. In heiß ausgespülte Flaschen füllen, mit einem dünnen Ölfilm bedecken und verschließen. Hält sich an einem kühlen Ort 3–4 Monate.

Varianten

- *Scharfes Ketchup:* 1–2 rote Chilischoten (oder mehr) entkernen und winzig klein würfeln. Mit den Tomaten mitkochen.
- *Curry-Ketchup:* Mit 1–2 TL scharfem oder mildem Currypulver würzen.

Chili-Tomaten-Soße

Für 2 Portionen
1 kleine Zwiebel | 1 Knoblauchzehe | 1 kleine rote Chilischote | 1 EL Olivenöl | 1 Dose stückige Tomaten (400 g) | 1 TL getrockneter Oregano | Meersalz | Pfeffer

Zubereitung: 5 Minuten
Garzeit: ca. 20 Minuten

1 Zwiebel und Knoblauch schälen und fein würfeln. Die Chilischote waschen, abtrocknen, längs halbieren, entkernen und in kleine Würfel schneiden.
2 Das Olivenöl in einem Topf erhitzen und Zwiebel-, Knoblauch- und Chiliwürfel darin 1–2 Minuten anbraten. Tomaten zugeben und alles etwa 20 Minuten bei schwacher Hitze köcheln lassen. Die Soße mit Oregano, Salz und Pfeffer abschmecken.
Tipp: Die Tomatensoße noch heiß bis zum Rand in sauber ausgespülte Schraubgläser füllen, verschließen und für 10 Minuten auf den Kopf stellen. So hält sich die Tomatensoße mehrere Monate. Sie können die Soße aber auch abkühlen lassen und portionsweise einfrieren.
Frank hat sie gleich 10-kg-weise gekocht, damit er sich immer ganz schnell seine geliebte Pasta machen kann.

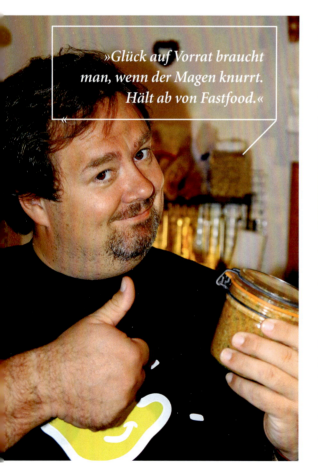

»Glück auf Vorrat braucht man, wenn der Magen knurrt. Hält ab von Fastfood.«

Ajvar-Tofu-Aufstrich

Ergibt ca. 150 g – für 5 Portionen à 30 g
100 g Tofu | 2 EL Sojadrink | 1 EL milder oder scharfer Ajvar (Paprikamark) | Salz | ¼ TL rosenscharfes Paprikapulver | 1–2 TL Aceto balsamico | 6 schwarze Oliven

Zubereitung: 10 Minuten

1 Den Tofu abtropfen lassen, würfeln und mit dem Sojadrink fein pürieren. Den Ajvar gründlich unterrühren. Mit Salz, Paprikapulver und Balsamessig würzen.
2 Die Oliven entsteinen und fein hacken. Unter den Tofuaufstrich heben.
Tipp: Der Aufstrich schmeckt prima auf Vollkornbrot oder -baguette. Nach Belieben noch mit einigen Tomatenscheiben und Basilikum belegen.

Nussmus

Ergibt ca. 150 g – für 10 Portionen à 15 g
100 g Haselnüsse oder ungesalzene Erdnusskerne | 2–3 EL Raps- oder Erdnussöl | 1 EL flüssiger Akazienhonig | 1 gehäufter TL Kakao | 1 Prise Salz

Zubereitung: 10 Minuten

1 Die Hasel- oder Erdnüsse in den elektrischen Zerkleinerer geben und fein pürieren, dabei nach und nach das Öl einlaufen lassen, bis die Konsistenz cremig ist. Einige Minuten bei hoher Geschwindigkeit weiterschlagen, bis das Ganze gut vermischt ist.
2 Honig, Kakao und Salz gründlich unterrühren. Das Nussmus in ein kleines Schraubglas füllen und im Kühlschrank aufbewahren. Haltbarkeit: 3–4 Wochen.

Varianten

- *Mandelmus:* Statt der Hasel- oder Erdnüsse Mandeln verwenden. 100 g Mandelkerne mit kochend heißem Wasser übergießen, abschrecken und häuten. Die Mandeln auf einem Tuch trocknen lassen, dann wie oben beschrieben zerkleinern.
- *Statt Kakao:* 50 g geschmolzene Bitterschokolade oder getrocknete und fein gehackte Trockenfrüchte, zum Beispiel Aprikosen, untermischen.
- *Aromatisch:* ½ TL gemahlenen Zimt und das ausgekratzte Mark von 1 Vanilleschote unterrühren.

Fruchtaufstrich

Ergibt ca. 300 g – für 10 Portionen à 30 g
250 g gemischtes Obst (z. B. Erdbeeren, Johannisbeeren, Himbeeren, Pfirsich oder Nektarine) | 60 g flüssiger Akazienhonig | 1–2 TL Zitronensaft | 1 Prise Naturvanille* | 1 gestrichener TL Agar-Agar* (Geliermittel aus Meeresalgen)
* aus dem Bioladen oder Reformhaus

Zubereitung: 25 Minuten

1 Die Beeren abbrausen, vorsichtig trocken tupfen und verlesen. Von den Erdbeeren die grünen Kelchblätter entfernen. Pfirsich oder Nektarine kurz mit heißem Wasser übergießen, abschrecken und die Haut abziehen. In kleine Stücke schneiden
2 Das Obst mit Honig, Zitronensaft, Vanille und Agar-Agar in einem kleinen Topf unter Rühren erhitzen, aber nicht kochen, und 10 Minuten quellen lassen.
3 Die Masse in kleine Schraubgläser abfüllen, gut verschließen und im Kühlschrank ca. 10 Tage aufbewahren.

Tipps: Der Aufstrich lässt sich auch prima aus tiefgekühlten Beeren oder Fruchtmischungen zubereiten: Obst auftauen lassen und den Auftausaft mitverwenden.
Für einen süßen Quarkaufstrich 100 g Quark mit 150 g Fruchtaufstrich vermischen, kalt stellen. Zum Frühstück 2 EL davon auf 1 Scheibe Vollkornbrot streichen.

Alternativen: Hüftpolster & Schlankstoffe

Es gibt für alles eine Alternative – und das Schöne daran: Sie schmeckt meist noch besser. Wetten, dass ...?

- Das alles kann man sich gedanklich gleich auf die Hüften kleben.
- Das alles ist eine schlanke Alternative, die es lohnt, mal auszuprobieren.

Kleiner Tipp: Eine Fülle an Rezepten für leckere Alternativen finden Sie in meinen GLYX-Kochbüchern (Seite 202).

Gemüsegerichte

1 Frühlingsrolle, vegetarisch
1 Portion italienische Antipasti

1 Teller Gemüsecremesuppe (Instant)
1 Portion Minestrone

1 Portion Nasigoreng, Fertigprodukt
1 Portion Tofu-Gemüse aus dem Wok

1 Portion Rahmspinat (TK) mit Rührei und Salzkartoffeln
Spinatsalat mit gegrilltem Ziegenkäse

Fischgerichte

1 Fisch Mac
1 Portion Garnelen mit kleiner Ofenkartoffel und Kräuterquark

5 Fischstäbchen (150 g) mit Nudelsalat
1 Portion Rotbarschfilet mit Tomatensoße und Vollkornpasta

Scholle, paniert, gebraten, 2–3 Filets (270 g)
1 Portion Seezungenfilet mit Wildreis und Zitronensoße

Fleisch & Geflügel

Geflügel-Döner im Brot, 1 Stück (350 g)
1 Portion Salat mit Putenstreifen und Joghurt-Dressing

1 Portion Hühnerbrustfilet, paniert mit Kartoffelsalat
1 Portion Hähnchenschnitzel mit Sesampanade und Frühlingsgemüse

1 Portion Rahmgeschnetzeltes mit Spätzle
1 Portion Geschnetzeltes mit Zucchini und Tomaten

1 Big Mac
1 Portion Lamm-Gyros mit Joghurtsoße

1 Portion Chili con carne, Fertigprodukt
1 Portion Ratatouille

1 Portion Cordon bleu mit Pommes
1 Portion Putenschnitzel mit Frühlingsgemüse und 2 kleinen Salzkartöffelchen

2 Frikadellen mit Kartoffelsalat
2 Kräuterfrikadellen aus Tatar mit Zitronensoße

1 Hamburger
1 Portion Vollkorn-Wrap mit Räucherlachs

2 Königsberger Klopse mit Reis
1 Portion Kalbsmedaillons mit Kapernsoße und Wildreis

Scheiben Schweinebauch im Brötchen
Vollkornbrötchen mit Kochschinken

¼ Schweinshaxe mit 1 Semmelknödel
Portion Lammkeule mit Gemüse

Scheiben Schweinebraten mit 1 Kartoffel-
nödel
Scheiben Italienischer Kalbsbraten
nit Tomaten und al dente gekochter Pasta

Wurst

Paar Bratwürste mit Kartoffelsalat und Senf
¼ Grillhähnchen ohne Haut
nit 1 Vollkornbrötchen

Currywurst mit Ketchup und Brötchen
Portion Döner mit Salat ohne Brot

Müsli, Flocken & Co.

Schale Schokoladen-Crispies, Cornflakes
der Honig-Pops mit Milch
Portion GLYX-Müsli mit Joghurt

Schale Schokomüsli, gezuckert mit Milch
Portion Joghurt mit Erdbeeren
nd Bitterschokolade

Reis & Getreide

Teller Grießbrei mit Zucker und Zimt
Teller Vollkorn-Grießbrei mit Obst

Teller Milchreis mit Zucker
Teller Kokos-Milchreis mit Akazienhonig
nd Mango

1 Teller Risotto
1 Portion Naturreis mit viel Gemüse

1 Portion Polenta mit Butter und Parmesan
1 Portion Bulgur mit Gemüse

Brot & Brötchen

1 Bagel mit Butter und Konfitüre
1 Vollkornbrötchen mit Schichtkäse
und Pflaumenmus

1 Brötchen mit Nussnougatcreme
1 Scheibe Pumpernickel mit Hüttenkäse,
Honig und Apfel

1 Croissant
1 Rosinenbrötchen

1 Pizzabaguette
½ Vollkornbaguette mit Tomate und
Mozzarella überbacken

1 Toast Hawaii
1 Vollkorntoast mit Pfirsich und Gouda überbacken

1 Scheibe Weiß-/Mischbrot mit Käse (70 g)
1 Scheibe Pumpernickel mit Käse
und Trauben

1 Salamibrot (70 g)
1 Scheibe Roggenschrotbrot mit Avocado
und geräucherter Putenbrust

1 Wurstsemmel
1 Scheibe Roggenbrot mit Bündner Fleisch
und Radieschen

Alternativen ... Fortsetzung

1 Leberkässemmel
1 Scheibe Pumpernickel mit Pilz-Rührei

1 Leberwurstbrot (Mischbrot)
1 Scheibe Roggenschrotbrot mit Rindertatar

1 Scheibe Toast mit Schmelzkäse
1 Scheibe Vollkorntoast mit 1 Scheibe Emmentaler

Kartoffeln

3 Kartoffelpuffer mit Apfelmus
2 Vollkorn-Pancakes mit Birnenkompott

1 Portion Bratkartoffeln mit 1 Spiegelei
1 Backkartoffel mit Thunfisch und Salat

1 Teller Kartoffelsuppe, Instant
1 Portion Kohlsuppe

1 kleine Portion Pommes frites mit Ketchup
2 Pellkartoffeln mit Kräuterquark

Nudeln, Pizza & Co.

1 Teller Gnocchi mit Salbeibutter
1 Teller Spaghetti aglio e olio mit Garnelen

1 Teller Käsespätzle
1 Teller Pasta mit Spinat und Frischkäse

1 Teller Käsetortellini mit Sahnesoße
1 Teller selbst gemachte Ricotta-Gemüse-Ravioli

1 Teller Spaghetti bolognese
1 Teller al dente gekochte Pasta mit Thunfischsoße

1 Teller Spaghetti Carbonara
1 Teller Spaghetti mit Tomatensoße

1 Pizza mit Tomaten, Käse, Salami
1 Pizza Margherita mit gemischtem Salat

1 Stück Quiche lorraine
1 Stück Gemüsestrudel

Süßes

1 Bonbon
1 Kaugummi

1 Stück Buttercremetorte, Biskuit
1 Stück Obsttorte

6 Butterkekse
3 Dinkelvollkornkekse

1 Dampfnudel mit Vanillesoße
1 Stück Apfelstrudel

1 große Kugel Eiscreme
1 große Kugel Fruchteis ohne Zucker

6 Gummibärchen
1 Stück Lakritze

1 Karamell-Schoko-Riegel
2 Stückchen Vollmilchschokolade mit 20 % Nüssen

1 Stück Marmorkuchen
1 Stück Apfelkuchen (Hefeteig)

1 Dessertschälchen Bayerische Creme
1 Portion Obstsalat

1 Muffin mit Blaubeeren
1 Dessertschale Rote Grütze

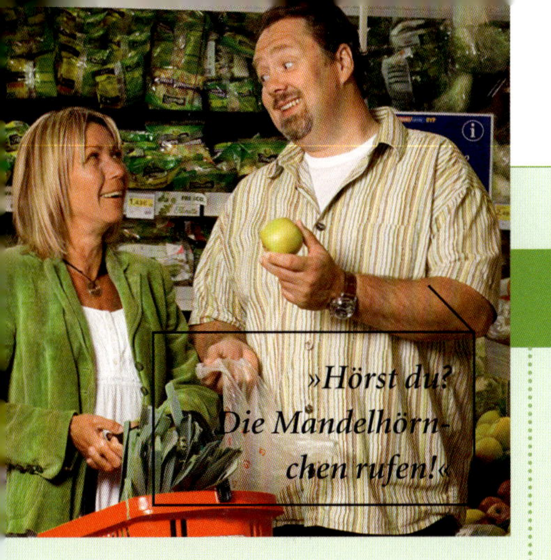
»Hörst du? Die Mandelhörnchen rufen!«

1 Müsliriegel, gezuckert
1 Sesam-Honig-Riegel

1 kleine Tüte Popcorn, süß und fettig
1 kleine Tüte Popcorn, salzig, wenig Fett

2 Pralinen
2 Erdbeeren mit Bitterschokoladen-Überzug

1 Schokokuss
2 Stück Mandelmakronen

1 Rippe Vollmilchschokolade
1 Rippe Bitterschokolade (mind. 70 % Kakao)

Knabbereien

1/3 Tüte Erdnussflips
1 Handvoll Nüsse

1/3 Tüte Kartoffelchips
1 Portion Käse-Gemüse-Spieße

1 Handvoll Salzstangen
1 Portion Gemüsestreifen mit Quarkdip

Alkoholfreie Getränke

Eiskaffee, 1 Glas (200 ml)
1 Latte macchiato ohne Zucker

Eistee mit Zucker, 1 Glas (200 ml)
Früchte-, Kräuter-, Schwarz-, Grüntee

Fruchtsaftgetränk, gezuckert, 1 Glas (200 ml)
Orangensaft, Direktsaft, 1 Glas (200 ml)

Kakaotrunk, gezuckert, 1 Tasse (200 ml)
Kakaotrunk, ungezuckert, 1 Tasse (200 ml)

Energydrink, 1 Dose (250 ml)
1 Glas Gemüsesaft

Sportgetränk, 1 Glas (200 ml)
1 Glas Apfelschorle – 1/3 Saft, 2/3 Wasser

Limonaden- und Colagetränke, 1 Glas (200 ml)
Wasser mit Zitronensaft

Traubensaft, 1 Glas (200 ml)
Apfelsaft, naturtrüb, 1 Glas (200 ml)

Alkoholische Getränke

Bier, 1 Flasche (330 ml)
Weinschorle, 1 Glas (200 ml)

Bowle/Punsch, 1 Glas (200 ml)
1 Glas Rotwein, trocken

Cocktails, 1 Glas (200 ml)
1 Sektglas Sekt, trocken

Dessertweine, 1 Sektglas (100 ml)
1 Glas Roséwein, trocken

Klare Schnäpse, 1 Stamperl (20 ml)
1 Stamperl Wasser

Liköre, 30 %, 1 Stamperl (20 ml)
1 Stamperl Wasser

Weißwein, lieblich, 1 Glas (200 ml)
1 Glas Weißwein, trocken

Das passt in die Vorratskammer

Zum Teil ist Kochen eine logistische Kunst. Planen entstresst. Deshalb: Einfach die Liste kopieren und eintragen, was im GLYX-Vorrat fehlt.

Aus dem Gemüseladen

Fruchtgemüse:

- Auberginen
- Avocados
- Fleischtomaten
- Kirschtomaten
- Paprikaschoten
- Spitzpaprika
- Peperoni
- Chilischoten, rot
- Minigurken
- Schmorgurken
- Zucchini

Wurzel-, Kohl-, Knollen- und Zwiebelgemüse:

- Brokkoli
- Kohlrabi
- Sauerkraut
- Weißkohl
- Radieschen
- Suppengrün
- Kartoffeln
- Lauch
- Meerrettich
- Möhren
- Ingwer
- Knoblauch
- Frühlingszwiebeln
- Schalotten
- Zwiebeln

Sprossen- und Blattgemüse:

- Spinat
- Fenchel
- Staudensellerie
- Mungobohnensprossen
- grüner Spargel
- weißer Spargel

Hülsenfrüchte:

- Grüne Bohnen
- Zuckerschoten

Pilze:

- Champignons
- Egerlinge
- Austernpilze

Salate & Kräuter:

- Friséesalat
- Kopfsalat
- Mini-Romanasalat
- Rucola
- Radicchio
- Basilikum
- Dill
- Koriandergrün
- Kresse
- Minze
- Oregano
- Petersilie
- Rosmarin
- Salbei
- Schnittlauch
- Thymian
- Zitronenmelisse

Zitrusfrüchte:

- Grapefruits
- Orangen
- Limetten
- Mandarinen
- Zitronen (unbehandelt)

Beeren:

- Blaubeeren
- Erdbeeren
- Himbeeren
- Johannisbeeren

Kernobst:

- Äpfel
- Birnen
- Feigen
- Weintrauben, grün oder blau

Steinobst:

- Aprikosen
- Pfirsiche
- Pflaumen
- Nektarinen

Exoten:

- Bananen
- Mangos
- Kiwis
- Papayas

Aus dem Supermarkt

Konserven:
- Artischockenherzen
- Cornichons
- geschälte Tomaten
- getrocknete Tomaten
- Tomatenmark
- Kapern
- Kichererbsen
- Kidneybohnen
- Linsen mit Suppengrün
- schwarze Oliven
- Sardellen (Anchovis)
- ungesüßte Kokosmilch
- Thunfisch
- Gemüsebrühe

Tiefkühlprodukte:
- Gemischte Beeren
- Asia-Pfannengemüse
- Erbsen
- Suppengemüse
- Spinat
- gemischtes Gemüse
- Fisch (siehe »Fischtheke«, Seite 198)

Getränke:
- Mineralwasser
- Gemüsesäfte
- Obstsäfte (Direktsaft)
- Weißwein (trocken)
- Rotwein (trocken)
- Kräuter- und Früchtetee

Milch und Milchprodukte:
- Buttermilch
- Crème fraîche
- Crème légère
- Dickmilch
- Frischkäse
- körniger Frischkäse (Hüttenkäse)
- Milch
- Kefir
- Molke
- Naturjoghurt
- Quark
- Ricotta
- saure Sahne
- Schmand (Sauerrahm)
- süße Sahne

Käse und Eier:
- Emmentaler
- Feta
- Gorgonzola
- Greyerzer
- Parmesan
- Pecorino
- Roquefort
- Mozzarella
- Ziegen-Weichkäse
- Eier

Getreideprodukte:
- Bulgur
- Couscous
- Haferkleie
- Vollkorn-Haferflocken
- Weizen-Vollkornmehl
- Weizenkeime
- Weizenkleie
- Roggen-Vollkornmehl
- Roggen, geschrotet
- Dinkel, geschrotet
- Dinkel-Vollkorngrieß
- Dinkel-Vollkornmehl
- Spaghetti aus Hartweizen
- Nudeln aus Vollkorn
- Fadennudeln aus Hartweizen
- Parboiled Naturreis
- Basmati-Naturreis

Kerne und Nüsse:
- Cashewkerne
- Haselnüsse
- Kürbiskerne
- Leinsamen
- Mandeln, gehackt
- Pinienkerne
- Pistazienkerne
- Sesam
- Sonnenblumenkerne
- Walnüsse

Gewürze und Würzmittel:
- Bourbon-Vanille
- Curry
- Ingwer, gemahlen
- Kreuzkümmel
- Muskatnuss
- Oregano

Vorratskammer ... Fortsetzung

- Paprikapulver, edelsüß
- Paprikapulver, rosenscharf
- rote Chilis, getrocknet
- Safran
- Salz/ Meersalz
- schwarzer Pfeffer
- Wacholderbeeren
- Zimt
- Pesto
- Senf
- Sambal oelek
- Tabasco

Öle und Essig:

- Leinöl
- Olivenöl
- Rapsöl
- Walnussöl
- Rotweinessig
- Weißweinessig
- Aceto balsamico

Dörrobst, Süß- und Backmittel:

- Ahornsirup
- Bitterschokolade mit mindestens 70 % Kakao
- brauner Rohrzucker
- Fruchtzucker
- Honig
- Rosinen
- Trockenfrüchte
- Fruchtschnitten
- Trockenhefe
- Sauerteigextrakt

Vom Bäcker

- Roggenschrotbrot
- Roggenvollkornbrötchen

Von der Fischtheke

- Dorade
- Forelle
- Garnelen, roh, geschält
- Heilbuttfilet
- Lachsfilet
- Matjesfilet
- Miesmuscheln
- Shrimps
- Thunfisch
- Tintenfische
- Zanderfilet
- Räucherforelle
- Räucherlachs

Vom Metzger

Fleisch, Geflügel, Wild:

- Kalbsschnitzel
- Lammlende/-filet
- Tatar
- Hähnchenbrustfilet
- Putenbrustfilet/-schnitzel
- Entenbrustfilet
- Rehkeule/-rücken

Aufschnitt:

- gekochter Schinken
- Lachsschinken
- Parmaschinken
- Putenbrust, gegart
- Roastbeef

Aus dem Naturkostladen

- Apfeldicksaft
- Birnendicksaft
- Frutilose
- Melasse
- Sanddorn-Vollfrucht mit Honig
- Amaranth
- Hefeflocken
- Quinoa
- Agar-Agar
- Apfelpektin
- Sojadrink, ungesüßt
- Sojajoghurt
- Sojamehl
- Tofu
- Räuchertofu
- Bio-Ketchup
- Vanille, gemahlen
- Erdnussmus
- Sojasoße (Shoyu)
- Instant-Gemüsebrühe (ohne Glutamat)
- Instant-Hühnerbrühe
- Gemüsefond (ohne Glutamat)

Aus dem Asienladen

- Wasabi-Paste
- helle Sojasoße
- Currypaste, grün und rot
- Fischsoße
- Chilisoße
- Zitronengras
- Glasnudeln

INFOZEPT

Franks Schatzkästchen

Abnehmer brauchen kleine Helfer. Hier all das, was Franks Kilo-Marathon unterstützte. Sie bekommen die Mittel im Bioladen, im Reformhaus und/oder in der Apotheke.

Brennnesseltee: Unterstützt die Niere beim Entgiften. Gleich am Anfang der Diät – und/ oder auf dem Plateau. Drei bis vier Wochen lang täglich eine Tasse (nicht mehr als 250 ml pro Tag) trinken – mit dem Arzt oder Apotheker absprechen.

Calotropis gigantea D 4: Gibt es als Tinktur oder Kügelchen (Globuli). Wirkt regulierend auf das Sättigungszentrum im Gehirn und dämpft die Esslust. Dreimal täglich vor den klassischen Mahlzeiten. Achtung: Kaffee dazu hebt die Wirkung auf.

Chili: Capsaicin heizt den Stoffwechsel an, erhöht die Körpertemperatur, die Energiegewinnung und den Grundumsatz (bis 25 Prozent!) und vermindert den Appetit.

CLA: Die essenzielle Fettsäure liefert die Milch – so, wie sie gemolken wird, mit natürlichem Fettgehalt. Steckt nicht in Magerprodukten. Unterstützt den Fettab- und Muskelaufbau. Die Fettsäure kann über das Plateau helfen – allerdings nur in Kombination mit Muskeltraining.

Erbseneiweißpulver: Da habe ich für Frank extra eines anrühren lassen. Der Hersteller hat gesagt, er mache es auch für andere (Info-Adresse auf Seite 203). Ansonsten spricht man mit dem Arzt oder Apotheker.

Flohsamen: Kriegen meine Pferde als 4-Wochen-Kur, für einen gesunden, aktiven Darm. Kriegt auch Frank. Die Ballaststoffe in den Samenschalen quellen im Magen-Darm-Trakt auf und kitzeln die Darmwand. Der Darm bewegt sich wieder und befördert Aufgestautes nach draußen. Nebenbei räumen die wertvollen Ballaststoffe auf, schnappen sich Krebserreger, Cholesterin und Fäulnisstoffe und schicken sie in die Kanalisation. Die Schleimstoffe der Flohsamenschalen lindern Entzündungen im Darm und kleiden die Darmwand mit einer rutschigen Schicht aus, an der der Darminhalt leichter entlanggleitet.

Franzbranntwein: Verschafft Sporteinsteigern Linderung, wenn anfangs die Muskeln zwicken.

Grapefruit: Wer vor dem Essen eine halbe Grapefruit isst oder ihren Saft trinkt, nimmt ab – im Schnitt 3 Pfund, vereinzelt bis zu 4,5 Kilo pro Jahr. Bewiesen ist auch: Flavonoide, Bitterstoffe und der Ballaststoff Pektin aus der Zitrusfrucht regulieren den Blutzuckerspiegel, bremsen das Blutzuckerhormon Insulin und senken einen zu hohen Cholesterinspiegel. Dafür reicht schon eine Frucht pro Tag – am wirkungsvollsten sind die rosafarbenen Früchte. Vorsicht: Grapefruit hemmt den Abbau bestimmter Medikamente (Antiallergika, Antibiotika, Herzmedikamente, Pille): Mit dem Arzt besprechen!

Grüner Tee: Abnehmen und Tee trinken – das funktioniert tatsächlich. Grüntee-Wirkstoffe wie das Polyphenol namens Epigallocatechingallat (EGCG) kurbeln Fettverbrennung und Kalorienverbrauch an, bremsen die Fettaufnahme über den Darm und hemmen die Bildung neuer Pölsterchen. Täglich 4 bis 5 Tassen reichen. Am besten mit Zitronensaft. Auch gut: Mate-Tee. Er hemmt die Magenentleerung, fördert die Verdauung, dämpft den Hunger.

Ingwer: Regt den Fettstoffwechsel an. Fördert die Verdauung. Heißes Ingwerwasser trinken. Vor dem Essen auf zwei Scheiben mit etwas Salz kauen.

Inulin: Das Pflanzensaccharid liefert Futter für eine gute Darmflora, reguliert den Insulinhaushalt. Das Pulver kann man in den Joghurt geben. Bei Frank war es mit im Eiweißpulver.

Kalzium: Bei Moppel-Ichs bewirkt eine Erhöhung der Kalziumzufuhr von 400 auf 1000 mg/Tag eine Gewichtsreduktion um 4,9 kg in einem Jahr – das haben Studien gezeigt. Der Mineralstoff verringert das Körpergewicht, hemmt den Fettauf- und steigert den Fettabbau. Wer keine Pillen mag, isst Hartkäse, Kresse, Kohlgemüse.

Kräutermischung zum Entgiften: Brennnesseltee für die Niere. Dazu ein bitterer Kräu-

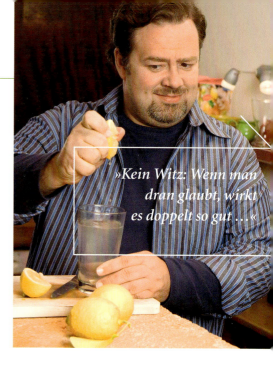

»Kein Witz: Wenn man dran glaubt, wirkt es doppelt so gut ...«

tertrunk für die Leber, etwa mit Löwenzahnkraut, Bockshornkleesamen, Salbeikraut, Süßholzwurzel, Scharfgarbenkraut, Tausengüldenkraut ... Bitte: Was wirkt, hat Nebenwirkungen. Auch Kräuter immer mit dem Arzt oder Apotheker besprechen.

Milchzucker: Wenn der Darm streikt, hilft Milchzucker auf ganz natürliche Weise, ihn wieder auf Trab zu bringen. 1 EL morgens unters Müsli oder in den Energie-Drink gerührt, wirkt abführend, ohne den Darm mit der Zeit träge zu machen. Außerdem unterstützt Milchzucker die Kalziumaufnahme, hemmt Fäulnisbakterien im Darm und fördert die guten Darmbakerien, die für eine gesunde Darmflora sorgen.

Olivenöl: Forscher haben gerade festgestellt, dass Olivenöl Ratten schlank macht. Unter anderem, weil es den Appetit bremst. Deshalb kann sein vermehrter Einsatz zu weiterer Gewichtsabnahme verhelfen.

Omega-3-Fettsäuren: Die Kapseln mit den Fettsäuren für gute Laune und mehr

Schlankhormone nahm Frank so lange, bis er zweimal die Woche Seefisch aß.

Stevia: Anfangs musste vieles süß sein, sonst sagte Frank: Nein, das ess ich nicht. Darum bestellten wir im Internet Stevia (bei uns nicht zugelassen). Mit diesem Kraut süßen die Indianer Südamerikas seit Jahrhunderten ihren Matetee. Studien belegen heute die blutdruck- und blutzuckersenkende, antimikrobielle und gefäßerweiternde Wirkung der Pflanze. Man kann Stevia zum Süßen von Tee und Kaffee, aber auch zum Kuchenbacken verwenden – in ganz niedrigen Dosen, da die Süßkraft enorm ist.

Zitrone: Im Glas Wasser mit dem zerkleinerten Fruchtfleisch regt sie die Fettverbrennung an und sorgt mit Vitamin C auch dafür, dass sich das Bindegewebe strafft. Wichtig beim Abnehmen vieler Kilos. Tipp: Abends mageres Eiweiß (Steak, Geflügel) mit Zitronensaft beträufeln, auf Kohlenhydrate und Stärke verzichten – kurbelt das nachtaktive Wachstumshormon und den Fettabbau an und macht fast über Nacht schlank!

Kleiner Restaurantführer

Nichts wie hin. Einfach XXL-Portionen meiden. Nicht mit der Kohlenhydratbeilage beginnen, nur so viel essen, bis man satt ist – und an GLYX-grün halten.

Deutsche Küche

- Wild, Geflügel, Fisch mit einer großen Portion Gemüse, kleine Portion Reis oder zwei Kartöffelchen, vorweg ein Salat, mit Olivenöl und Essig mariniert
- Pommes, Knödel, Kroketten

Grieche, Türke und Libanese

- Bauernsalat, gefüllte Paprika mit Schafkäse, Bifteki, Döner, Gyros, gegrillter Tintenfisch, Souflaki, griechischer Joghurt mit Honig und Nüssen, Wein
- Panierte und frittierte Speisen, Moussaka, viel Brot

Italiener

- Eingelegtes Gemüse, Salat, Caprese, Carpaccio – aber bitte nur ein bis zwei Scheibchen Brot dazu, Pasta, gegrillter Fisch, Frucht-Sorbet, Espresso, Wein
- Pizza, Tiramisu, Panna cotta

Chinese, Koreaner, Taiwanese

- Gemüse-, Fisch- oder Hühnergerichte, wenig Reis
- Frühlingsrollen und süßsaure Soßen

Japaner

- Sushi mit rohem Fisch, Gemüse, Salate mit Algen, Rinderfilet, Misosuppe mit Tofu
- Panierte und frittierte Speisen

Inder

- Currys mit Huhn, Fisch, Gemüse oder Tofu, kleine Portion Reis, Lassi, Tee
- Panierte und frittierte Speisen

Bücher, die weiterhelfen

Mehr von Marion Grillparzer aus dem GRÄFE UND UNZER VERLAG

- Die neue GLYX-Diät. Abnehmen mit Glücks-Gefühl
- GLYX – Der 4-Wochen-Powerplan
- mit Martina Kittler: GLYX-Diät – Das Kochbuch
- mit Martina Kittler und Christa Schmedes: Das große GLYX-Kochbuch
- GLYX-Kompass. Mit über 800 Lebensmitteln
- GU-Kompass: Meine GLYX-Zahlen. Über 900 Lebensmittel mit ihren Nährwertangaben
- Fatburner. So einfach schmilzt das Fett weg
- 33 magische Suppen
- KörperWissen. Entdecken Sie Ihre innere Welt
- Mini-Trampolin. Schlank & fit im Flug

Weitere Bücher zum Thema Ernährung und Diät

Biesalski, H. K./Grimm, P.: Taschenatlas der Ernährung. Thieme Verlag

Elmadfa, I./Leitzmann, C.: Ernährung des Menschen. Verlag Ulmer

Frank, G.: Lizenz zum Essen: Warum Ihr Gewicht mehr mit Stress zu tun hat als mit dem, was Sie essen. Piper Verlag

Grimm, H.-U.: Die Kalorienlüge: Über die unheimlichen Dickmacher aus dem Supermarkt. Dr. Watson Books

Hyman, M.: Die Megabolic-Diät. Automatisch schlank mit dem Power-Stoffwechsel. Mosaik bei Goldmann

Kasper, H.: Ernährungsmedizin und Diätetik. Urban & Fischer Verlag

Körber, K. v./Männle, Th./Leitzmann, C.: Vollwert-Ernährung. Haug Verlag

Storch, M./Cantieni, B./Hüther, G./Tschacher, W.: Embodiment. Die Wechselwirkung zwischen Körper und Psyche verstehen und nutzen. Huber Verlag

Strunz, U.: Die neue Diät: Fit und schlank durch Metabolic Power. Heyne Verlag

Strunz, U.: Forever young – Das Leicht-Lauf-Programm. rororo

Watzl, B./Leitzmann, C.: Bioaktive Substanzen in Lebensmitteln. Hippokrates Verlag

... aus dem GRÄFE UND UNZER VERLAG

Bohlmann, F.: Quickfinder: 5 Kilo weg

Elmadfa, I. u. a.: GU Kompass Nährwerte und Die große GU Nährwert-Kalorien-Tabelle und Gute Fette – schlechte Fette

Hederer, M.: Laufen statt Diät

Heepen, Günther H.: Schüßler-Salze. 12 Mineralstoffe für die Gesundheit

Hofmann, I.: Schlank ab 40

Kraske, E.-M.: Säure-Basen-Balance

Lützner, H.: Wie neugeboren durch Fasten und Richtig essen nach dem Fasten

Münchhausen, M. v./Despeghel, M.: Abnehmen mit dem inneren Schweinehund

Tschirner, T.: Fit mit Hanteln und Fit mit dem Thera-Band

Trökes, A.: Yoga. Mehr Energie und Ruhe (mit Übungs-CD)

Wacker, S. und A.: 300 Fragen zur Säure-Basen-Balance

Infos online

GLYX-Tipps

Unter www.die-glyx-diät.de kann man Fragen stellen, Erfahrungen austauschen und sich motivieren.

Die GLYX-Starter-Kiste mit 12 Produkten gibt's bei www.shop.feinkostagentur.de

Franks Eiweißpulver gibt es über die St. Helia AG, Graben 5, CH-6300 Zug, www.sthelia.ch

Infos über GLYX-Seminare mit Stefan E. Breit, Facharzt für Allgemeinmedizin und Sportmediziner: info@allgemeinmedizin-hof.de

Infos für Verbraucher

www.verbraucherministerium.de

www.dge.de, www.aid.de

GLYX-Datenbank auf Englisch

www.glycemicindex.com

Slow Food, Vereinigung für Genießer

www.slowfood.de

Fastfood-Kalorien-Tabelle

www.waszuessen.de (zum Abgewöhnen)

Wissens-Portale

www.almeda.de

www.wissenschaft.de

www.aerztezeitung.de

Diabetes-Info-Seiten

www.diabetes-world.net

www.diabetes.uni-duesseldorf.de

Lebensmanagement

www.seiwert.de

www.psychologie.de

www.therapeuten.de

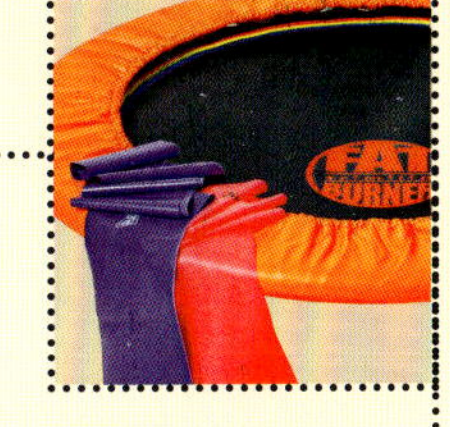

Zu bestellen

Fatburner-Trampolin

Die deutsche Firma Heymans (25 Jahre Erfahrung in der Trampolinherstellung) hat für die Autorin ein Trampolin entwickelt: das Fatburner-Trimilin. Erhältlich für vier Gewichtsklassen. Es passt mit 1,02 Meter Durchmesser und abschraubbaren 20-Zentimeter-Beinen in jedes Wohnzimmer. Der fröhliche, orange Randbezug erinnert an den täglichen Workout. Die Sprungmatte mit höchster Elastizität und Lebensdauer garantiert optimalen Trainingseffekt. Die weiche Spezialfederung ist so ausgelegt, dass man auch mit 150 Kilo hüpfen kann. Selbstverständlich ist das Fatburner-Trimilin TÜV- und GS-geprüft. Es kostet 173,– € inkl. MwSt. plus 12,00 € Versandkosten.

Galileo

Vibrationstraining für Zeitlose: Mit seitenalternierender Muskelstimulation trainiert man in wenigen Minuten Beine, Bauch und Rücken, stärkt die Knochen, baut Muskeln auf und Fett ab. Das medizinische Gerät gibt es in vier Ausführungen ab 3600,– €.

Auch im Sortiment

Mixer, GLYX-Mühle, GLYX-Flocken-Quetsche, Brotbackautomat, Dörrapparat, Pulsuhr, Flexi-Bar und Körperfettwaage; fürs Trampolin: Haltegriff für Senioren, Tragetasche, Sonderausstattung mit Klappbeinen. Und sobald lieferbar: Franks Eiweißpulver.

Bestellen und/oder informieren unter www.fidolino.com

Fidolino berät Sie auch am Telefon – und liefert alles zu Ihnen nach Hause!

Telefon: 08121 478816
Fax: 08121 478817
E-Mail: info@fidolino.com

Register

A

B

C

D

E

F

G

Abnehmen mit Genuss

Noch mehr zum Thema von der Erfolgsautorin Marion Grillparzer:

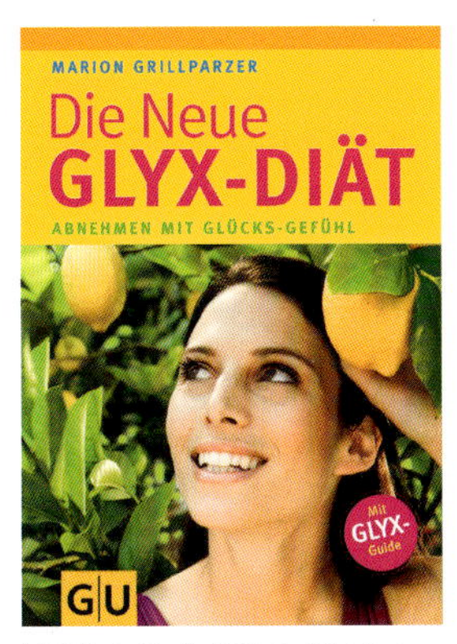

ISBN 978-3-8338-1504-1
224 Seiten | 19,90 € [D]

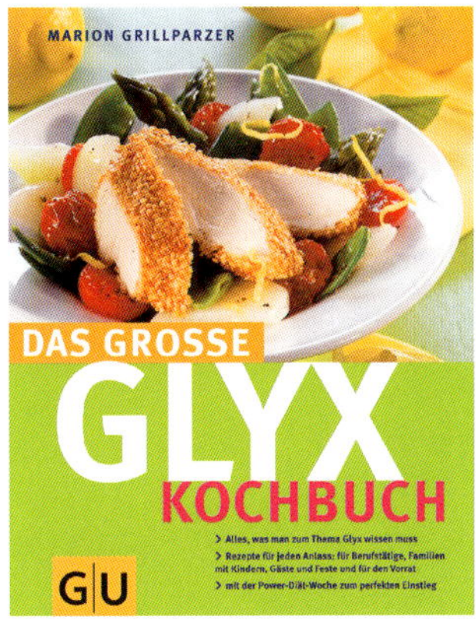

ISBN 978-3-7742-8826-3
192 Seiten | 19,90 € [D]

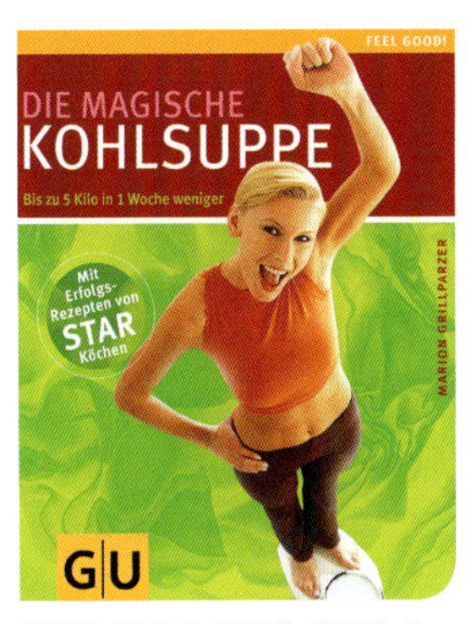

ISBN 978-3-7742-8873-7
48 Seiten | 5,90 € [D]

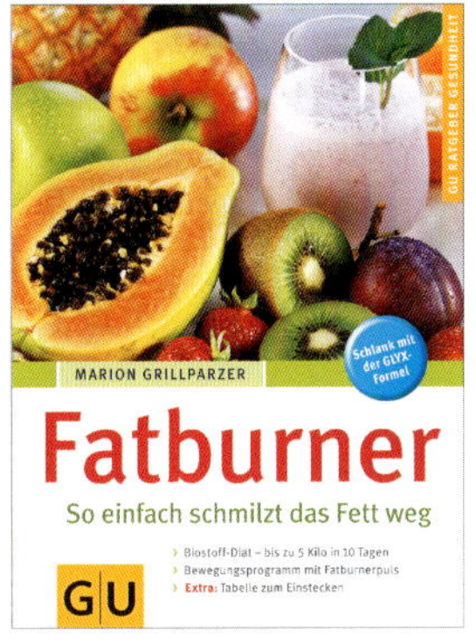

ISBN 978-3-7742-6688-9
128 Seiten | 12,90 € [D]

Das macht sie so besonders:

Fundiert – kompetenter Rat von der Ernährungsexpertin

Genussvoll – locker abnehmen mit leckeren Rezepten

Dauerhaft – fit und schlank ohne Jojo-Effekt

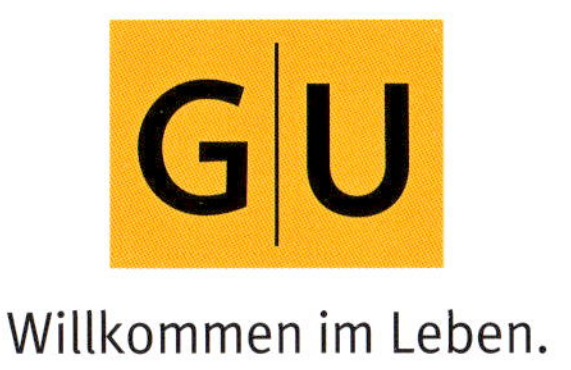

Willkommen im Leben.

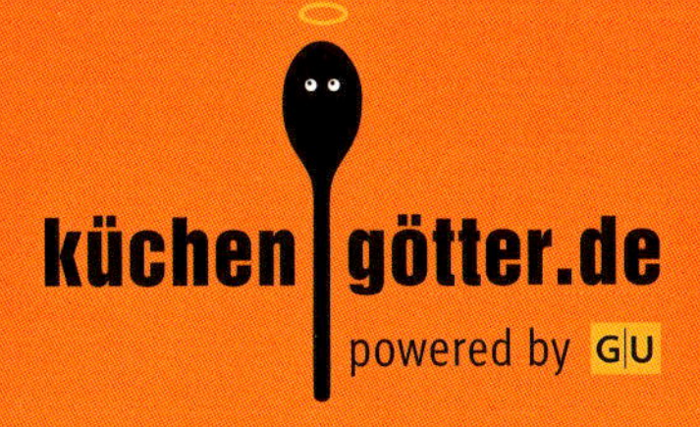

Einfach göttlich kochen und himmlisch speisen?
Die passenden Rezepte, Küchentipps und -tricks
in Wort und Film finden Sie ganz einfach unter:
www.küchengötter.de

Impressum

Programmleitung: Ulrich Ehrlenspiel

Redaktion: Reinhard Brendli

Lektorat & Satz: Felicitas Holdau

Bildredaktion: Henrike Schechter

Layout: independent Medien-Design (Claudia Hautkappe)

Herstellung: Petra Roth

Lithos: Longo AG, Bozen

Druck: Firmengruppe APPL, aprinta druck, Wemding

Bindung: Firmengruppe APPL, sellier druck, Freising

ISBN 978-3-8338-0745-9

1. Auflage 2009

Die GU-Homepage finden Sie im Internet unter www.gu-online.de

Umwelthinweis: Dieses Buch wurde auf chlorfrei gebleichtem Papier gedruckt. Um Rohstoffe zu sparen, haben wir auf Folienverpackung verzichtet.

Fotoproduktion: Kay Blaschke

Weitere Fotos: Getty: 151; M. Grillparzer: 27, 49, 51, 77, 89, 103, 171 (rechts), 173 (links unten), 190; GU-Archiv: vord. Umschlagaußenklappe oben (G. Gerster), 47 (W. Schardt), 179 (Studio R. Schmitz); F. Mansfeld: 10, 35, 100, 106, 171 (links oben u. unten), 173 (links oben u. rechts); A. Peters: 160; Stockfood: 21, 55, 61, 71, 75, 79, 183, 184, 189

Dank

Ich möchte meinem Verlag danken für den Mut, dieses Buch mit mir zu machen – und für 10 gemeinsame Jahre. Ein herzliches Danke an Frank, seine Familie, seine Freunde. Ich danke Martina Kittler, Cora Wetzstein, Felicitas Holdau und den Experten für ihre Hilfe. Und nicht zuletzt dem Hersteller meiner Lieblingskekse ...

Wichtiger Hinweis

Alle Ratschläge, Anwendungen und Übungen in diesem Buch wurden von der Autorin sorgfältig recherchiert und in der Praxis erprobt. Dennoch können nur Sie selbst entscheiden, ob und inwieweit Sie diese Vorschläge umsetzen. Lassen Sie sich in allen Zweifelsfällen zuvor durch einen Arzt oder Therapeuten beraten. Weder Autorin noch Verlag können für eventuelle Nachteile oder Schäden, die aus den im Buch gegebenen praktischen Hinweisen resultieren, eine Haftung übernehmen.

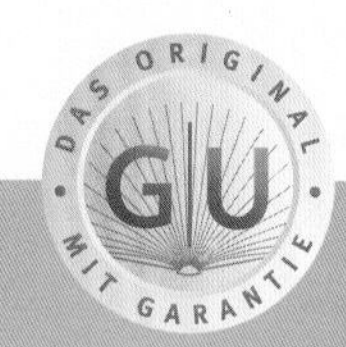

Unsere Garantie

Alle Informationen in diesem Ratgeber sind sorgfältig und gewissenhaft geprüft. Sollte dennoch einmal ein Fehler enthalten sein, schicken Sie uns das Buch mit dem entsprechenden Hinweis an unseren Leserservice zurück. Wir tauschen Ihnen den GU-Ratgeber gegen einen anderen zum gleichen oder ähnlichen Thema um.

Liebe Leserin und lieber Leser,

wir freuen uns, dass Sie sich für ein GU-Buch entschieden haben. Mit Ihrem Kauf setzen Sie auf die Qualität, Kompetenz und Aktualität unserer Ratgeber. Dafür sagen wir Danke! Wir wollen als führender Ratgeberverlag noch besser werden. Daher ist uns Ihre Meinung wichtig. Bitte senden Sie uns Ihre Anregungen, Ihre Kritik oder Ihr Lob zu unseren Büchern. Haben Sie Fragen oder benötigen Sie weiteren Rat zum Thema? Wir freuen uns auf Ihre Nachricht!

Wir sind für Sie da!

Montag – Donnerstag: 8.00 – 18.00 Uhr;
Freitag: 8.00 – 16.00 Uhr
Tel.: 0180-5005054*
Fax: 0180-5012054*
E-Mail: leserservice@graefe-und-unzer.de

* 0,14 €/Min. aus dem dt. Festnetz Mobilfunktpreis können abweichen

PS: Wollen Sie noch mehr Aktuelles von GU wissen, dann abonnieren Sie doch unseren kostenlosen GU-Online-Newsletter und/oder unsere kostenlosen Kundenmagazine.

GRÄFE UND UNZER VERLAG
Leserservice
Postfach 86 03 13
81630 München

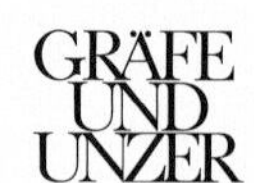

Ein Unternehmen der
GANSKE VERLAGSGRUPPE